药物的毒营养来解

精准抵御药物毒副作用的科学营养方案

DRUG
MUGGERS

〔美〕苏西·科恩◎著

冷 雪 梁玖雯◎译

夏 萌◎审

北京科学技术出版社

读者须知：本书仅作为参考书目、而非医疗手册使用。书中提供的信息仅为帮助读者在健康方面做出明智的决定。本书无意取代医生制定的任何治疗方案。如您怀疑自己存在健康方面的问题，我们敦促您寻求专业的医疗帮助。国内药物的使用以医生的建议和具体的药品说明书为准。

Drug Muggers by Suzy Cohen

Copyright © 2011 by Suzy Cohen, RPh

All rights reserved including the right of reproduction in whole or in part in any form.

This edition published by arrangement with Rodale Books, an imprint of Random House, a division of Penguin Random House LLC

Simplified Chinese translation copyright © 2024 by Beijing Science and Technology Publishing Co., Ltd.

著作权合同登记号　图字：01-2024-2812

图书在版编目（CIP）数据

药物的毒营养来解 ／（美）苏西·科恩著；冷雪，

梁玖雯译. -- 北京：北京科学技术出版社，2024.（2025.5重印）

ISBN 978-7-5714-4029-9

Ⅰ．R151.4；R4

中国国家版本馆 CIP 数据核字第 2024PH5590 号

策划编辑：赵丽娜	电　　话：0086-10-66135495（总编室）
责任编辑：赵丽娜	0086-10-66113227（发行部）
责任校对：贾 荣	网　　址：www.bkydw.cn
图文制作：旅教文化	印　　刷：北京顶佳世纪印刷有限公司
责任印制：李 茗	开　　本：720 mm×1000 mm　1/16
出 版 人：曾庆宇	字　　数：314 千字
出版发行：北京科学技术出版社	印　　张：19.75
社　　址：北京西直门南大街 16 号	版　　次：2024 年 9 月第 1 版
邮政编码：100035	印　　次：2025 年 5 月第 3 次印刷
ISBN 978-7-5714-4029-9	

定　　价：89.00元

中文版序

在慢病流行时代，药物使用率逐渐上升，多病共存更增加了药物使用风险。使用药物虽然可以治疗疾病、缓解症状，但与此同时，药物的副作用常常成为患者心头的阴霾，因为对副作用的担忧，患者可能在使用药物时心存疑虑，甚至中途停药，影响疾病的治疗。而本书犹如一道曙光，它揭示了利用营养来消除药物副作用的崭新路径，为患者和医护人员打开了一扇新的窗户。

本书的作者是拥有数十年经验的资深药剂师，她因其丈夫在接受传统药物治疗时受到副作用的侵害，而开始深入研究如何利用营养改善药物带来的不良影响。在本书中，作者以其深厚的专业知识和丰富的实践经验，深入浅出地阐述了药物副作用的产生机制以及营养干预的原理。本书提及的药物几乎包括了市面上的主要药物。作者介绍了不同种类的药物会与哪些食物相生相克，用表格详细列出了服用药物会消耗的必需营养素，还分别讲解了20种必需营养素对人体的影响，强调了营养素在维持身体机能平衡中的关键作用。当使用某些药物导致身体代谢紊乱时，合理补充维生素、矿物质，以及其他特定的营养素，可以帮助身体重新建立稳定的代谢环境。

我愿意推荐本书的另外一个原因是本书的译者是冷雪、梁玖雯，她们来自一个功底非常扎实的专业团队，一直在认真地、踏实地推广功能医学。她们具备药学的专业基础，工作经常涉及关于"药物和营养素相互作用的机制及影响""营养素相互作用机制及影响"等问题——这与本书所探讨的话题完全一致。她们在工作中累积了大量的实践经验，同时还积极传播功能医学理念，把很多与"用营养调整代谢、修复机能"有关的专业知识传递给了健康从业者和广大民众。跨越国界的专业吸引力把作者和译者链接起来，共同为我国读者献上了一道药物与营养的健康大餐。

　　无论是对患者、医护人员，还是对关注健康的其他读者来说，本书都值得一读。它在药物使用领域独树一帜，具有独特的专业视角和切实的使用价值。它让我看到了在应对药物副作用时，除了一味忍受和备感无奈，还存在积极利用营养来消除副作用的希望。这不仅是一本实用的健康书，带你了解怎样更安全地使用药物，利用营养来抵御药物的副作用，也是一本关注用药安全的著作，提醒广大医务工作者和用药人群重视药物的安全使用。相信本书会激发医疗保健领域从业人员更多的思考和探索，为民众的健康带来更大的福祉。

解放军总医院第二医学中心健康管理研究院副主任

主任医师　博士研究生导师

李红

前　言

我将自己的毕生所学皆倾注于本书。希望它能为你答疑解惑，甚至能回答那些你尚未想到的问题。我愿将本书视为无价之宝，它可以帮助你增进健康，甚至拯救生命。

20多年前就读于药科大学时，我便领略到了药物的价值。时光荏苒，我也目睹过那些在危急时刻挽救生命的药物的好处。所以，我很理解，不管是服用医生开出的处方药，还是服用在柜台购买的非处方药，你都虔诚地希望它们能帮助你缓解病痛。然而，尽管家里的药柜如同一个小型的药店，不适感仍旧会不时找上你。这究竟是为什么呢？

这是因为单纯由合成化学品制成的药物并不能完全治愈疾病，并且使用这些药物往往会抑制身体的某些能力，而这些能力可以帮助身体产生或利用一些天然的、健康的营养素。

药物对身体产生的正面影响可以被预见。但在治疗过程中，药物有时也会使身体处于危险状态，因为它们会慢慢消耗身体所需的营养素，这些营养素可以维持身体健康，帮助身体痊愈。这种缓慢的消耗让人备感痛苦。它甚至会加速死亡的到来。人确实终有一天要面对死亡，但何必做那些可能加速死亡的事情呢？

在数十年的药剂师从业生涯中，我见证了药物使用次数的指数级增长。一些药物的使用是必要且有益的，但也有些药物的使用是危险且存疑的。身体的基本营养素在被药物消耗殆尽时，可以很容易通过服用某些营养补充剂来补充、替代。但究竟要选择哪种营养补充剂保护自己，帮助身体抵御这些"药物盗匪"（drug muggers，指会消耗身体所需营养素的药物，这些营养素可以帮助身体增加能量、抵御感染、保持健康）的伤害，大多数人不得而知。这一切很荒唐！绝大多数的人都会服用大量药物，并认为服用这些药物很安全，至少从现在来看很安全。你也是其中一员。当然，你的感受也可能很糟糕，甚至比当初你带着满腹牢骚去看医生时还要糟糕！本书能够回答或解决你遇到的一些问题，比如实实在在地帮助你解决因服药而产生的副作用问题。你可以在本书的帮助下重新恢复健康。

作为一名拥有数百万读者的报纸专栏作家，我经常收到很多信件。这其中有数不清的信件让我感到心碎。在阅读这些信件时，我不禁想："遭受这种痛苦和折磨真的毫无必要，更何况这些折磨本就可以避免！"以这些信件为契机，我写了本书，目的是帮助你保持健康，消除那些因每天服用药物所引发的不适症状。补充体内被药物偷走的营养素非常重要，否则服药就很可能产生副作用，并可能导致灾难性的后果。

如果必须服药，那么你需要知道如何在吃药的同时保证安全。你和医生需要深入了解你身体不适的原因，以及你为什么会受不适症状或奇怪的副作用困扰。我希望本书可以提供一些关于你自身健康状况的线索，让你恍然大悟，不禁感叹"原来如此"！在本书和医生的帮助下，你可以改变自己的用药方案或帮助身体打造一个"营养安全系统"来减少或减轻不适症状，这样你的身体便可以逃过药物盗匪的盲目洗劫了。翻到第4章，只消片刻你便能查到药物盗匪有哪些，并找到那些需要你特别关注的营养素。

我总是全心全意地奔走于帮助别人的道路之上，帮助人们了解自己的身体，让人们时刻保持最好状态，所以我将此书献于你。此书也许会成为你或你爱的人的"救命之书"。它可以让你在遵循药物治疗方案的同时，解决因服药而产生副作用的问题。

作为美国最值得患者信赖的药剂师之一，在帮助人这方面我是认真的。这本书倾注了我的心血，我也真诚地希望它能为你提供帮助。

特别提醒

本书旨在帮助你重获健康与活力。然而，任何书都有局限性，本书也不例外。由于药物种类繁多，所以本书并没有罗列出所有药物。对所有药物消耗营养素的情况都进行临床研究以及讨论是一项人类不可能完成的任务。

本书列举了当今流行的药物——几乎囊括了市场上出现的主要药物盗匪。对符合某一特定类别的药物，即使有证据表明该类药物只含少量会损耗身体中的营养素的药物盗匪成分，我也尽可能进行了罗列。例如，我罗列了四种不同的阻酸剂，因为它们属于同一药物类别；而实际上，在这四种药物中可能只有三种被证明会损耗身体中的营养素。本书的基本创作原则是常识性原则，即"如果它的走路方式像鸭子，叫声像鸭子，那么它就是鸭子！"我相信，如果一种药物的所属类别与药物盗匪相近，那么它本身就可能是其中一员。也许有人会说我划分的范围太过宽泛，但从自身的健康与福祉出发，谨慎行事是最好的选择。

与其他健康类书籍一样，个人安全毋庸置疑应被置于首位。因此，请注意，我推荐的营养素剂量仅为建议剂量，并非准则。如果建议剂量于你并不适用，那么你需要计算适合自己的正确剂量。如果医生建议你采用较低（或较高）剂量，那么请遵医嘱，因为他对你的病史了然于胸。按照某些标准（如美国农业部建议的日摄入量）来说，我所建议的一些营养补充剂的剂量属于较高剂量，且这些剂量并不适用于所有人。过度补充营养素对某些人来说是有害的，我无法看出你是否是其中之一，所以请你遵循自己的直觉，并遵医嘱。

尽管化疗使用的药物会消耗许多营养素，但是因为一些肿瘤学家要求患者在治疗期间完全避免服用营养补充剂，所以这些药物未被列入药物盗匪名单。因此，你如果正在进行或者曾经接受过化疗，请咨询肿瘤医生和其他医生，了解他们建议服用的营养补充剂（如需要）。

还有一件事需要说明："药物盗匪造成的营养素的消耗是导致身体生病的原因"并非我在本书中的观点。你与医疗团队必须对你健康的方方面面进行考量。我不是医生，只是一个喜欢写作和吃巧克力的书呆子药剂师。对自己的工作我始终保持初心，但我并不能承担治疗的重任，也不能对接受我建议后的后续影响负责。我无法承担诊断、治疗、治愈或预防任何疾病等方面的职责。本书仅为信息共享。最后，本书观点并没有经过美国食品和药物管理局（Food and Drug Administration, FDA）的评估。

本书阅读指南

大多数人都会对冗长且复杂的词汇感到头疼，而熟悉我所撰写的长篇专栏文章《亲爱的药剂师》（*Dear Pharmacist*）和其他书籍的人都清楚我笔下的术语都颇为简单。在本书中，我努力对各种概念进行了简化，但我也知道看过本书后，一些人可能带着它走进诊室，咨询医生能否服用自己身体需要补充的某些营养素。医生很可能挠挠头，坦言从未听说过本书。此时的你可以顺势将本书递给他。"药物盗匪"这个概念真实存在，但这个名称是我丈夫萨姆起的，他也是灵光一闪（在我给他烤香蕉坚果面包时偶尔会出现这种情况）想到了这个名字。在本书中，我提供了一些更为深入的科学解释，可以帮助医生、护士、脊椎按摩师、针灸师、自然疗法师（naturopath），以及其他想要增加专业背景知识的从业者理解这个概念。

你如果只有几分钟时间，那么可以直接翻到第4章，查找自己的药物是否属于药物盗匪。如果你的时间充裕，那就请你从头到尾读完本书。你可以一点点细细阅读，不要囫囵吞枣。我可以告诉你：让本书成为你的"厕所读物"不失为一个好选择。这样可能更好。因为这5分钟可能是你一天中唯一可以独处的时间，没有缠人的孩子，也没有时刻盯着你看的老板。隐藏在生活方式中的药物盗匪也是浓墨重彩的一章，请不要错过第3章的内容。

编辑们在对本书进行审校时说，对我笔下的每一种营养素，他们似乎都需要进行补充。我并不建议这样做。为了便于阅读，我将本书分为几个部分。第一部分会提供一些关于药物盗匪的一般信息，包括药物盗匪是什么，以及如何保护自己，这部分信息非常有用。第二部分则提供了一些身体中可被药物偷走的重要营养素的信息，包括补充这些营养素的原因和重要性。第三部分则提供了一些关于如何购买和如何服用优质保健品的一般信息。

本书也坚持一个观点：你无须停药。我确信当你发现自己所服用的药物赫然出现在药物盗匪名单中时，你会有一股停药的冲动。我写本书的目的是帮助你在服用必用药品的同时保证安全。书中的信息可以用于缓解药物的副作用，其目的并非让你停药。你如果真的想尝试接受自然疗法或综合医学疗法，即结合自然手段和整体观念的疗法，请参考我所写的其他书籍；当然，你也可以咨询医生获取建议。

目　录

第一部分　保护自己，远离药物盗匪

第二部分　重要营养素

第三部分　充分利用补充剂

PART

ONE

第一部分

保护自己，远离药物盗匪

Protect Yourself from Drug Muggers

第1章
什么是药物盗匪？为什么要警惕药物盗匪？

作为一名拥有数十年从业经验的执业药剂师，有件事我需要坦白：有些药物会使我感到害怕！请不要误解我的意思。我多年来一直配发处方药和非处方药，这些药的作用让我满怀敬意。使用药物可以帮助身体减轻疼痛，帮助身体更好地呼吸，减轻生活中那些令人痛苦万分的过敏症状，也可以提高生活质量（如降低癫痫的发作频率），其带来的益处不胜枚举。

但是——请注意，这是一个大大的但是——在你使用药物解决身体问题的同时，药物很可能在治疗过程中消耗身体维持生命所需的营养素。你正在使用的很多种药物，事实上都在慢慢偷走你的生命。这会对你产生什么影响呢？消耗营养素产生的影响可大可小，小到你喋喋不休抱怨的疼痛，大到威胁生命的疾病。

这些由药物引起的营养素缺乏的"裂缝"正在吞噬数以百万计的生命，因为年复一年，人们出现的病症越来越多。当整个身体开始失常时，人们就会认为如果一种疾病无法被诊断出来，那么去看八九个不同的医生也不是什么稀罕事儿。而追根溯源，缺乏单一营养素的营养缺乏病很可能是这种疾病的病因！

药物虽然在治疗疾病方面拥有得天独厚的优势，确实可以减轻症状，但是实际上，在大多数情况下，药物并没有治愈疾病。它们会窃取身体中的营养素或阻止营养素的吸收，而这可能引起更多的疾病。哪怕只缺乏一种重要营养素，你都会体验到一系列令人不适的症状。然后，这些不适症状会被诊断为一种疾病，而你将会收到医生开出的另一张昂贵处方。

很不幸，你貌似坐上了一架名为"药物治疗"的旋转木马，这个过程反反复复，你很难摆脱。这就是我写本书的初衷。我想让你有能力了解自己身体问题的病因，并帮助身体恢复到更好的状态。此外，我也希望帮助你认识到补充哪些营养素可以抵御药物的副作用，让你能够遵循药物治疗方案，这也是医生期待看到的效果。

接下来我来谈谈营养素以及其剂量问题。在购买营养补充剂时，你会很快发现，不同品牌营养补充剂的剂量差别很大。如果服用剂量超过了推荐日供给量（recommended daily allowance, RDA），人们可能感到不安，但我偶尔会建议人们按照大剂量服用。在此，请允许我先介绍一下 RDA 与一般剂量。

按照参考日摄入量不能解决所有问题

比起参考日摄入量（reference daily intake, RDI），你可能更熟悉 RDA。RDI 基于"老术语"RDA，是医学界认为能防止人死于疾病的摄入量。基于我的专业，我认为 RDI 只是代表起始剂量。它并不能满足所有人的营养需求，仅按照这个剂量补充营养素也不能让人一劳永逸。每种营养素的建议剂量绝对满足不了保持最佳健康状态的需求，也不足以中和药物治疗和一些生活方式对身体产生的负面影响。说实话，我不太注意标签上的 RDI，因为很多有标签的食物我都不吃——我倾向于素食主义。你如果也和我一样，那么你在吃的时候就要放聪明一些，因为许多素食主义者并不知道如何正确地吃。他们体内重要的维生素、氨基酸和矿物质，包括维生素 B_{12}、左旋肉碱和铁会很快被消耗殆尽。

水果和蔬菜的标签并没有标明 RDI。我可以保证，即使没有标签上的证明，这些食物也非常有营养。食用植物性食物不仅对身体有好处，而且还可以在不阅读 RDI 的同时，确保身体摄入营养素。

我一直致力于打造一个营养厨房，所以在我的食物储备中基本不会出现罐头食品（我为我父亲保留了一罐意大利方形饺子，因为他喜欢吃这种饺子，并且一吃就是 80 多年，如今他依然精神矍铄。不过，要找到这罐罐头，他估计得花上1 小时）。如果一场飓风席卷我所居住的美国佛罗里达州，我的食物储备可能会使我陷入巨大的麻烦。尽管如此，罐头食品、盒装食品或高度加工的食品仍然不会成为我的家庭饮食的一部分。不过，这并不意味你如果在我家使劲儿找，也不会发现巧克力味的夏威夷果——好吧，在我书桌最上面的抽屉里就放着一些，以备不时之需，比如我会在电脑死机时、写不出文章时或单词拼错了时来一颗。

对那些附有冗长营养标签的食物，我通常不买、不吃，也不囤。作为食物链顶端的生物，我们人类拥有最发达的大脑以及非凡的认知功能。所以我们可以做出选择，有意识地选择吃或不吃。如果我们都选择吃有机水果和有机蔬菜，那么我们对药物的需求也就更低，也不会为没有达到某种营养素的 RDI 而备感压力。而我们的身体也会自然而然地足量摄入每一种营养素。

以上一整段话看似胡言乱语实则大有深意。我这么说是因为我在意你的健康。这么多年，我读过成千上万封读者的信件。我知道很多人都对改善饮食、减重，以及如何预防心脏病或糖尿病非常在意，许多人都必须为此服药，一些药物是药物盗匪，而有时他们需要服用多种药物盗匪。也许你也是这些人中的一员。我能体会你的感受："明明吃了这么多药，感觉却更糟了。"这使人完全不知道该何去何从。

这种感受就像你被困在一个巨大的旋涡中，无法挣脱。作为一名药剂师，我想尽可能让更多人保持正确的治疗方向，尽量减少处方药的使用量。我认为，如果吃得很好——你可以选择这么做——那么食品标签上的文字怎么描述就不重要。同理，服用维生素等营养补充剂亦是如此。营养补充剂可能列出 RDI，但如果你身体中的营养素正在被某种药物窃取，那么你所需要的补充剂的量会比 RDI多得多。这里我有一个故事分享给你。

一位女士在医生建议下补充维生素 B_6，帮助其治疗腕管综合征。她此前一直在服用避孕药，这种药物会掠夺体内的维生素 B_6。1 个月后她来到了药店。她告诉我，她服用了购买的维生素 B_6 补充剂后，状况没有任何好转，并给我看了补充剂的瓶子。那是一种很流行的复合维生素补充剂，每片的维生素 B_6 含量为 2 毫克。我告诉她这个剂量远低于她身体所需要的剂量，但她坚持认为这个剂量能满足日常需求，并指着成分标签佐证这一点。在反复沟通了几分钟后，我带她走到维生素补充剂货架前，向她展示了一瓶每片含 50 毫克的维生素 B_6 补充剂，并建议她再试 1 个月。1 个月后，她高兴地回来告诉我，她的疼痛得到了极大缓解。

作为一名保健专家，我认为 RDI 只代表起始剂量，这个剂量会让身体不至于出现营养缺乏病，且防止人死于营养缺乏病。例如，按照 RDI 补充维生素 C 可以防止维生素 C 缺乏病以及维生素 C 缺乏病造成的死亡，按照 RDI 补充维生素 B_1 可以防止你因为脚气病丧命，按照 RDI 补充维生素 D 可以预防佝偻病……这样的例子比比皆是。这让我很沮丧："这样就行了？"尽管我的营养素摄入量达到了要求，但这仅意味着我不会死于营养不良，得病与保持健康之间还有很大的空间，不是吗？因为我选择保持健康，所以我每天的营养素摄入量会比 RDI 更高。更多关于营养素日摄入量的信息，参阅第 26 章。

科学看待药品

帮助人们补充流失的营养素并非一个突然窜入我脑海中的想法，我在多年前就已经动笔写这本书了。在我之前，许多科学家都对这个课题进行过研究。作为一名药剂师，我会关注市场上的每一种药物，以及它们相互之间可能产生的影响，我一直将其奉为事业而奋斗。我也常常关注那些化学药物、食物、草药之间相互影响的新闻。我因为专门研究药物和草药的相互影响，所以保存了某些药物的相关文件，以及所有 FDA 不时发布的"黑框警告"文件。黑框警告基本上是面向医生发布的，旨在说明药物可能有某种特别危险的副作用。保存此类文件也是我职业生活的一部分。我所做的每一项临床研究或试验并未都被列入本书，否则本书的篇幅会变得尤为冗长。不过，在每一章中我都引用了部分的研究内容——这也是最有趣的部分。大部分参考文献都附在本书末尾，你可以在闲暇时浏览。只要使用药物，身体就会发生副作用，许多药物的副作用都是由于窃取了身体中重要的营养素发生的。在接下来的内容中，我很自豪能将这些信息向你倾囊相告。

我的信息并不仅仅来自研究。它们也来自我的内心。我曾经在养老院工作过，在那里，我亲眼目睹了患者生活在疾病阴影中的恐惧以及多种药物带来的负面作用。尽管我非常希望自己能对他人的生活产生积极的影响，但悲哀的是，我的药店中许多药物带来的影响均弊大于利。不过，我如今可以通过这本书教你摆脱药物的负面作用，恢复生活的平衡。在此之前，你需要掌握药物盗匪的基本含义。

药物盗匪：名词，指能够盗取身体自然储存的重要维生素、矿物质或激素的非处方药、处方药、食物、草药、病情或一种生活方式。

举例：阻酸剂是锌元素的药物盗匪。吸烟是维生素 C 的药物盗匪。

药物盗取：形容或表达一种与药物盗匪有关的反应。

举例：我的腿在抽筋；降胆固醇药可能对我的身体产生了药物盗取影响。

药物的营养耗损影响众所周知

药物盗取影响真实存在。这一点毋庸置疑，也无须科学家们继续劳心费神地证明。尽管已经发表的关于药物引起的营养耗损的文章和研究成果已有数百篇，但仍有数百万人深受其害——因为这些信息还没有得到广泛传播。大多数医生并没有研究过这个问题，他们中有许多人甚至不知道营养耗损的存在。

电视上的那些药物广告让我很烦。它们所展示的图片中的药物似乎有着神奇的疗效，但你如果控制自己不关注那些花里胡哨的画面，便还会听到一种新药可能引发的一连串副作用的消息。"副作用"这个词听起来像患者期望的主要治疗效果所附带的影响。我认为非常严重的副作用实际上也是一种药物效果，但这种效果会引发不适症状。每种药物都有副作用。所以在药物治疗或其他治疗计划开始之前，你要对风险和益处进行比较，这一点非常重要。

广告所宣传的药物疗效仅针对一种症状，但在现实中（与广告上的内容不同），这些药物经常会破坏其他细胞。在我们保健医生圈子里，这一点是常识。不幸的是，对大多数人来说这并非常识。所以你需要充分认识到，本书的信息会帮助你降低因服药而产生副作用的风险。

副作用是因药物盗取而出现的症状，它们可能不会立刻显现出来。有些副作用会在你服药后的几个月至几年后发生。例如，你在服用某种药物多年后突发心脏病。你的心脏一开始就有问题吗？有可能。但也可能是由于身体缺乏营养而导致心脏功能被削弱，长期下去就患上了某种营养缺乏病，而这种营养缺乏病还是使用某种保护心脏的药物（指会消耗体内辅酶 Q10 的药物。辅酶 Q10 是一种营养素，可以帮助心脏维持功能。在本章和第 8 章中，我将进一步介绍该方面的细节）导致的。在我看来，这种悲剧是完全可避免的。你所要做的就是在服用本章和第 8 章所列的药物时服用辅酶 Q10 补充剂。

在阅读本书时，我希望你会说："原来如此！我总算知道为什么我感到这么糟糕了。现在我总算了解吃什么才能让自己感到更好了！"每天只要花几角钱，你就能重新拥有健康的生活！在阅读本书时，你可以了解到自己是否缺乏某种特定的营养素，然后便可以开始在一日三餐中加入正确的食物，或者服用某种廉价维生素补充剂让自己重回最佳状态。好吧，我所推荐的一些补充剂的价格可能比你以往了解的更高一些。但如果你把它们与毫无必要的医疗支出相比较，你会发现它们的确相当便宜。让我们先简单看一下一些可能与药物盗取影响有关的疾病。

抑郁症、骨质疏松症，以及心律不齐：缺镁可能引发该类疾病。常见的镁的药物盗匪包括雌激素药物、利尿剂、雷洛昔芬、抗炎药。

秃顶、味觉 / 嗅觉丧失、勃起功能障碍，以及慢性腹泻：这些都可能是缺锌导致的。常见的锌的药物盗匪包括抗炎药、抗菌药、抗酸剂、治溃疡药、抑酸药、利尿剂，以及用于避孕和缓解更年期症状的雌激素药物。

抽筋、记忆力下降，以及疲劳：该类症状都可能是缺乏辅酶 Q10 导致的。

这种有维持生命作用的抗氧化剂会被数百种药物消耗，包括他汀类降胆固醇药、二甲双胍、抗抑郁药物、β 受体阻滞剂，以及利尿剂。

白内障、黄斑变性、肝脏问题，以及同型半胱氨酸（一种诱发心脏病的物质）水平高：体内谷胱甘肽水平低可能导致该类疾病和症状。谷胱甘肽是一种强抗氧化剂，可以帮助身体排出毒素。对乙酰氨基酚可能是谷胱甘肽的药物盗匪（你知道吗？每天服用对乙酰氨基酚可能导致视力丧失）。

体重增加、抑郁、疲劳、贫血、神经疼痛，以及有针刺感：该类症状都可能是缺乏一种或多种 B 族维生素导致的。体内储存的 B 族维生素会被雌激素药物（用于避孕和缓解更年期症状）、酒精、抗酸剂、治溃疡药、利尿剂、雷洛昔芬、胆碱酯酶和糖尿病药物耗尽。

更深入的研究：他汀类药物的窘境

我会举几个不错的例子来解读药物盗取影响的形成过程。我准备从医生开的最多的一类处方药——他汀类药物开始。这类药物被广泛用于降低胆固醇水平，减少心脏病发作风险。许多人接受了医生的建议而服用他汀类药物。作为一名药剂师，我知道经常有人偷偷停止服用该类药物，因为他们在服用这些药物时感到不适。他汀类药物在降低胆固醇水平方面疗效显著。该类药物会抑制肝脏中一种叫作 HMG-CoA 的还原酶的产生，并同时阻断辅酶 Q10 的产生。然而，身体中每一个细胞产生能量的过程都需要辅酶 Q10 的参与。所以，他汀类药物是辅酶 Q10 的药物盗匪。需要注意的是，另外几十种药物也会阻断辅酶 Q10 的产生。

为什么辅酶 Q10 很重要呢？缺乏辅酶 Q10 会让身体感到非常不适。而对一些人来说，这种不适是致命的。以下是辅酶 Q10 水平过低时人可能出现的症状。

- 腿抽筋，腿部沉重、疼痛（医生很可能将这些症状诊断为不宁腿综合征，然后开另一种药物进行治疗）
- 高血糖（该症状可能被诊断为糖尿病）
- 阳痿（医生可能将其诊断为勃起功能障碍）

- 气短或疲劳（医生很可能开莫达非尼片或其他刺激性的药物，或将这些症状诊断为甲状腺功能减退症，然后让你开始服用甲状腺药物——左甲状腺素钠）
- 抑郁症和记忆力减退（你可能被告知患有严重的抑郁症或出现阿尔茨海默病的苗头）
- 肝酶水平异常（肝脏可能正在慢慢停止运转，这一结论绝非空穴来风）
- 心律失常或心悸（医生可能开针对治疗冠状动脉硬化、心力衰竭或心律异常的药物）

你害怕了吗？你如果在这份名单中看到了自己的症状，是否会意识到自己可能只是缺乏某种重要的营养素？医生或许并没有意识到不断恶化的健康状况可能是药物盗匪导致的，这一点吓人吗？医生如果不认可这一点，让你随便吃点营养补充剂然后静等疗效，你怕不怕？当你从一个诊所被转到另一个诊所，像摇钱树一样在医疗系统中被摇来摇去，你难受吗？

大多数医生都选择从处方笺上寻找治疗疾病的线索，而非对患者出现特殊症状的原因进行研究。我很高兴地告知你，有越来越多的医生和其他保健行业从业者已经意识到了这个问题。很多人都愿意与你一同选择在服用营养补充剂的同时，对其过程进行监测与监督，而服用这些补充剂可能大大改善你的健康状况。

幸运的是，现在你手中有这本书，所以你很清楚自己目前要做的是为细胞补充它们渴求的东西。你如果正在服用阻断辅酶 Q10 产生的他汀类药物，并且想更好地保护自己，那么你就要服用营养补充剂。相较于服用 4 种不同的药物来治疗因缺乏辅酶 Q10 而导致的新疾病，服用营养补充剂的效果更胜一筹。

当然，我希望医生没有开你无须服用的他汀类药物，因为如果出现上文提到的任何症状或疾病，你都需要得到医生的批准才能服用新的补充剂。我不是医生，我只想为你点亮一盏明灯，为你照亮一条通往健康的康庄大道。你同意我的看法吗？你如果认同就太好了！

更深入的研究：激素替代疗法的窘境

现在我来谈谈许多女性都有过的难言之隐。那些用于进行激素替代疗法（hormone replacement therapy, HRT）或避孕的畅销处方药都属于最危险的药物盗匪，因为服用这些药物对营养素产生的药物盗取影响可大可小，小到感到疲劳和体重增加，大到脑卒中与心脏病发作。许多女性在更年期后会因激素水平下降遭受巨大的痛苦，所以她们不得不选择服用这些药物。

接下来的几页所提供的信息可以帮助你克服该类激素药物对身体造成的一些（不是全部）伤害，无论你是刚刚开始服用该类药物还是已经服用多年。你将了解到自己需要补充哪些被药物盗匪掠夺的营养素。

你或许正在服用激素类处方药（也就是我所说的更年期药物盗匪）治疗潮热，或许需要服用一种合成雌激素（通常为雌二醇或炔雌醇）避孕；然而，这些药物还包含其他类型的激素。现在我们来看看哪些营养素会被该类药物掠夺，以及之后身体会出现何种症状。

碘

缺碘会对乳腺、甲状腺和免疫系统造成灾难性影响（对男性来说，碘的药物盗匪会影响前列腺功能）。人的生育能力离不开碘，所以女性在怀孕时碘必不可少。在得知服用雌二醇会降低细胞对碘的吸收能力时，你是否感到震惊？身体需要碘来制造甲状腺激素。因此，缺碘会导致桥本病（即慢性淋巴细胞性甲状腺炎，一种甲状腺素水平持续偏低的情况）、纤维囊性乳腺病、乳腺癌（和前列腺癌）、子宫肌瘤、卵巢囊肿、脑雾、糖尿病、心律失常，以及身体在接触汞、氟化物和溴化物后出现无法排毒的情况。

镁

服用避孕药也会将身体储藏的镁消耗一空，让你病魔缠身，因为体内有大约 300 个代谢途径都需要镁的参与。在所有可能被诊断出的（而且确实与缺镁有关的）"疾病"中，最使身心饱受重创的是抑郁症、焦虑症、高血压，以及慢性疼痛。

让我从抑郁症开始讲起吧。身体需要镁来制造让人感到快乐的大脑激素：血清素、去甲肾上腺素，以及多巴胺。一旦该类激素不足，生活就会看起来更加忧郁，你会变得焦虑，容易出现惊恐发作。为了避免陷入该类境况，大脑会释放化学物质，增强对甜食（如糖果棒、饼干、巧克力）等含碳水化合物的食物的渴望，因为摄入碳水化合物会提高体内的血清素水平。

缺镁会使血压升高，医生可能将这一症状诊断为原发性高血压；这种症状很可怕，可能增加心脏病发作以及脑卒中的风险。其原理如下：镁能放松血管，舒缓血流速度。缺镁会导致血管收缩。血管在收缩、被挤压时，血压会升高。

体内镁水平过低也会导致身体出现广泛的疼痛、痉挛，以及触痛。你可能被医生告知患有纤维肌痛或关节炎。缺镁还会导致你出现偏头痛和慢性头痛。你有没有想过，服用一种药物（如 HRT 药物或避孕药）会导致你患上其他"疾病"？

锌

当你体内储存的锌被耗尽时，你的体重可能增加，你可能患上甲状腺功能减退症，出现慢性腹泻或对性生活失去兴趣等情况。你也可能更加频繁地生病。因为锌在免疫过程中扮演着重要角色，如果没有足够的锌，身体的防御系统就会失守，最显著的表现是体内的辅助 T 细胞和自然杀伤细胞减少。这意味着你的身体对环境中病原体的抵御能力降低了。

甲状腺素（主要包括 T_3 和 T_4）的生成需要锌的参与。身体需要锌来激活 T_4，T_4 是 T_3 的前体，T_3 是一种更具活性、更有用的甲状腺素形式；T_3 可以进入细胞，并在那里唤醒身体。如果体内锌水平低，那么你可能患上甲状腺功能减退症，进而出现脱发、体重增加、持续感到寒冷、抑郁、眉毛稀疏、易怒、心悸、虚弱、失眠、疲劳、慢性疼痛、指甲变脆、头发 / 皮肤颜色暗淡、皮肤干燥等症状。

锌水平降低会导致女性的身体停止合成睾酮，即"男性"激素。你可能没有意识到这一点：女性需要睾酮来提高性欲，只是需要的数量不多。因此，缺锌意味着睾酮水平低，而睾酮水平低意味着对性的兴趣降低。讽刺的是，有些宣称是为了"促进性自由"而诞生的避孕药，会使女性在服用后完全失去对性的兴趣！这就像命运中残酷的转折。这些药丸可以让人随时享受性自由，却会使人完全丧失"性"趣！！

B 族维生素

服用雌激素药物和其他避孕药会导致体内 B 族维生素的大量流失。这里指所有的 B 族维生素。本书将对每种 B 族维生素进行全面的讨论，现在你要了解的是，整个身体从头到脚的无数生化反应都有 B 族维生素的参与。一般来说，当 B 族维生素不足时，你会感到非常糟糕，而且症状出现得非常快，在几周内就会出现。你可能注意到自己有抑郁的感受、记忆力差、肌肉疼痛 / 痉挛，以及肌肉和关节无力或僵硬。你可能感到神经有刺痛感、烧灼感和麻木感。你可能更频繁地感到头痛、疲劳和恶心。这些只是身体缺乏 B 族维生素而可能发生的几十个症状中的几个。

你的减重目标也可能变得遥不可及。维生素 B_1 会与其他 B 族维生素协同工作，分解蛋白质、碳水化合物，以及脂肪，并将它们转化为能量。在将食物转化为能量方面，所有的 B 族维生素都起到了不同作用，因此，当你服用的药物为 B 族维生素的药物盗匪时，你会发现掉几千克体重简直难如登天，因为你的新陈代谢减慢了。

B 族维生素可以滋养神经，帮助髓鞘的形成；髓鞘是包裹在神经元外的一层保护层。当体内 B 族维生素不足时，神经会变得敏感，身体可能出现针刺感、麻木感和震惊感。而且，此时的身体有更大的概率陷入类似腕管综合征或周围神经病的状况。有关神经性疾病的更多信息，以及缓解疼痛的自然方法，请参考我的书《无须进行药物治疗的糖尿病》（*Diabetes without Drugs*）。

医生可能不考虑补充药物盗匪从体内偷走的营养素，而大手一挥开出一些止痛药、抗炎药和抗癫痫药来抑制令患者抓狂的痛苦。

雌激素药物也可能耗尽身体储存的 B 族维生素，进而增加心脏病发作和脑卒中的概率。从本质上来看，体内 B 族维生素水平越低，会引起炎症的化学物质，如同型半胱氨酸、C 反应蛋白和白细胞介素的水平就越高。当该类物质水平较高时，心脏病发作和脑卒中的风险就会急剧增加。

缺乏 B 族维生素，尤其是叶酸（即维生素 B_9），可能导致宫颈细胞异常等问题。宫颈发育不良和宫颈癌有可能是缺乏叶酸导致的，而叶酸缺乏可能是药物盗取影响或女性自身的细胞无法将叶酸转化为 5- 甲基四氢叶酸（Methenyltetrahydrofolic Acid, 5-MTHF）所致。5-MTHF 是一种营养素，其对应的营养补充剂可以在非处方药专柜购买到。

缺乏 B 族维生素会增加患抑郁症的风险，因为营造愉悦感的多巴胺、去甲肾上腺素，以及血清素的生成均需要 B 族维生素参与。B 族维生素通常被称为"压力维生素"，因为它们会通过制造"快乐激素"和其他物质帮助人应对压力。同理，缺乏 B 族维生素很可能导致焦虑、易怒、情绪低落、抑郁情绪全面爆发、肾上腺衰竭，以及惊恐发作。

维生素 C

大脑需要维生素 C 来制造"快乐激素"，这种维生素也可以帮助人保持年轻。维生素 C 是一种水溶性抗氧化剂，可以扫除那些会损害细胞的毒素。它可以帮助骨骼、软骨、皮肤、肌肉和血管生成胶原蛋白。许多研究表明，维生素 C 具有抗氧化作用（可以保护细胞），对预防癌症和糖尿病具有重要意义。维生素 C 还可以增强人的免疫力。维生素 C 有助于身体吸收和使用铁，所以身体缺乏维生素 C 时也会缺铁，进而导致贫血和极度疲劳。尽管严重缺乏维生素 C 的情况很罕见，但较低程度的药物盗取影响可能导致身体缺乏维生素 C。

药物与疾病的关系

现在的你看完了那些会被药物盗匪消耗的营养素的信息，了解了女性服用含合成激素药物后如果不及时补充被消耗的营养素就可能出现的问题，如果依旧将信将疑，那么请继续读下去。医学研究成果已证明药物和疾病有明确的联系。就在几年前，由于合成激素替代疗法导致的一些问题（死亡问题），著名的"女性健康倡议"（Women's Health Initiative, WHI）项目涉及的部分研究被提前终止。尽管涉及 WHI 项目的内容并非都为负面的，但许多研究人员确实得出了"服用雌激素药物可能增加罹患乳腺癌、心脏病与脑卒中的风险"的结论。该结论所针对的药物为马属动物雌激素和合成孕激素。在 WHI 项目公布研究成果后，许多医生都停止开该类合成雌激素药物的处方，该类药物也仅作为一种缓解压力和最轻微的更年期症状的备选（如今，越来越多的医生正在了解雌激素的生物同质性激素，这些雌激素与女性身体的适配度较高，且危害较小）。

一项发表于《美国医学会杂志》（*Journal of the American Medical Association, JAMA*）上的研究报告表明，一旦停止服用马属动物雌激素，女性罹患心脏病和血栓的风险就会减少，尽管她们罹患癌症的风险依然略高于从未服用这些药物的女性。

接下来，我们关注一下乳腺癌，这是 WHI 项目的研究中出现的高频疾病之一。乳腺癌的形成需要很长的时间，与许多因素，包括缺碘、黄体酮、B 族维生素，以及接触有机污染物有关。相较于导致癌症的副产物，女性自身无法生成具有保护作用的雌激素副产物也是乳腺癌的一大诱因。显然，癌症的发展与大量因素——基因、体重、用药时长、肝肾功能、运动习惯，以及饮食习惯有关。

乳腺癌的发展需要较长的时间，一旦环境合适，肿瘤便会开始生长。例如，服用雌激素药物会导致念珠菌过度生长，而这种真菌的过度生长可能加速癌症的发展。雌激素药物会吞噬叶酸，而叶酸会保护 DNA。因此，缺乏叶酸也会加速癌症的发展。雌激素药物会消耗那些对免疫系统有益的矿物质，如锌、碘和镁。

当人的免疫力下降时，癌症便会伺机发展。因此，药物盗取影响是癌症的一个风险因素，因为它会掠夺那些可以预防癌症的营养素。接下来，我会用事实说话。

2001 年 1 月到 3 月，包含马属动物雌激素药物［普瑞马林（Premarin）、倍美安（Prempro）］的处方数量为 2280 万。乳腺癌的发病率为每 10 万名女性 141 例。2002 年，WHI 项目发布的研究成果显示，乳腺癌的发病（致死）与一些合成激素有关。基于此，医生们便停止为患者开该类药物的处方。你猜怎么着？2003 年 1 月到 3 月，激素药物处方的数量下降到了 1530 万。而乳腺癌的发病率则下降到每 10 万名女性 124 例。在那之前的 20 年中，乳腺癌的发病率一直呈上升趋势。这是我职业生涯中看到的乳腺癌发病率的最大幅度的下降。约 12% 的下降幅度称得上是一个惊人的转折。

停止服用那些窃取生命的药物盗匪后，女性染上那些可怕疾病的概率自然就会下降。当然，这其中也掺杂着其他因素。2003 年，我和同事们进行了一些有意义的研究，通过这些研究，我们有理由认为染病概率的下降与避免服用那些会消耗大量维生素和矿物质的药物盗匪有一定的关系。不幸的是，没有任何研究可以证明我的正确性。但对我来说，这些只是常识。你可以想一想：如果细胞和 DNA 的健康需要叶酸来维持，而一种药物正在窃取体内的叶酸，那么 DNA 就会出现异常，肿瘤便会伺机发展。我希望有人可以进行与此有关的研究来佐证这一点。但人们真的需要花费数百万美元来研究、证明一个常识吗？

当服用雌激素产生的有害副作用并没有得到清除而长期存在于体内时，患癌风险就会增加。所以，我总是告诉我的客户，他们如果必须服用（或已经服用了）某种含雌激素的药物，就应该把重点放在清除那些有害的雌激素副产物上，这些副产物会躲藏在身体细胞中，伺机繁殖。饮食也很重要。就是这么简单。一些富含吲哚 -3- 甲醇（indole-3-carbinol, I3C）的食物可将具有攻击性的雌激素转化为温和的雌激素，让其易于被排出体外。这些食物包括十字花科蔬菜。这是一个让你爱上西蓝花的理由！

被震惊到了吗？

为什么医生不把这些可能性告知女性患者呢？为什么仍有数以百万计的女性仍在服用这些药物，却没有被警告这些药物盗匪可能导致生命赖以生存的营养素被掠夺呢？更糟的是，当新的问题和症状出现时，人们为什么不把营养测试作为标准流程的一环，去挖掘隐藏在问题和症状背后的原因？

每月都有数以百万计的女性拿着处方去药店领取避孕药、抗抑郁药物、甲状腺药物，以及止痛药，对此我很忐忑。许多 20 多岁的年轻女性每月都会服用避孕药，而当她们 30 岁或 35 岁时，她们在服用的药物就会达到四五种之多。此外，她们还会出现超重、疲劳、抑郁、焦虑等症状。有些人体内充斥着过多的雌激素，这种情况被称为"雌激素过多症"。这种雌激素过量堆积的情况会导致身体出现更多问题，如子宫肌瘤、子宫内膜异位症，以及月经量大。类似的问题也正发生在那些通过服用合成雌激素药物治疗潮热和其他更年期症状的中老年女性身上。

这是现实，一个令人感到压抑的现实。但这是否说明你必须停止服用这些药物呢？当然不是。我可以打包票，希望与帮助同在。而希望和帮助此刻就在你的手中。

服用合成激素药物造成的营养流失解决方案

减少因身体缺乏营养而患病的风险很容易。事实上，有多种方案供你选择。

1. 停用正在服用的药物。但不要自己停药，因为有些药物有断药期。请与医生讨论替代治疗方案。

2. 接受微量元素检测，找出身体所缺乏的微量元素，服用相应的营养补充剂进行补充。

3. 补充营养素，补充药物盗匪所偷走的营养素。在本书中，你会看到具体的药物信息，了解到哪些营养素会被偷走，以及你需要服用多少营养补充剂来为细胞"补仓"。

4. 考虑服用以下的任何一种或所有营养补充剂，为身体打造一个更严密的安全系统，让身体免受合成激素药物消耗营养素所产生的影响。一些营养补充剂具有普适性，比如益生菌补充剂（一类含有益菌的补充剂，适合每个人每天空腹服用，见第 17 章）。但服用其他类型的补充剂需要遵医嘱。以下是我推荐的部分营养补充剂的剂量。

锌补充剂：每天 10 毫克。

镁螯合物补充剂：每天 250 毫克，晚上服用。

碘补充剂：12.5 毫克，每天 1 次。

微量矿物质元素补充剂：按照标签说明服用，通常每天 1 粒。

复合 B 族维生素补充剂：按照标签说明服用，通常每天 1 粒。

5-MTHF 补充剂：按照标签说明服用，通常每周 3 次，每次 1 粒。

益生菌补充剂：为保护肠道免疫系统有益菌群，请遵循标签说明服用。

D- **葡萄糖酸钙补充剂**：200~500 毫克，每天 2 次。服用该补充剂有利于身体排出利用完的雌激素。

火麻蛋白补充剂：按照标签说明服用，通常每天 1 次。火麻蛋白是可以补充氨基酸的健康的植物性蛋白质。

螺旋藻补充剂：每天服用，可帮助身体排毒，补充能量。你如果有每天服用螺旋藻补充剂的习惯，则无须补充微量元素。

第2章
当药物和食物不能同吃时

作为一名药剂师，回答关于药物之间相互作用的问题已是家常便饭。大多数药剂师亦是如此。怎么讲解、如何回答几乎刻在我们的基因之中。药剂师是药物信息和药物在体内运转机制方面的专家，这些问题对我们来说毫无挑战性。我们如果不知道答案，还可以翻看大约 10 厘米厚的书，也可以通过互联网进行检索。

药物与食物危险的相互作用

大体上来说，人们都认为食物不会对他们所服用的药物的药效产生任何影响。但是，事实是，某些食物确实会与药物相互作用。食物会影响身体对药物的吸收，减小药物对身体产生的有益影响。大多数情况下，这种相互作用并不致命；但某些情况下，这种相互作用可能是致命的。比如，某些抗菌药与食物的相互作用就可能是致命的。

止痛药则是一个矛盾的存在。服用止痛药会引起胃部不适。因此，止痛药通常应该在饭后服用，以尽量减轻胃部不适。但你如果在吃饭时服药，则需要多等一会儿才能感受到药效。

以安眠药为例，服用它能降低呼吸频率和心率。在摄入酒精的同时服用安眠药，可能导致非常严重的后果，甚至直接导致呼吸停止并死亡。这种案例并不少见。在服用 5- 羟色胺选择性重摄取抑制剂抗抑郁药物（如帕罗西汀、舍曲林或氟西汀）的患者中，这种案例就很常见。患者如果在服用这些药物的同时还喝了杯晨间咖啡，那么咖啡中的咖啡因就会与药物发生反应，两者的相互作用会使身体产生巨大的反应，引发震颤、惊恐发作和失眠等问题。

接下来，我们一起了解一下另一种会与食物共同产生致命的相互作用的药物——氨氯地平（如苯磺酸氨氯地平片，以及氨氯地平缬沙坦片）。这种降血压药会与葡萄柚汁相互作用。葡萄柚本身无害，这种柑橘类水果对身体有相当大的健康价值，但葡萄柚含的化合物可与几十种药物相互作用。不良影响可表现为血压严重下降或心率迅速变快（心动过速）。食用葡萄柚（尤其是饮用葡萄柚汁）会使许多药物的药效迅速增强。葡萄柚对身体的影响时间很长，对某些人来说可长达 24 小时，具体时长取决于肝脏的运转情况；所以，即使将药物与葡萄柚分开服用 / 食用也意义不大。请参阅第 3 章“葡萄柚与药物的相互作用清单”，了解会与葡萄柚相互作用的药物。

以其他抗抑郁药物为例，如单胺氧化酶抑制剂（monoamine oxidase inhibitor,MAOI）苯乙肼（Nardil）。这类药物会与奶酪相互作用，特别是奶酪中的酪胺，在某些情况下，这种相互作用可能是致命的，因为它可能导致血压飙升。

2008 年的一项调查发现，64% 的美国人同时服用 3 种或更多的药物，37% 的人同时服用 5 种或更多的药物。这些情况大大提升了药物和食物之间相互作用的可能性。药物间的相互作用存在程度上的差异，与年龄、性别、肝功能、基因蓝图（single nucleotide polymorphism, SNP，即单核苷酸多态性）、整体健康，以及体重有关。老年人和那些长期患病或免疫系统功能不佳的人需要特别注意这一点。为了你的安全考虑，我建立了一个药物与食物相互作用的综合清单。这种类型的信息可遇不可求，我很荣幸能在本书中展示。

有些药物的治疗指数不宽泛，这意味着这些药物的有效剂量与危险剂量非常接近。总有些患者会因为吃错食物而发生毒副作用，因为某些食物的毒性和安全性之间的界限也很窄。此外，每个人代谢（或处理）食物和药物的方式也存在个体差异。你要面对现实，每个人都有自己的基因组“足迹”。

以下为一个包含若干重要问题的清单，在向医生和药剂师进行咨询时，你可以参考使用。这个问题清单适用于每一种药品，无论是处方药还是非处方药。不要羞于开口。这些信息对你的健康至关重要。

- 服药时，晚餐时喝杯葡萄酒（或啤酒）是否安全？
- 这种药会使人犯困吗？如果会，我在服药时能否饮酒呢？
- 这种药应该早上服用还是晚上服用？
- 服药期间，我可以喝含咖啡因的饮料吗？
- 服药时，我可以喝牛奶、吃冰激凌或喝酸奶吗？
- 服药期间，我可以吃葡萄柚或喝葡萄柚汁吗？
- 我习惯在食物中加点儿生姜调味，生姜是一种天然的血液稀释剂。在服药时，我可以吃姜吗？
- 我正在食用银杏果和 / 或服用鱼油，它们均为天然的血液稀释剂。服药期间，我可以吃它们或服用其他血液稀释剂类药物吗？

许多常见处方药都可能与日常的食物和饮料相互影响，这一点很重要。比起玩一轮事关生死的俄罗斯轮盘赌，你不如先了解正在服用的药物。你要与药剂师沟通，提出问题，并阅读药品成分表。以下的清单展示了常见药物与食物和饮料产生的相互作用。

常见但不常引起关注的药物－食物相互作用

对乙酰氨基酚

　　例如：含对乙酰氨基酚（也被称为扑热息痛）的非处方药包括德里斯坦（Dristan），埃克塞德林（Excedrin），米朵尔（Midol），派德（Sinutab），泰诺（Tylenol），以及某些含苯海拉明或阿司匹林的止咳药。含对乙酰氨基酚的处方药包含洛塞特（Lorcet），洛塔卜（Lortab），海可待（Vicodin），以及多种标着含氢可酮－对乙酰氨基酚或氢可酮的通用止痛药。

泰诺是较为常见的对乙酰氨基酚药物品牌，常用于治疗发热、身体酸痛，以及止痛。购买这种药通常无需处方；而对乙酰氨基酚这种药物实际上多是从煤焦油中提取的。许多人用它来缓解轻微关节炎的疼痛。科学家们并不知悉其治疗原理，但这种药物在提高疼痛阈值方面效果显著。你在数百种非处方组合药物的成分表中都能窥到对乙酰氨基酚的身影。比如，它常被用于治疗痛经，许多止咳药和感冒药，以及助眠药中也含对乙酰氨基酚。你需要拿出侦探的架势，拿出放大镜，仔细阅读成分表中那些细小的字。如果你服用的处方药含对乙酰氨基酚，那么阅读标签就更加马虎不得了。所以，请阅读手里处方药的成分表，知悉该药物每剂的对乙酰氨基酚含量；请阅读止咳药和感冒药的标签，弄清楚该药是否含对乙酰氨基酚。请注意，对乙酰氨基酚的日摄入量不要超过 4 克（即 4000 毫克）。以下食物可能与该药相互作用。

酒精： 摄入酒精会对肝脏造成损伤，对乙酰氨基酚也一样。即使没有大剂量地服用该药或大量饮酒，同时摄入这两者也很危险。就算及时把酒和药分开吃，伤害依旧不可避免。为了避免这个问题，请勿饮酒。

柑橘类水果和维生素 C： 食用这些食物或补充维生素 C 会增强对乙酰氨基酚的副作用和毒性。服用对乙酰氨基酚时，每天服用维生素 C 补充剂的剂量请勿超过 500 毫克。

燕麦片及其他高纤维谷物： 食用这些食物会减缓身体对对乙酰氨基酚的吸收；药物起效速度会较慢。对治疗轻微关节疼痛来说，这并没什么大影响，但你如果想要在戳伤脚趾头后的几分钟内快速缓解疼痛，那么你等待疼痛消失的时间估计会延长。食用燕麦片对身体有益，你只需要把服药时间和吃燕麦片的时间隔开 2 小时及以上即可。

松果菊： 这种草药包含可以增强免疫系统功能的物质，你日常可通过服用营养补充剂和饮茶摄入其中的有效成分。敏感体质人群同时服用对乙酰氨基酚和这种草药会对肝脏产生负面影响。

阻酸剂和抗酸剂

该类药物目录下涵盖的品牌和配方组合成百上千。我无法在此全部列出，但我可以列出那些在健康食品店和药店最常见的品牌。主要包括三类药物。

抗酸剂： 氢氧化铝和氢氧化镁（Gaviscon，Maalox，Mylanta），碳酸铝（Basajel），氢氧化铝（Amphojel，AlternaGEL），碳酸钙（Tums，Titralac，Rolaids），氢氧化镁（Phillips' Milk of Magnesia），碳酸氢钠（Alka-Seltzer，小苏打）。

H₂ 受体拮抗剂： 西咪替丁（Tagamet，Tagamet HB），法莫替丁（Pepcid，Pepcid AC，Pepcid Complete），尼扎替丁（Axid），雷尼替丁（Zantac，Taladine）。

质子泵抑制剂： 埃索美拉唑（Nexium），兰索拉唑（Prevacid），奥美拉唑（Prilosec 和 Zegarid，奥美拉唑的快速释放形式），泮托拉唑（Protonix），雷贝拉唑（Aciphex）。

阻酸剂和抗酸剂可以中和胃酸，减轻胃酸对胃黏膜造成的损害。质子泵抑制剂通常用于治疗胃食管反流病、溃疡，以及佐林格－埃利森综合征。质子泵抑制剂可以全天候阻断胃酸分泌，暂时性地遏制胃灼热、咳嗽、吞咽困难等症状，以及由这些症状引发的其他令人痛苦的症状。身体需要天然酸来分解食物、药物和营养补充剂，当天然酸的分泌被抑制时，身体可能出现更严重的反应，如食物过敏、心律失常、手指／脚趾刺痛、抑郁、头晕，以及头痛。所以这些药物应更多地用于治疗消化性溃疡、十二指肠溃疡，以及胃酸分泌过多。你知道吗？胃灼热是麸质不耐受和胃酸过少的一种常见症状。阻酸剂是大多数营养素的药物盗匪——尽管我并没有在每一章都提及这一点，但你可以思考一下。服用阻酸剂可以调节酸碱平衡，改变整个肠道的 pH，进而改变每一种营养素的吸收率。以下是其他关于阻酸剂的有价值的信息。

酒精：酒精会刺激胃部，腐蚀脆弱的胃黏膜，并在胃黏膜上戳出一个个洞。你如果出现胃灼热、反流、穿孔或溃疡等症状，请戒酒。

蔓越莓汁：蔓越莓汁与这些药物的相互作用对身体有正面、良好的影响。果汁可以抵消阻酸剂带来的药物盗取影响。在不喝蔓越莓汁的情况下，体内的 B 族维生素似乎更容易被药物消耗，特别是维生素 B_{12}。所以，上果汁，干一杯！

贯叶连翘：由这种草药制成的草药茶和营养补充剂会与阻酸剂相互作用，提高身体对阳光的敏感度，导致皮肤更容易被晒伤或出现晒斑。

辛辣食物、大蒜，以及洋葱：食用这些食物容易引起胃部不适，以至于需要服用更多的药物。请避免食用这些食物或根据自身情况适量食用。

快餐、油腻食物，以及含糖甜点：这些食物会清除肠道中的健康酶和有益菌群。本书提到的每一种营养素都会因此被消耗殆尽！

小白菊：该草药可以缓解偏头痛以及过敏症状，一直以来备受推崇，但它本身是一种温和的血液稀释剂。我们有理由怀疑服用该草药制成的补充剂可能加重病情，增加胃肠道出血风险。

咖啡和尼古丁：咖啡（包括含咖啡因和无咖啡因食品）会减小食管括约肌的压力，造成胃酸反流。尼古丁会刺激脆弱的胃黏膜，并导致胃酸反流、胃灼热或溃疡等症状。咖啡和烟草都是致命诱惑。

精神兴奋剂：注意缺陷多动障碍药物

例如：安非他明（阿得拉/Adderall），盐酸哌甲酯缓释片（专注达/Concerta），右旋苯丙胺（Dexedrine，DextroStat），盐酸哌甲酯控释胶囊（Metadate CD），以及抗精神病药 ER 片，哌甲酯（Methylin，Ritalin）和二甲磺酸赖右苯丙胺胶囊（Vyvanse）。

注意缺陷多动障碍药物被统一归类为精神兴奋剂，因为它们可以增加大脑中刺激性天然物质的数量。讽刺的是，这些"刺激"反而会让那些患有注意缺陷多动障碍的人平静下来。有注意缺陷多动障碍、行为问题或活动过度的儿童（和成人）通常会服用该类药物以控制其爆发性行为，进而提高注意力、集中力，以及学习效率。该类药物有时也适用于嗜睡症患者，嗜睡症是一种使人在不经意间陷入睡眠的疾病。因为该类药物大多数属于缓释制剂，所以服药时必须囫囵吞下，不能碾碎或咀嚼服用。掰开服药很危险，且已经出现因此而死亡的案例（所以，你在这样做之前，一定要咨询药剂师你是否可以将药物碾碎服用）。以下列出的一些食物与药物的相互作用较为危险。

果汁：果汁会使胃产生更多的酸，提高或降低药物的吸收率。为避免该类情况，请将果汁和药物分隔 1~2 小时服用。

酒精：哌甲酯会使某些人的身体协调性变差，并使人出现头晕或昏昏欲睡等症状。酒精会加剧这些症状，所以请不要将两者一同服用。此外，酒精对神经系统功能有一定的"抑制作用"，而注意缺陷多动障碍药物对神经系统功能有"兴奋作用"，这也是两者不能共同服用的另一个原因。

维生素 C：维生素 C 补充剂与注意缺陷多动障碍药物产生的相互作用与果汁类似，都会增强或减弱药效。

咖啡、茶、碳酸饮料和巧克力：食用 / 饮用任何含咖啡因的食物和饮料都会像服用注意缺陷多动障碍药物一样加速心率。服用该类药物时应完全避免食用 / 饮用刺激性的食物和饮料。心率加速会引发紧张、易怒、失眠和心律异常等症状。如果你嗜碳酸饮料如命，请让医生调整你的药物剂量（可跳转至第 3 章阅读与碳酸饮料替代品相关的内容）。

麻黄：许多非处方减重药、能量饮料，以及保健品都含该草药的成分。它能加速心率，提升血压，与精神兴奋剂一同服用非常危险。

酸橙：食用该类食物会加速心率（尽管较为温和）。该类食物的成分既可以作为单一补充剂售卖，也可以作为许多非处方减重药、能量饮料，以及复合补充剂的协同成分（它与麻黄的作用相同，但刺激程度较轻）。

抗过敏药物

例如：非处方口服抗过敏药包括氯雷他定（Alavert，开瑞坦/Claritin，loratadine），马来酸氯苯那敏（Comtrex），苯海拉明（Benadryl），氯非拉明（Chlor-Trimeton），地氯雷他定（Clarinex），马来酸溴苯那敏（Dimetane），氯马斯汀（Tavist），盐酸西替利嗪（Zyrtec）以及其他仿制药。抗过敏处方药包括非索非那定（Allegra），羟嗪（Atarax，Vistaril），赛庚啶（Periactin），阿扎他定（Trinalin）以及数十种含抗组胺成分的复方药物。此外还有鼻喷雾剂，包括氮䓬斯汀鼻喷雾剂（Astelin）和糠酸莫米松鼻喷雾剂（Nasonex）。

过敏反应会使身体释放组胺，引起一系列连锁化学反应，造成各种惨烈的过敏症状。这些药物可以缓解恼人的过敏症状，如打喷嚏、流鼻涕，喉咙、眼睛发痒，以及鼻后滴漏综合征引起的咳嗽。它们可以阻断诱因诱发的组胺的释放，减轻过敏症状。所以抗过敏药物又被称为"抗组胺药物"。当组胺释放被阻断，痛苦也会减轻。不幸的是，尽管这些药物在让黏膜变得干燥方面效果突出，但是它们对提升免疫系统功能没有任何好处。在接触已知过敏原之前使用该类药物的效果最佳。例如，如果你知道姐姐的猫会诱发你的过敏反应，那么你可以在去拜访她之前的几小时就把药吃了。你也可以在过敏季节来临前 2 个月开始接受抗组胺治疗，这么做的阻断效果更好——当然，这么做并不实用，也并非万无一失。抗过敏药物也可在过敏时或过敏之后服用。以下是在服用该类药物时的注意事项。

酒精：摄入酒精会增强抗过敏药物的镇静作用，导致过度困倦、心率和呼吸频率下降等状况。精神恍惚也是症状之一。许多抗过敏药物（尤其是苯海拉明、氯非拉明和羟嗪）都会使人在服用后出现恍惚感，在摄入酒精的同时服用抗过敏药物会使症状更严重。

葡萄柚和葡萄柚汁：在食用葡萄柚的同时服用抗组胺药物会提高或降低血液中抗过敏药物的水平，导致严重的心脏问题。在更多关于其潜在影响数据出现之前，服用抗过敏药物时请用水送服，不要以任何类型的果汁代替水。

酸橙：食用该类食物会加速心率（尽管较为温和）。该类食物的成分既可以作为单一补充剂售卖，也可以作为许多非处方减重药、能量饮料，以及复合补充剂的协同成分。我建议不要将其与安非他明类药物混合服用。

抗焦虑药物

例如：劳拉西泮（Ativan），氯硝西泮（Klonopin），地西泮（Valium）和阿普唑仑（Xanax）。

医生通常会给焦虑或有缓解悲痛需求的患者开该类药物。该类药物是镇静剂的一种，一般会在 1 小时内起效。这些药物被称为"苯二氮草类药物"，简称苯二氮，服用者可能对药物出现身体或心理上的依赖，或者两者同时出现。

在服用这些药物几周之后需要慢慢停药。作为一名药剂师，我见过一些人年复一年一直依赖这些药物来治疗焦虑症，从未尝试摆脱对药物的依赖。你如果每一天都要依靠这些药物来度过或仰仗这些药物来帮助自己面对生活或配偶，那么请考虑开始换一些安全性更高、有效且不会成瘾的自然疗法。在我的《24 小时药剂师》（*The 24-Hour Pharmacist*）一书的第 6 章"焦头烂额、沮丧和抓狂"（"Frazzled, Frustrated, and Freaked Out"）中就有对该方面的建议。苯二氮草类药物会导致晨间产生宿醉感和白天嗜睡，后一种情况在开车时尤其危险。

在感到焦虑或有压力时，大脑会处于超负荷的运转状态。苯二氮会激发 γ-氨基丁酸（gamma-aminobutyric acid, GABA）的释放，后者是一种有镇静作用的化学物质。人在睡觉时，身体会产生大量的 GABA。对容易失眠、焦虑、惊恐发作，以及思维过度活跃的人来说，该类药物能显著缓解症状。因为该类药物并不能修复大脑化学物质的基本失衡情况，所以它们并非长久之选。但在某些情况下，这些药物的药效惊人。它们可以让身体快速放松，可被用于进行牙科手术、外科手术、磁共振检查，以及其他令人生畏的医学治疗。对那些即将收到绝症诊断书或失去亲人消息的人，医生有时也会开这类药物。以下是一些需要你了解的信息。

酒精：摄入酒精会增强阿普唑仑的镇静效果。请避免摄入酒精。

咖啡、茶和碳酸饮料：饮用含咖啡因的饮料会减弱镇静剂疗效。

卡瓦：卡瓦可作为天然的镇静剂或茶。它可以增强处方镇静剂的效果。卡瓦与抗焦虑药物一同服用通常比较危险，且已出现致命案例。请勿同食！

啤酒花、缬草根和西番莲：与卡瓦一样，这些草药通常会以补充剂和茶的方式出现，它们可以增强镇静类药物的药效。

贯叶连翘：可能加剧副作用，特别是镇静作用。

尼古丁制品：尼古丁制品会加速药物代谢，减弱药效。

GABA 补充剂：该类天然的镇静剂在任何健康食品店均有销售。它们能增加大脑中 GABA 的数量，因此我不建议将它们与镇静剂或抗焦虑药物一同服用。

L- 谷氨酰胺（一种天然氨基酸）补充剂：在我的长篇专栏以及书中，我经常推荐这种营养补充剂。它可以帮助你维持规律生活、保持良好免疫系统功能、让大脑更健康、更好地控制血糖水平，以及增加肌肉质量，总体来说，它也有益于消化系统健康。但它是 GABA 的前体，摄入越多，体内产生的 GABA 就越多。我认为抗焦虑药物完全可以与 GABA 补充剂一同服用，只要服用的 GABA 补充剂剂量较小即可，如每天服用 1000 毫克或更少。如果你总是昏昏欲睡，那么这就是提醒你该停药（或谷氨酰胺）了；但是，停药前你要与医生商量，医生会根据你的需求改变药物剂量。

香蜂草：我经常推荐读者服用这种草药来改善睡眠，缓解轻微的消化系统问题。你也可购买风干后的香蜂草来泡茶，或者购买胶囊或片剂形式的补充剂。香蜂草可以通过几种不同作用机制发挥疗效。其作用之一是提高 GABA 水平。这意味着同时服用香蜂草产品与抗焦虑药物会引发附带效应（引起更多副作用或过度镇静）。

血液稀释剂：抗凝血剂

　　例如：脑脉通（Aggrenox），阿司匹林，华法林（Coumadin），肝素，依诺肝素（Lovenox），氯吡格雷（波立维/Plavix）和噻氯匹定（利旭达/Ticlid）。

　　这些药物可用来预防血凝块、肺栓塞，以及脑卒中。凝血本身并非一件坏事。如果没有凝血能力，被纸割伤都会使人流血致死。当身体受伤流血时，一种特殊细胞——血小板，会聚集在一起形成一个塞子，堵住血管上的孔。当血液中其他凝血因子聚集，并在其周围形成一个更强大的网状结构时，这个塞子的作用会变得更强。

　　凝血过程需要维生素 K 的参与，维生素 K 可以帮助身体制造凝血物质。在那些因动脉粥样硬化、胆固醇水平过高、血管斑块等原因而血流速度减缓的人中，血小板会粘在动脉壁上，阻碍血液流向大脑（导致脑卒中）或心脏（导致心脏病发作）。这就是为什么一些介质会被制成抗凝血剂，用来防止血小板聚集或稀释血液。每种抗凝剂都有防止血凝块形成或血小板粘连的机制。

　　华法林可以阻止肝脏产生凝血因子，因此也是预防深静脉血栓的首选药物。有时，人的血液会变得黏稠，此时可服用阿司匹林来稀释血液，保持血小板不粘连。

　　以下为关于血液稀释剂和食物的必读信息。

　　蔬菜：这些食物含大量维生素 K，一定程度上可以帮助凝血物质增加血液黏稠度。你如果食用了大量沙拉，则需要服用更大剂量的华法林。注意：你如果服用了波立维，则可放心食用该类食物。我绝不会建议你停止食用蔬菜，因为它们对健康的贡献是不可替代的。这一点我始终坚持，其他一流专家亦是如此；你可以每天食用份数相同的蔬菜，比如每天吃一份沙拉，一份炒甘蓝、芥菜、菠菜或西蓝花，等等。医生会根据你的饮食相应地调整华法林的用药剂量。一旦剂量确定，改变常规的饮食习惯便可能导致体内药物水平的飙升或骤降，而这会引起问题。

紫草：由这种草药制成的补充剂因能够缓解偏头痛和过敏症状而备受推崇。与许多草药一样，它具有稀释血液的功能，因此，将紫草与血液稀释药物一同服用会导致血液被过度稀释，身体会更容易出现瘀伤、流鼻血、消化道出血等症状。

大蒜、生姜、姜黄和银杏叶：食用这些食物可能增加出血量，因为它们在稀释血液方面效果卓越。

锯棕提取物：其中包含的物质可能造成出血量增加，你需谨慎服用含这种成分的补充剂。

洋葱：食用几十克洋葱便会提高血液中的华法林水平。

过量维生素补充剂：维生素 E（每天摄入 400 IU 以上）补充剂和维生素 A（每天摄入 10 000 IU 以上）补充剂与血液稀释剂一同服用会过度稀释血液。

柑橘汁与维生素 C：饮用柑橘汁和摄入维生素 C 可能降低身体对某些血液稀释剂的吸收率，包括华法林。

绿茶与抹茶：饮用这些茶可影响动脉，有助于疏通动脉，轻微稀释血液。这是件好事。但连续饮茶几天或几周后，你就需要请医生减小血液稀释剂剂量。

葡萄柚及其果汁，石榴汁以及橙汁：食用葡萄柚可使某些血液稀释剂的水平升高到危险程度。与葡萄柚有相互作用的药物完整清单，请参阅第 3 章。石榴汁、橙汁与血液稀释剂的作用方式与葡萄柚及其果汁相似，会引起相同的不良反应。

豆浆：饮用豆浆可能增加出血量。

牛油果：牛油果营养丰富，但食用牛油果会影响华法林的疗效。许多医生都会警告患者禁食牛油果。但我认为牛油果是一种不错的食物，因为它含谷胱甘肽这一抗氧化剂。你只须根据自己的饮食让医生调整药物剂量，便可搭配食用牛油果。

辅酶 Q10：摄入辅酶 Q10 会对血液稀释剂的效果产生轻微影响。但我不会建议你停止补充这种营养素。辅酶 Q10 是一种强大的抗氧化剂，可以保护心脏。

你如果需要服用辅酶 Q10 补充剂，则可让医生对血液稀释剂剂量稍做调整。

贯叶连翘：服用这种草药会减弱血液稀释剂（最主要是针对华法林）的效果，你可以适当加大血液稀释剂剂量。

抗惊厥药物

　　例如：丙戊酸（Depakene，Depakote），苯妥英（Dilantin，Phenytek），氯硝西泮（Gabitril，Keppra，Klonopin），普瑞巴林（Lamictal，Lyrica），普里酮（Mysoline），加巴喷丁（Neurontin），卡马西平（Nootropil，Phenobarbital，Tegretol），奥卡西平（Topamax，Trileptal），地西泮（Valium），乙琥胺（Zarontin），唑尼酰胺（Zonegran）。

　　这类药物数量众多，通常需要长期或终身服用。该类药物每天都要服用，最常被用来控制癫痫发作。这些药物并非"按需给药"（pro re nata，PRN）药物；PRN 药物指在特定情况下需要服用的药物。抗惊厥药物可用于缓解神经痛、三叉神经痛、头痛、偏头痛、慢性疼痛，以及其他病症引发的并发症。神经科医生对该类药物的使用均持非常谨慎的态度，因为它们的副作用非常危险。医生调整该类药物的剂量前需要对患者肝功能、肾功能进行详细的分析。在服药期间，医生会定期对患者的血液情况进行检测，确定患者的身体机能是否适应当前的用药剂量。这一点很重要，因为抗惊厥药物在产生毒性之前会有一个小小的窗口期。服用这些药物并不能治愈癫痫。用这些药物治疗的目的仅是减少癫痫的发作次数。以下内容可以帮助你增加服用抗惊厥药物时的安全性。

　　酒精：饮酒会干扰抗惊厥药物的疗效，使药物不能发挥最大的保护作用，可能导致癫痫的发作频率升高。饮酒还会加剧服用抗癫痫药物引起的困倦、心率缓慢等症状。这种叠加效应非常危险。

　　抗酸剂：服用抗酸剂会抑制身体对抗惊厥药物等重要药物的吸收。这两类药物的服用时间至少间隔 4 小时。

琉璃苣油和月见草油：琉璃苣油和月见草油含的脂肪酸是身体的必需营养素，这两种植物油也是不错的营养补充剂，但一些研究表明，服用它们似乎会增加癫痫发作的风险。具体原因尚未可知，但在癫痫得不到有效控制或正在服用抗惊厥药物的情况下，请避免将这些补充剂与抗惊厥药物共同服用。

米饭、香蕉和其他导致便秘的食物：服用抗惊厥药物可能引起便秘，食用这些食物可能使问题恶化。

缬草：该草药有放松、助眠，以及控制癫痫发作的疗效。将其与抗惊厥药物一同服用可以加强其镇静的特性，减缓心率和呼吸频率。

银杏叶：银杏叶补充剂通常用于改善记忆、性欲，以及循环系统功能。一项规模较小的研究表明，服用银杏叶补充剂会增加癫痫发作的风险，所以这种草药可能对抗癫痫药物的疗效产生影响。

葡萄柚及其果汁：你如果正在服用卡马西平、奥卡西平或本节提到的其他抗惊厥药物，一定要避免食用葡萄柚及饮用葡萄柚汁。

膳食纤维补充剂：服用以洋车前草为原料的补充剂会降低抗惊厥药物的疗效。

叶酸：抗惊厥药物是叶酸的药物盗匪，补充叶酸与服用抗惊厥药物应至少间隔 4 小时。如果在服用抗惊厥药物的同时服用叶酸，药效可能被削弱。

抗抑郁药物与情绪调节剂

例如：SSRI[①] 类抗抑郁药物包括西酞普兰（Celexa），艾司西酞普兰（Lexapro），帕罗西汀（Paxil），氟西汀（百忧解 /Prozac），舍曲林（左洛复 /Zoloft）等药物。三环类抗抑郁药物包括阿米替林、地昔帕明、盐酸多塞平、丙咪嗪和去甲替林。其他抗抑郁药物包括度洛西汀（欣百达 /Cymbalta），盐酸文拉法辛（Effexor）、去文拉法辛（倍思乐 /Pristiq，文拉法辛的活性代

[①]　SSRI 是 Selective Serotonin Reuptake Inhibitor 的简写，中文译作"选择性血清再吸收抑制剂"。——编者注

谢物），米氮平（瑞美隆／Remeron）和安非他酮（Wellbutrin）。

抗抑郁药物与情绪调节剂作为同类药物，通常用于治疗抑郁症、疼痛、惊恐发作、社交焦虑症（严重和极度羞怯），以及强迫症。其中一些药物没有在标签上标明的用途包括治疗尿床、肌痛，以及偏头痛。以下为该类多数药物与食物相互作用的信息。

咖啡、茶、碳酸饮料与巧克力：服用 SSRI 类抗抑郁药物（西酞普兰、氟西汀、帕罗西汀、舍曲林和艾司西酞普兰）可能产生震颤、焦虑、失眠等副作用。饮用咖啡、茶或碳酸饮料（摄入咖啡因）会加剧这些副作用。注意，巧克力也含少量咖啡因。

酒精：摄入酒精会抑制大脑分泌化学物质，并对药物治疗产生影响。对一些抗抑郁药物，特别是三环类抗抑郁药物（如去甲替林和阿米替林）来说，摄入酒精会增强药物的镇静作用，降低呼吸频率。在摄入酒精的同时服用米氮平也同样危险，米氮平本身便有较强的镇静作用。

某些食物：体重增加也是一些抗抑郁药物的副作用。你要对自己的一日三餐进行监测，尽量选择健康食物，而非只吃毫无营养的"疗愈美食"（高碳水、高热量的食物），否则你只会迎来体重灾难。

5- 羟色氨酸（5 hydroxytryptophan, 5-HTP）：这种物质是血清素的直接前体，你可在各大药店或保健食品店购买 5-HTP 补充剂。摄入这种物质可以减轻对碳水化合物的渴望，改善情绪，减轻身体疼痛，提高体内血清素水平。很多人会将 5-HTP 补充剂与情绪类药物一同服用，但我不推荐这么做。肝功能不好的人如果服用过量的 5-HTP 补充剂或大剂量的处方药，就可能出现健康问题。药物疗效与 5-HTP 补充剂的作用相同也会提高体内血清素水平。这种美妙的激素如果过量也会引起一系列危险症状，即血清素综合征。在某些情况下，过量的血清素引发的症状是致命的。

贯叶连翘：我不推荐将该草药与处方抗抑郁药物一同服用，原因同上。它会提高体内血清素水平。

　　酪氨酸：有些人会服用这种天然氨基酸的补充剂来治疗震颤、帕金森病或甲状腺功能减退症。酪氨酸会在体内发生化学反应，制造多巴胺和甲状腺素。同时服用酪氨酸补充剂和某些同样可以制造多巴胺的抗抑郁药物会导致体内多巴胺过量。心悸只是快速判断是否摄入了过量酪氨酸的表现之一。你如果正在服用抗抑郁药物（或处方甲状腺药物），请务必避免摄入该物质。

关节炎药物

　　例如：对乙酰氨基酚（泰诺/Tylenol），阿司匹林（普通或肠溶），塞来昔布（西乐葆/Celebrex）及其声名狼藉的姊妹产品罗非昔布（Vioxx），后者已不再上市，布洛芬（美林/Motrin, Advil），酮洛芬缓释胶囊（Orudis），纳布美通（Relafen），萘普生（Aleve，或处方药 Naposyn、Anaprox）。

　　当意外受伤、遭受运动损伤或患有关节炎时，身体会产生各种各样的炎症化学物质。其中便包含前列腺素（prostaglandins），或称 PGs。尽管 PGs 非常重要，且非常有用（如保护胃黏膜不受周围的酸的影响），但 PGs 过量并非好事，过量的 PGs 会引起炎症、疼痛或发热。这便给了关节炎药物发挥药效的空间。关节炎药物可以在一定程度上抑制身体产生 PGs，缓解疼痛、炎症，以及发热。

　　这就是为什么许多感冒药配方和经前期综合征（premenstrual syndrome, PMS）药物都含布洛芬，而布洛芬也是最常见的药物之一。大多数抗炎药都被归类为非甾体抗炎药（nonsteroidal anti-inflammatory drugs, NSAIDs）。服用它们后，症状可在几小时内得到缓解。塞来昔布是一种非常流行的处方止痛药，它会有选择性地发挥疗效，对胃的影响较小，并不像 NSAIDs 那样在服用后可能引发胃出血或胃溃疡。然而，服用塞来昔布很可能引起高血压、心脏病或脑卒中，特别是对敏感、易感人群来说。下列是关于关节炎药物方面必读的信息。

　　酒精：在摄入酒精的同时服用关节炎药物会增加消化道出血或肝损伤的风险。

大蒜和生姜：这些食物中的物质会稀释血液，同时食用这些食物与服用 NSAIDs 会稍微增加出血风险。

三七、红花苜蓿、白柳、生姜和银杏叶：这些药物中的任何一种与关节炎药物一同服用都可能加强血液稀释效果。

代盐：该类食物含钾。因为服用 NSAIDs 有时会导致钾在体内潴留，所以同时服用 NSAIDs 和代盐可能引起钾的过量堆积（高钾血症），使人出现出现恶心、疲倦、肌肉无力等症状。

阿司匹林

例如：Alka-Seltze 的产品，Ascriptin，Aspergum，拜耳/Bayer，Bufferin，Ecotrin，Goody's，Halfprin，Norwich，St. Joseph 和某些 Anacin 的产品。处方药中，可在 Darvon Compound，Endodan，Fiorinal，Percodan 和 Soma Compound 中看到阿司匹林的身影。

阿司匹林的用途较广，在数百种非处方药中均可窥探到它的身影。如今阿司匹林主要作为血液稀释剂使用，用来帮助预防脑卒中和心脏病发作。通常医生会建议患者每天服用 1 次。这种物质可从白柳的树皮中提取。阿司匹林（及其前身）的使用已有数百年历史。它有退烧的功能，但在减轻疼痛和炎症方面的疗效更胜一筹。这就是为什么许多处方止痛药中都含该成分。为了保证服用阿司匹林时的安全性，请知悉以下信息。

酒精：阿司匹林和酒精都会在肠道上戳出微小的洞，所以同时服用含阿司匹林的药物和摄入酒精会增加胃肠道出血的风险。

大蒜和生姜：这些食物在稀释血液方面效果出色，我一直推荐食用这些食物。但在服用含阿司匹林的药物的同时食用这些食物，血液稀释的效果就可能变得过于显著，导致身体更容易出现瘀伤、流鼻血或消化道出血。

白柳茶：含阿司匹林的药物与该茶一同服下也会大大提高血液的稀释程度。

绿茶和抹茶：饮用这些茶会像服用含阿司匹林的药物一样对血液进行稀释。如果你有饮用大量绿茶的习惯，请向医生咨询关于停用含阿司匹林的药物的事宜（有人说饮用过量的绿茶可能导致肾结石；虽然这个观点目前还没有被证实，但是你也要适量饮用）。

铁补充剂：该类补充剂对胃肠道很不友好，含阿司匹林的药物亦是如此。两者一同服用可能增加胃肠道出现问题的风险，特别是出血风险。

健骨药：这类药物会破坏消化道内脆弱的黏膜，因而一直为人所诟病。该类药物应在早起后空腹服用，且服药后至少 30 分钟内不要躺下。我建议不要将该类药物与含阿司匹林的药物一同服用。

降压药：β 受体阻滞剂

例如：醋丁洛尔（Sectral），阿替洛尔（Tenormin），比索洛尔（Zebeta, Ziac, Cardicor），卡替洛尔（Teoptic 滴眼液），卡维地洛（Coreg），倍他洛尔（Kerlone 片剂，Betoptic 滴眼液），塞利洛尔（Cardem, Celectol, Celipro, Celipress Dilanorm, Selectol），艾司洛尔（Brevibloc），拉贝洛尔（Normodyne, Trandate），左旋布诺洛尔（Betagan 滴眼液），美托洛尔（Lopressor, Toprol XL），纳多洛尔（Corgard），氧烯洛尔（Slow-Trasicor, Captol），吲哚洛尔（Visken），普萘洛尔（心得安/Inderal），索他洛尔（Betapace），以及噻吗洛尔（Blo-cadren 片剂，Timoptic 滴眼液）。

该类药物种类繁多。β 受体阻滞剂有许多类型和亚型。它们被统称为"β 受体阻滞剂"。人的细胞上有 β 受体，这些药物会像罗纳威犬一样端坐在门口，阻止其他化学物质侵入细胞。这些药物可以阻断 β 受体接收神经冲动——β 受体接收神经冲动会导致心动过速或血压升高。因此，β 受体阻滞剂会降低心率。

但在压力过大、进行剧烈运动或美好的性生活时，身体会释放大量的肾上腺素（顺便说一下，这也是让身体做出或战或逃反应的激素）。此时心脏会疯狂跳动，血压会升高。

在应对该类情况时，β 受体阻滞剂有着惊人的疗效，因为它们能减小肾上腺素对心率的影响。那些必须进行公开演讲或其他活动的人有时会服用该类药物，因为在这些活动中，人的心率和血压会因焦虑而升高。

服用 β 受体阻滞剂可降低血压，预防心绞痛（胸痛），治疗心力衰竭，恢复心律。一些 β 受体阻滞剂可用于治疗眼部病症，降低眼压，这就是我举的例子中有治疗青光眼的滴眼液的原因。这类药物中的某些药物会降低偏头痛的频率。如果你正在服用 β 受体阻滞剂，以下是你需要了解的一些 β 受体阻滞剂与食物相互作用的信息。

钾补充剂：医生应定期测量你体内的钾水平。体内的钾水平需要保持在正常范围内，血钾水平过高或过低都会使人在服用 β 受体阻滞剂后出现更多的不良反应。如果你正在服用利尿剂（如氢氯噻嗪或呋塞米），因其会导致体内钾的流失，所以请确保每天摄入足够的钾，以免出现低钾症状，特别是在服用 β 受体阻滞剂期间。

酒精：服用 β 受体阻滞剂会降低心率，而摄入酒精会影响心率进而影响该类药物的疗效。在摄入酒精的同时服用 β 受体阻滞剂可能会出现严重后果。

橙汁：请不要将橙汁与阿替洛尔或塞利洛尔一起服用。在服用这两种药物后，至少要等几小时再饮用橙汁，因为饮用橙汁会降低药物利用率。目前没有足够的数据能确定这种影响是否适用于所有 β 受体阻滞剂，但安全起见，请将橙汁与 β 受体阻滞剂分开饮用和服用。

动物产品：摄入蛋白质（食用肉类）会提高体内的药物水平。在一项研究中，被试同时服用了普萘洛尔和食用蛋白质的食物，药物的生物利用率提高了53%！这种提高的程度很危险，可能导致头重脚轻、头晕、晕倒，以及心率降低等症状。

代盐：摄入代盐——氯化钾会提高体内的钾水平。一些降压药，特别是血管紧张素转换酶（angiotensin converting enzyme, ACE）抑制剂和血管紧张素 Ⅱ 受体阻滞剂（angiotensin Ⅱ receptor blockers, ARBs），与代盐一同服用可引发高钾血症或钾过量堆积在血液中。ACE 抑制剂有卡托普利、依那普利、利辛普利、喹那普利和莫西普利；ARBs 有坎地沙坦（Atacand）、氯沙坦钾（科素亚 /Cozaar）、缬沙坦（代文 /Diovan）、替米沙坦（美卡素 /Micardis）和厄贝沙坦（Avapro）。该类药物可引起恶心、疲劳、肌肉无力等症状。

甘草： 食用一些含天然甘草的糖果会导致盐和水在体内潴留，升高血压，并影响 β 受体阻滞剂的疗效。

健骨药：双膦酸盐药物

例如： 唑来膦酸注射液（密固达 /Aclasta），利塞膦酸钠（Actonel），伊班膦酸钠（Boniva），依替膦酸钠（Didronel），阿仑膦酸钠（福善美 /Fosamax），阿仑膦酸和胆骨化醇（Fosavance）。

这些非常流行的药物被统称为"双膦酸盐药物"。这些药物已在美国、加拿大和其他 60 多个国家被批准使用，用于预防和治疗骨质疏松症——骨密度下降，简单来说就是骨骼塌陷。骨骼塌陷会导致驼背、脊柱骨折，以及髋部骨折。这类药物主要用于更年期女性，由于雌激素水平下降，她们骨质流失的风险较高。偶尔也有男性群体服用该类药物。服用类固醇药物的人也会服用该类药物，服用类固醇药物会导致骨骼脆化。猜一猜为什么？因为类固醇会消耗体内的矿物质，尤其是钙和镁。因此，当骨密度下降时，人们会借助服用健骨药来恢复骨密度。

双膦酸盐可占据骨骼的表面位置。它们会坚守在骨细胞门口，减缓骨质侵蚀过程。其作用机制很复杂，总的来说，它们会让"健骨细胞"（成骨细胞）更好地完成工作。

这类药物必须在早上空腹服用，并配合大量水送服，因为对肠道来说它们真的很不友好。对敏感的人来说，服用双膦酸盐药物可能损害脆弱的消化道内壁或造成消化道内壁溃烂。在服药后，至少 30 分钟都不要躺下，请保持坐立或站立，使药液能保持向下流动。

一些研究表明，服用这类药物可能导致颌骨坏死（骨坏死）。然而，一些制药商表示，现在断定双膦酸盐会导致这种情况为时过早。你如果必须服用这类药物，请了解以下信息。

钙补充剂：服用该类补充剂可能影响身体对健骨药的吸收。如果同时服用这两种药物，钙和双膦酸盐就会像重逢的恋人一样相依在一起。它们的结合会大大降低药物疗效。正在接受健骨药治疗的人反而往往会出现血钙水平较低的症状。你在服用含钙或维生素 D 的补充剂之前，请向理疗师或药剂师咨询，如果你已经服用了这些补充剂，请确保服用其与健骨药的时间至少间隔 2 小时。

铁补充剂：同时服用铁补充剂与健骨药会促发另一种反应——铁会像钙一样"抓住"药物，药物疗效会大打折扣。服用二者的时间至少间隔 2 小时。

抗酸剂：抗酸剂通常含钙或镁，二者都会影响身体对健骨药的吸收。服用健骨药与抗酸剂时，请至少间隔 2 小时。

微量矿物质补充剂：该类补充剂的服用时间与服药时间请至少间隔 2 小时。

呼吸类药物：支气管扩张药

例如：沙丁胺醇（AccuNeb, Proventil HFA, ProAir HFA, Ventolin HFA），沙丁胺醇与异丙托溴铵（可必特/Combivent），异丙托溴铵（爱全乐/Atrovent），左沙丁胺醇（Xopenex），孟鲁司特（顺尔宁/Singulair），茶碱（Slo-Bid，Theo-Dur，Uniphyl）与扎鲁司特（安可来/Accolate）。

这些药物被统称为"支气管扩张药"。它们可以增加肺部的空气流动，缓解呼吸急促、喘息等症状。它们最常被用于治疗支气管哮喘，但许多呼吸功能受限或患有肺气肿的患者也会使用该类药物。这类药物中的某些成分可用于治疗慢性支气管炎等呼吸道感染。

呼吸类药物可分为三个亚类，稍后我会进行概述。这些亚类中的药物在体内各司其职，作用却殊途同归：扩张呼吸道（比如支气管），允许更大规模的氧气交换。因此，它们被归类为支气管扩张药。这三个基本类别分别为：肾上腺素 β_2 受体激动剂（沙丁胺醇和左沙丁胺醇）；抗胆碱能支气管扩张药（异丙托品）；甲基黄嘌呤（茶碱）。

有一类相对较新的药物可以用于哮喘患者，这种药物被称为"白三烯受体拮抗剂"（leukotriene receptor antagonists, LTRAs）。孟鲁司特（顺尔宁）和扎鲁司特（安可来）便属于这一类。该类药物可用来预防哮喘，通常与上述呼吸类药物一起使用。LTRAs 的作用机制主要是阻断体内某些天然物质（如白三烯）的生成，这些物质容易导致呼吸道肿胀与收缩。阻断这些物质的生成可最大限度地减轻呼吸问题。这类药物为最新产品，所以关于其药物盗匪的佐证信息以及与其相关的信息并不多，但随着数据的不断涌现，我将在报纸专栏中进行更新与 LTRAs 有关的信息。

呼吸类药物为当今市场上最有用的药物门类之一。而在药店柜台前的我不得不迅速给哮喘患者配发吸入器来维持他们的生命，否则他们的性命真的会危在旦夕。一定要记住：呼吸类药物一定要随时补充，一定要随身携带。无论你选择哪种类型的药物，它必须能够充分发挥疗效，保证你能够顺畅呼吸。这些药物的安全空间不大：用量太少患者会无法呼吸，用量太多则可能出现危险的副作用。请你时刻对自己的药物剂量保持警惕，并仔细研读以下呼吸类药物与食物之间相互作用的信息。

咖啡因：茶、碳酸饮料、咖啡和巧克力都含咖啡因。同时摄入咖啡因与服用呼吸类药物非常危险，因为该类药物中含一种兴奋剂（黄嘌呤）。心率可能因同时摄入咖啡因和黄嘌呤而加速升至危险水平，此时患者可能出现烦躁、震颤、焦虑、胸痛、心动过速、失眠、呼吸急促、心律失常等症状。

麻黄、三七、甘草根和酸橙：这些药物和食物都含兴奋剂成分，所以同时服用 / 食用它们与呼吸类药物可能加重身体负担。

烤肉：同时吃烤肉和以茶碱为基础的呼吸类药物会引起危险的反应，可能需要用医疗手段紧急干预。吃烤肉时，身体会释放出一些使肝脏无法正常代谢药物的化学物质。如果此时吃这类药物，体内的血药浓度会飙升。这很危险！

高碳水化合物饮食：采用这种饮食可能降低体内的茶碱水平，抑制呼吸类药物的效果。

酒精：饮酒有增加副作用，如恶心、呕吐、头痛和易怒的风险。

甜食：服用沙丁胺醇时要特别避免食用这类食物，因为两者的相互作用会提高血糖水平。

止咳药和感冒药：如果服用的药物含苯肾上腺素或伪麻黄碱（或麻黄碱）等减充血剂，那么服用它们可能像摄入咖啡因一样过度刺激心脏。请记住，止咳药和感冒药中使用的减充血剂是从安非他明中提取的。

吸烟：吸烟会降低呼吸类药物的血药浓度，导致其无法发挥药效。另外，吸烟对肺部的伤害很大。从今天起戒烟！你做得到。

山楂和益母草：这些食物和草药与呼吸类药物一同食用／服用都可能增加药物对心脏的副作用。

膳食纤维和含麸质谷物：这些营养素和食物的摄入／食用时间与呼吸类药物（包括扎鲁司特）的服用时间需要间隔至少 2 小时。

糖尿病药物

例如：吡格列酮（Actos），格列美脲（Amaryl），二甲双胍马来酸罗格列酮（Avandamet），罗格列酮（文迪雅／Avandia），艾塞那肽（Byetta），氯磺丙脲（Diabinese），二甲双胍（格华止／Glucophage，格华止 XR/Glucophage XR，Glumetza，Fortamet，Riomet Liquid），二甲双胍格列本脲（Glucovance），米格列醇（Glyset），二甲双胍西他列汀（Janumet），西他列汀（Januvia），二甲双胍格列吡嗪（Metaglip），格列本脲（Micronase），甲苯磺丁脲（Orinase），瑞格列奈（Prandin），阿卡波糖（Precose），纳特列奈（Starlix），伏格列波糖（Volix）。胰岛素的注射剂包括：赖脯胰岛素（Humalog），重组人胰岛素（Humulin），甘精胰岛素（Lantus），精蛋白人胰岛素注射液（Novolin）和门冬胰岛素（NovoLog）。

目前的糖尿病药物数量繁多。我列出的药物发挥药效的方式各不相同，如果在此逐一介绍每一种作用机制会显得过于繁杂。不过，这些药物都有一个共同点：它们都可以降低体内的血糖水平或改善身体对胰岛素的利用方式。顺便一提，胰岛素可以中和血糖。如果体内的胰岛素更加敏感，你的血糖水平就会保持在一定范围内。

在我看来，胰腺的健康最重要。不幸的是，目前诸如胰腺炎和胰腺癌等胰腺问题越来越多。胰腺问题正变得越来越普遍，究其原因可能是人们过度食用加工食物、人造添加剂、还原糖和 / 或高果糖玉米糖浆，以及有的人对麸质或酪蛋白过敏。

如果血糖长期处于较高的水平，问题就会慢慢浮现。这些问题包括频繁感染、视力问题，以及大脑、心脏和肾脏受损。另一方面，低血糖往往也会导致紧急情况，使人出现头晕、颤抖、出汗、头痛、意识混乱、晕倒、抽搐等症状。你一定要注意那些可能引发问题的食物。

马铃薯、单独包装的块状糖果，以及淀粉类食物：如果你需要食用这些食物，那么你就需要加大糖尿病药物的剂量。

芦荟汁：有些人会饮用芦荟汁来治疗便秘。它也有非常好的降血糖疗效。但同时饮用芦荟汁和服用糖尿病药物会让这种效果增强，血糖水平可能急剧下降。

刺荨麻：这种草药如同野草一般生长在北美洲、欧洲和亚洲的部分地区，它有着不可思议的疗效。你能想象吗？它可以帮助男性解决前列腺问题、性欲问题，以及泌尿道问题。它也能帮助女性改善精力，减轻膀胱问题。这种草药常用于治疗过敏，也可以像糖尿病药物一样降低血糖水平，同时服用刺荨麻和糖尿病药物可能导致血糖水平快速下降。你如果服用了刺荨麻，请密切监测自己的血糖水平，因为你可能需要减小糖尿病药物的剂量。服用刺荨麻还能滋养甲状腺功能，增强糖尿病药物的药效。这并非一件坏事。医生只需要在刺荨麻的作用变得明显时减小患者所服用的糖尿病药物剂量即可。

酒精：应避免摄入酒精。摄入酒精会降低血糖水平，在与胰岛素结合时，这一效果会增强，导致血糖水平远远低于正常范围，引起低血糖症，使人发冷、皮肤多汗、心率加快、头晕、虚弱、昏厥，并可能引发癫痫或死亡。

利尿剂：服用处方利尿剂和天然草药（如绿茶、抹茶、菁草、金银花、芦笋、蒲公英和刺荨麻）会加速体内的水分流失。这也是糖尿病的症结所在。因为糖尿病患者本身就已经出现大量排尿的情况，血液中葡萄糖水平的升高会导致水分以排尿形式流失，所以我认为服用利尿剂可能导致一些正在服用糖尿病药物的人出现脱水症状。

含螺旋藻或叶绿素的"绿色饮料"：在饮用这种饮料在几周或几个月后，血糖水平会降低。将这种饮料与糖尿病药物一同饮用／服用可能导致血糖水平下降至过低的水平。请你务必密切监测自己的血糖水平，并让医生适当调整药物剂量。

减重药和抑制食欲的药物：服用这两类药物会减轻食欲。摄入胰岛素会增强饥饿感。同时服用两者（或三者）看似明智，实则不然。因为服用减重药和抑制食欲的药物往往都会使心脏兴奋并降低血糖水平，而摄入胰岛素也会在对心脏产生影响的同时降低血糖水平。两者（或三者）混合服用时，我完全无法预料会造成何种后果。这可能导致血糖水平下降至危险程度，影响心脏跳动。我建议你避免服用这些补充剂，除非医生允许你减小糖尿病药物剂量。

膳食纤维补充剂：将服用该类补充剂和糖尿病药物的时间分开，至少间隔 2 小时。

维生素 D：维生素 D 会在体内变成一种激素。维生素 D 最显著的功能是修复免疫系统功能，减少罹患自身免疫性疾病和所有类型癌症的风险。大多数人并没有意识到摄入维生素 D 还有改善胰岛素敏感性的功能。胰岛素敏感性更高会让身体对循环（或注射）胰岛素做出更好的反应，血糖水平也会随之下降。同时服用维生素 D 补充剂与糖尿病药物可能使血糖水平降得过低。你如果有长期（超过 1 个月）服用维生素 D 补充剂的习惯，最好对血糖水平进行密切监测，并让医生根据你的需求减小药物剂量。

降血糖草药：服用以下草药和补充剂可以有效地降低血糖水平，如果你还在服药，请谨慎服用该类草药和补充剂。服用以下草药和补充剂期间要持续监测血糖水平，并注意减小胰岛素等糖尿病药物剂量，以免出现低血糖症状。

- 胡芦巴
- 匙羹藤
- 蜀葵
- 刺荨麻
- 没药
- 苦瓜提取物

- 紫苜蓿
- 芦荟
- 圣罗勒
- 姜黄 / 姜黄素
- α- 硫辛酸

抗心律失常药

例如：地高辛（Lanoxin）。

该药物提取自洋地黄。洋地黄是一种天然毒素，曾经作为一种致命毒药被涂于箭头上。地高辛最常用于治疗充血性心力衰竭，因为它能缓解人在躺下时出现的气短和气喘问题。它有助于缓解手脚肿胀。它还可以减缓心跳速度，使心室充满血液，更有效地泵送血液，改善心率。其可能的副作用包括腹痛、恶心、呕吐、食欲不振、皮疹、视物模糊、精神变化，以及心律问题。患有慢性肾脏病的人服用地高辛时，剂量要小于其他人的。地高辛的有效剂量与危险剂量之间并无明确界线，所以你要非常小心地注意地高辛与食物的相互作用。因为该药物主要作用于心脏，所以地高辛与食物的相互作用可能对心脏产生有害影响。

燕麦片和含麸质的其他麦片：这两类食物会降低药物分解速度。这意味着药物会在血液中长时间停留而得不到有效处理，并可能引起更多的副作用。血液中的地高辛水平高会导致药物积聚，从而引起心律失常，危及生命。

钙：过量补充钙可能导致体内地高辛水平过高。

贯叶连翘：服用这种草药会降低血液中的地高辛水平，导致地高辛失效。如果你需服用该草药，医生就需要加大地高辛的剂量。

勃起功能障碍药物

　　例如： 他达拉非（西力士/Cialis, Adcirca），伐地那非（艾力达/Levitra），以及西地那非（万艾可/Viagra, Revatio）。

　　勃起功能障碍药物一直是药店的"头牌"，尤其是在每周五晚上，这种药物就会变成"香饽饽"。目前，性功能药物仅适用于男性，但很快也会出现适用于女性的性功能药物。这些药物是美国药店中最昂贵的"消遣药物"之一，有的药物甚至每片售价 15 美元。这就是为什么西地那非被许多药剂师亲切地称为"蓝钻石"——这是一种钻石形状的蓝色药丸，售价昂贵。

　　要了解这些药物的作用方式，你必须了解阴茎如何自然勃起。首先，某种视觉刺激等物理刺激会诱发阴茎的生化反应，导致该器官周围的血管和肌肉放松。这种生化反应涉及一氧化氮；一氧化氮产生量越大，流向该区域的血液就越多。阴茎内发生生化反应时，会有更多血液流向阴茎，而性功能药物可以促进血液流动。瞧！激情来了。你可在进行性活动前 30 分钟至 1 小时服用性功能药物，他达拉非等勃起功能障碍药物可每天服用。

　　你如果经常服用这些药物，请务必定期检查心脏状况，因为血液如果不能正常向上流动，那它也不能很好地向下流动。并非所有患有勃起功能障碍的男性都患有心脏病，但勃起功能障碍可能是心脏病的首发病症。以下是你需要了解的有关勃起功能障碍药物与食物相互作用的信息。

　　葡萄柚汁和石榴汁： 饮用这些果汁能够增加性功能药物的血药浓度，有危险的副作用，包括头痛、消化不良、面部潮红、视力障碍，以及心律异常。葡萄柚还会延迟身体对药物的吸收。这些药物通常需要大约 1 小时才能开始发挥作用，但如果你在服药的同时食用了葡萄柚，那么药物的起效时间可能需要 1 个多小时，发生危险的副作用的风险也会随之增加（更不用说失望了）。

　　非处方性功能增强药物： 这种药物通常含育亨宾和其他影响血液循环的草药，与处方勃起功能障碍药物一同服用会加强两者的效果，可能产生更多的副作用。此外，服用这些补充剂可能增加疼痛、长时间勃起（这很痛苦！）的风险，出现该类状况的人需要及时就医。

酒精：饮酒会导致头晕目眩，服用处方避孕药也是如此。同时饮酒和服用处方避孕药可能使人出现头晕，甚至晕倒等情况。此外，饮酒和服用勃起功能障碍药物都会引起头痛或偏头痛，两者一起服用会使头痛加剧。

山楂、爪钩草、槲寄生、胡芦巴、玄参、荠菜、洋地黄叶和益母草：食用 /服用这些食物和草药会对心脏产生影响，服用处方勃起功能障碍药物也可能增加与心血管有关的副作用，所以将该类药物与这些食物和草药一同食用 / 服用很危险。对西地那非的研究结果显示，单独服用该药物要注意以下心肌疾病的症状：心绞痛、房室传导阻滞、心动过速、心肌缺血、脑血栓、心脏骤停、心力衰竭。你肯定不想承担在服用这些草药后患心肌疾病的风险。

锂

　　例如：锂（Apo-Lithium，Eskalith，Eskalith CR，Lithobid 与 Lithotabs）。

锂天然存在于身体中，具有镇定的作用。服用锂补充剂可以增强记忆力并有助于保护大脑功能。一些品牌的海盐也被添加了少量的锂。摄入这种矿物质会影响钠在全身神经和肌肉细胞内的流动。钠的异常流动可能刺激人产生兴奋的情绪，也可能引起躁狂症。你如果希望改善情绪，可以服用含小剂量的锂的非处方乳清酸锂补充剂，也可以根据处方购买更大剂量的锂的处方药。锂最常用于缓解躁狂抑郁症或减小双相障碍患者躁狂发作的强度，减少躁狂发作的次数。摄入锂后，包括多动、言语急促、判断力差、睡眠减少、攻击性增强，以及愤怒在内的症状可以得到缓解。锂的有效剂量范围相对较小。哪怕摄入量出现一点儿的变化，锂都可能失去疗效或变得有毒。

食盐（氯化钠）：过少摄入食盐会降低血液中的锂水平，而过多摄入则会提高血液中的锂水平。两种情况都具有危险性。理想情况下，人应该每天喝大约 6 杯水，并保持水和盐的摄入量稳定。你所服用的药物的剂量是通过实验室评估（血液检测）决定的，因此，锂的实际摄入量主要基于你自身对食盐的日常摄入量。

咖啡、茶、碳酸饮料、能量饮料和巧克力：摄入咖啡因可以降低血清中的锂水平。你可以保持每天摄入定量含咖啡因的饮料。定量摄入是关键：过少摄入咖啡因会导致体内锂水平升高；过多摄入咖啡因会导致体内锂水平下降。

其他食物：将锂补充剂与食物一同服用／使用，可防止消化不良。

单胺氧化酶抑制剂（MAOI）和贯叶连翘

例如：吗氯贝胺（Aurorix，Manerix），雷沙吉兰（Azilect），司来吉兰（Eldepryl），异卡波肼（Marplan），苯乙肼（Nardil）和反苯环丙胺（Parnate）。以下药物具有一定的 MAOI 活性：用作抗菌药的呋喃唑酮（Furoxone）和利奈唑胺（Zyvox）以及用于化疗的甲基苄肼（Matulane）。

MAOI 主要被用于治疗最顽固的抑郁症，近年来也被用于治疗头痛、恐慌症、帕金森病等疾病。这些药物一定程度上很有效，但有危险的副作用。与服用其他药物一样，服用 MAOI 同样有利有弊，存在风险收益比。

你如果仅服用一种 MAOI，请务必小心药物与食物之间的相互作用。大多数医疗保健从业人员都会列出服用这类药物时的注意事项清单，所以，你不必羞于向他们询问任何与药物相关的信息。这些药物的疗效一部分是提高血清素水平，因此，所有可提高这种让人感觉良好的激素的水平的药物（即使以下未列出）都可能与 MAOI 发生相互作用，这很危险。

MAOI 是世界上最危险的药物种类之一，因为它们会与多种草药、食物，以及饮料相互影响。当身体分泌过多的血清素时，血压可能突然升高（血管收缩），危险也随之而来。这种危及生命的不良反应被称为"血清素综合征"，症状包括感到恶心、意识模糊、出汗、烦躁和反应迟钝。由于某种原因，MAOI 会与 200

多种不同的药物产生相互作用，因此为正在服用其他药物的人开 MAOI 是一件棘手的事。可悲的是，出现于报道中的一些人至死都不知道自己是因为吃错了食物而失去生命的。如果需要服用 MAOI，你需要了解以下信息。

贯叶连翘：这种草药用于缓解疼痛和改善抑郁情绪，可以单独服用，也可以与其他草药一起服用，它对大脑的作用与 MAOI 相同，但影响程度要小得多。请不要将贯叶连翘与 MAOI 混合服用，也不要在服用 MAOI 后 2 周内服用这种草药。如果你服用了贯叶连翘并准备动手术，那么你即使没有服用 MAOI，安全起见，你也要在手术前 5 天停止服用贯叶连翘，因为它具有一定的血液稀释功能，可能影响手术期间身体正常的凝血功能。

人参：同时服用苯乙肼等 MAOI 与人参可引发失眠、头痛、震颤和轻度躁狂，进而导致精力过剩、失眠、异常兴奋、烦躁或抑郁。请避免同时服用 MAOI 与人参。

酒精：酒精含酪胺（一种氨基酸），酪胺会与药物相互作用并产生非常严重的后果，可能导致血压急剧升高。请避免饮用啤酒、红酒和利口酒。

止咳糖浆和感冒糖浆：这些糖浆通常含右美沙芬，这是一种止咳药，会与 MAOI 相互作用，提高大脑中血清素的水平，从而导致人做出一些奇怪的行为。目前已有至少一例病例因同时服用 MAOI 与右美沙芬致死被通报。服用贯叶连翘时也要避免服用右美沙芬。在服用任何止咳糖浆或感冒糖浆之前的 2 周内，你都要避免服用 MAOI。

奶酪：服用 MAOI 的同时食用任何种类的奶酪（如巴马干酪、马苏里拉奶酪、切达奶酪、蓝纹奶酪、布里干酪、卡芒贝尔奶酪）都可能出现问题，同时食用酸奶油亦是如此。奶酪含酪胺，它会与 MAOI 发生反应，其危险的作用方式与酒精相同。在极少情况下，MAOI 和贯叶连翘也会发生这种反应。

其他食物：在服用 MAOI 时，请避免食用以下食物，因为它们会与 MAOI 相互作用并导致血压出现危险的上升：酸奶、牛油果（尤其是熟透的牛油果）、香蕉、含酵母提取物的食物、腌肉（如香肠、萨拉米香肠、意大利辣肠）/ 鱼干、鱼子酱、葡萄干、酸菜、酱油、蚕豆和味噌汤。

咖啡、茶和碳酸饮料：该类饮料中的咖啡因会导致血压升高。

减重药和食欲抑制剂：该类产品中的成分会挤压血管，导致血压升高。服用 MAOI 期间或停用 MAOI 后 2 周内请勿服用该类产品。否则血压可能突然变得极高。

鼻喷雾剂：使用阿氟林（Afrin）、欧太林（Otrivin）和其他含类似成分的鼻喷雾剂可能给服用 MAOI 及贯叶连翘的人带来麻烦。这些鼻喷雾剂中的药物会挤压细小血管，像 MAOI 一样使血压升高。在使用该类鼻减充血剂、服用止咳药和感冒药之前，请先提前 2 周停止服用 MAOI。你最好选择含生理性海水的海水鼻喷雾剂，因为它不含会与 MAOI 发生作用的成分。

眼药水：使用含四氢唑啉（Visine）的眼药水会引起血管收缩。即使仅用于眼部，部分四氢唑啉也会被血液吸收，在血液中与贯叶连翘、MAOI 相互作用，导致血压升高。

甲硝唑

　　　　例如：甲硝唑（灭滴灵 /Flagyl，MetroGel）。

　　该药物在对抗某些细菌感染和寄生虫感染方面效果显著，通常用于治疗贾第虫（一种能够引起严重腹痛和腹泻的肠道寄生虫）病，也用于治疗艰难梭菌感染（一种在使用其他强效抗菌药物后出现的肠道感染）。猜猜为什么艰难梭菌在人使用一种抗菌药之后能轻而易举地取代原来的肠道菌群？对，抗菌药会杀死正常的有益菌群，促进其他有害的细菌迅速繁衍。艰难梭菌感染很危险，这种类型的感染在医院和疗养院很常见。你可以参阅第 17 章中有关益生菌的内容，了解如何补充被抗菌药窃取的营养素。

　　甲硝唑还可用于治疗男女外阴感染和某些性传播疾病。它可用于治疗滴虫病，滴虫病是一种阴道感染，可导致阴道炎。它还可用于对抗深部肺部感染、脑膜炎，以及许多其他顽固型细菌感染。如果必须服用甲硝唑，你需要了解以下信息。

酒精：根据《美国法医学和病理学杂志》（*American Journal of Forensic Medicine and Pathology*）1996 年发表的一份报告，同时摄入酒精和服用甲硝唑可能导致死亡。这种情况并不常见，最常见的症状为喷射性呕吐、脱水、头痛、胃痉挛、恶心、心悸、呼吸急促和潮热。这些症状并不会发生在每个人身上，但一旦发生便非常糟糕。有些人对酒精与药物的相互作用非常敏感，这种情况被称为"双硫仑样反应"，他们甚至不能在皮肤上喷香水或古龙水，因为其中的酒精会与甲硝唑发生反应。在服用甲硝唑期间，服用含酒精的止咳糖浆也是大忌。我建议你在服用甲硝唑期间以及疗程完成后的几天内远离任何含酒精的物品。

硝酸盐类药物

> **例如**：硝酸异山梨酯（Isordil，Dilatrate-SR，Coronex，Apo-ISDN），单硝酸异山梨酯（Imdur，Monoket，Ismo），硝酸甘油（Nitrostat、Nitrolingual 喷雾）以及皮肤贴剂（如 Nitro-Dur 和 Transderm-Nitro）。

心绞痛的原因通常是脂肪和胆固醇组成的斑块堆积在血管中，阻碍血液流向心脏。斑块的堆积会导致冠状动脉内部变窄。出现心绞痛是身体在告诉你心脏正由于血流量减少而无法获得足够的氧气。硝酸盐类药物会暂时扩张动脉并改善流向心脏的血流速度。它们最常用于治疗心绞痛或充血性心力衰竭。服用硝酸盐类药物不会改变心绞痛的病程，也不会治愈该病症，但它们确实可以放松、扩张血管，从而减轻心脏的压力。其副作用包括头晕和头痛（因为会有更多血液流向头部）、面部潮红、胃部不适，以及低血压。有些人会出现心律变化、昏厥、烦躁不安等症状。以下是你需要了解的关于硝酸盐类药物与食物相互作用的信息。

酒精：摄入酒精可以扩张动脉、加快血流速度。因此，摄入酒精的同时服用硝酸盐类药物可能导致低血压，这很危险。

精氨酸补充剂和含精氨酸的性功能增强维生素补充剂：精氨酸可用于改善勃

起功能障碍，还可以增加冠状动脉疾病患者心脏的血流量。同时服用含精氨酸的产品与硝酸盐类药物可能导致血压下降到危险的水平，这是个问题（艾力达 /Levitra、西力士 /Cialis、万艾可 /Viagra 等药物也可能与硝酸盐类药物产生同样的相互作用）。

尼古丁产品：该类产品会抵消硝酸盐类药物的疗效。

避孕药和激素替代疗法（HRT）药物

避孕药，例如：雌二醇醋酸炔诺酮片（Activella），左炔诺黄体酮片（Alesse），去氧孕烯炔雌醇片（Apri），炔诺酮片（Camila），戊酸雌二醇片（Estrace），复方炔诺酮片（Ortho-Novum），炔雌醇片（Ortho Tri-Cyclen, Ovcon, Ovral），炔诺黄体酮三相片（Triphasil），亚斯敏（Yasmin），亚兹（Yaz），以及佐维亚（Zovia）。

HRT 药物，例如：炔诺黄体酮透皮贴片（康美华 /Climara），雌二醇透皮贴（Combi-Patch），炔雌醇（FemHRT），普瑞马林（Premarin），复方雌孕片（倍美安 /Prempro），其他雌激素（生物同质激素和天然大豆异黄酮）。

这两类药物含一种与体内天然产生的激素相似的合成激素。目前有很多关于激素的讨论，因为使用合成激素与天然激素一直存在争论。

这里我要讨论的是合成激素，因为这些激素并不能完全被身体识别。它们会被身体细胞识别出，刚好可以进入细胞的"门"，发挥有限的功能。随后它们会持续黏附在细胞上，这就是问题所在。

HRT 药物主要用于治疗潮热、盗汗，以及可能与雌激素水平下降相关的骨质流失。服用这些药物会对身体产生广泛的影响，包括发生许多副作用，以及药物与食物的多种相互作用。请参阅第 1 章了解如何避免雌激素药物的药物盗取影响。请阅读以下信息，了解最常见的避孕药、HRT 药物与食物的相互作用。

维生素 A 补充剂：一项针对流行的避孕药（Ortho-Novum）的研究发现，该药物可提高血液中维生素 A 的水平。因此，将其与大剂量（每天超过 10 000 IU）的维生素 A 补充剂一同服用可能导致维生素 A 在体内积聚。过多的维生素 A 会产生毒性，导致暂时性的皮肤变色（变黄）、腹泻、容易瘀伤，以及关节炎。值得注意的是，如果服用 β- 胡萝卜素（植物来源的维生素 A 前体）补充剂，那么这类问题则不会出现。

咖啡、茶、碳酸饮料和巧克力：服用激素药物会增强咖啡因的功效。在服用激素药物的同时食用 / 饮用含咖啡因的食物和饮料会使人出现紧张、烦躁 / 亢奋、恶心、颤抖等症状。

减重药、食欲抑制剂和能量饮料：该类产品含瓜拉那、马黛茶、酸橙或麻黄，可能刺激神经。服用激素药物通常也会刺激神经。在服用激素药物的同时服用 / 饮用该类产品，可能出现与同时食用 / 饮用含咖啡因的食物和饮料相同的问题。

葡萄柚汁：饮用这种果汁可以明显提高体内雌二醇的水平。雌二醇是避孕药和其他雌激素药物中最常见的雌激素形式之一。一项研究发现，饮用葡萄柚汁还可使结合雌激素药物（普瑞马林、倍美安）的血液浓度升高 30%，从而增加产生有害副作用的风险。

圣洁莓、黑升麻、甘草、益母草、锯棕和野山药等草药：这些草药与激素药物会作用于相同的激素系统。因此，服用该类草药可能干扰激素药物的药效。

止痛药：阿片类止痛药物

例如：可待因（Codeine），氨酚双氢可待因（Tylenol 3）、芬太尼透皮贴（Duragesic、Actiq），氨酚氢可酮片（Vicodin，Lortab），哌替啶（Demerol），硫酸吗啡（MS-Contin，Roxanol），氨酚羟考酮片（Percocet，Roxicet，Tylox），右丙氧芬与对乙酰氨基酚（Darvocet-N 100）和曲马多（Ultram，Ultracet）。

阿片类止痛药及其衍生物通常可用于给手术、分娩或牙科治疗后的患者镇痛。该类药物还可以缓解背痛、头痛、关节炎和骨折引起的疼痛。阿片类止痛药可以有效缓解疼痛，只要对症使用就可以。我属于那些坚信这种说法的药剂师之列，但由于服药几周后人们会对该类药物出现生理上的依赖性，因此许多临床医生都害怕使用这类药物。随着身体对较小剂量药物的耐受性增强，人们通常需要使用更大剂量的药物才能获得相同的止痛效果——但如果你患有慢性疼痛，那这些又算得了什么呢？在我看来，没有人应该受苦。

阿片类止痛药仅为短期治疗而非终身治疗的选择。我见过很多停不了药的人，因为他们习惯服用这类药物以缓解自己的慢性顽固性疼痛。阿片类止痛药的作用机制尚不完全明确，但它们的确会在一定程度上降低体内 P 物质的水平；P 物质是身体中一种会使人产生痛感的化学物质。服用这类药物会导致人过度嗜睡、精神错乱、呼吸频率减慢、心率减慢和便秘。在用餐时服用阿片类止痛药可最大限度地减轻该类药物可能引起的恶心和呕吐症状。

酒精：如果同时摄入酒精与服用止痛药，心率和呼吸频率就会减慢，心脏可能停止跳动。

卡瓦：这种天然草药可用作肌肉松弛剂、抗惊厥药物、抗焦虑药物和助眠剂。它会作用于神经系统，其效果与止痛药的疗效相同，两者的镇静作用会叠加。请勿同时服用。

香蕉、大米和其他引起便秘的食物：服用止痛药会引发严重便秘，而该类食物会加剧身体不适。食用西梅对服用阿片类药物的人有益处。

镇静类草药：同时服用止痛药与西番莲、啤酒花、柠檬香脂等镇静类草药，会减缓心率和呼吸频率。敏感的人甚至会出现心脏停止跳动的情况。

土豆和苹果：这些食物富含果胶，食用后会延缓药物起效时间，减弱药效。其他含大量淀粉或膳食纤维的食物也有同样的效果。

吸烟：吸烟会减弱止痛药的效果，因为它会加速药物的处理和清除速度。药物的代谢速度越快，身体从中获益的时间就越短。

保钾利尿剂

例如：螺内酯（Aldactone），氨苯蝶啶（Dyrenium，Maxzide，Dyazide），阿米洛利（Midamor）。

该类药物主要用于治疗高血压。它们会迫使肾脏排出更多的钠，增加排尿量，而钠会带走水分。这些水分来自血液，因此血压会下降。有道理，对吧？尽管服用大多数利尿剂会导致钾和钠一同流失，但此类药物会将钾保留在体内。有时这类药物也会与排钾利尿剂（例如呋塞米）同时服用。

保钾利尿剂通常与不同类型的降压药配合服用，用于控制心率和血压。其中最重要的还是钾。无论服用哪种利尿剂，钾都必须保持适当的水平。如果体内钾的水平太低，人就会患上低钾血症，这是一种危险的病症，会导致心率降低甚至停止，并使人出现恶心、疲劳、肌肉萎缩等症状。以下是你在服用保钾利尿剂时需要知道的安全事项。

香蕉、芦笋、南瓜、绿叶蔬菜和橙汁：这些食物和饮料富含钾。由于服用保钾利尿剂会使钾滞留在体内，所以在服用该类药物时食用 / 饮用这些食物和饮料可能使身体摄入过多的钾——患上高钾血症，可能对心率和肌肉协调能力产生负面影响。

代盐：这些产品含钾，与保钾利尿剂一同食用 / 服用可能导致体内钾超量。

谷氨酸钠：如果你对常见食品添加剂谷氨酸钠敏感，那么服用保钾利尿剂会让你对谷氨酸钠更加敏感。

刺荨麻制成的补充剂和茶：许多人会服用 / 饮用该类补充剂和茶来治疗前列腺问题或过敏。服用 / 饮用该类补充剂和茶会清除体内的钾，不仅会使身体的水分流失增加，也会改变钾水平，并对保钾利尿剂的药效产生负面影响。

蒲公英补充剂：蒲公英补充剂是一种流行的营养补充剂，也是一种温和的保钾利尿剂。同时服用蒲公英补充剂和其他保钾利尿剂可能导致钾水平升高至危险水平。

喹诺酮类抗菌药

例如：环丙沙星（Cipro）、氧氟沙星（Floxin）、左氧氟沙星（Levaquin）、盐酸洛美沙星（Maxaquin）和诺氟沙星（Noroxin）。

这些药物可用于治疗感染，它们特别擅长穿透复杂的组织，如尿道、肾脏和前列腺。它们可以成功治疗危及生命的军团菌病和肺炎。由于部分菌群较为顽固，患者通常需要长期（超过 7 天）服用喹诺酮类抗菌药。

但过度服用喹诺酮类抗菌药会使患者产生耐药性，这是个令人警醒的问题。2008 年 7 月，FDA 要求喹诺酮类抗菌药制药商针对肌腱断裂或肌腱损伤的可能性在药物说明书上添加黑框警告。我对这个警告并不感到惊讶。但是为什么只针对肌腱断裂或肌腱损伤呢？这倒是真出乎我的意料，更何况服用这类药物还可能产生其他严重的副作用，包括出现不可逆的神经疼痛、烧灼感、皮下振动感，以及感到刺痛、麻木、虚弱。服用喹诺酮类抗菌药还会导致肝衰竭、不可逆的神经病，甚至中毒性精神障碍。服用喹诺酮类抗菌药会导致肌腱断裂的警告几乎等同于警告吸烟者吸烟会导致口臭。这是重点。

如果你出现了上述的副作用，我建议你立即停药。其他副作用还包括出现心律变化、抑郁、焦虑、注意力难以集中，以及产生与现实或人奇怪的分离感。这些症状可能是药物盗取影响造成的。以下是喹诺酮类抗菌药与食物 / 药物的相互作用。

乳制品：牛奶、奶酪、酸奶和黄油都含钙。钙会与喹诺酮类抗菌药结合并抑制其药效，如果你在服用此类药物的同时食用这些食物，你就无法获得正常的疗效且需要二次诊疗。

钙补充剂：同上，钙会削弱喹诺酮类抗菌药的疗效。

复合维生素补充剂：该类补充剂通常含铁、镁、锌、钙等矿物质，可能附着于喹诺酮类抗菌药上并削弱其疗效。

抗酸剂：氢氧化铝镁抗酸剂等产品含铝、钙或镁，这些矿物质都可以附着在喹诺酮类抗菌药上并明显削弱疗效。这是因为铝、镁和钙会捕获此类药物，并在其对患处起作用之前将其带出体外。

铁补充剂：该类补充剂包括硫酸亚铁、多糖铁复合物（Nu-Iron，力蜚能 / Niferex）、亚铁硫酸盐、葡萄糖酸亚铁、双甘氨酸铁、螯合铁等。铁会附着于喹诺酮类抗菌药之上，降低此类药物的生物利用率，从而降低其疗效。

锌补充剂或含片：锌补充剂或含片通常用于治疗喉咙痛、咳嗽和感冒，锌会附着于喹诺酮类抗菌药之上，降低其疗效。

其他微量矿物质补充剂：微量矿物质包括硒、碘、硫、铁、锌、钾、钠、镁、铜等。这些矿物质会附着于喹诺酮类抗菌药之上，降低其有效性。

避孕药：服用任何抗菌药都会减弱避孕药的效果，因为抗菌药会吞噬肠道中的有益菌群，而避孕药的吸收需要这些菌群。因此，在服用抗菌药期间服用避孕药会比只服用避孕药时更容易怀孕。请在服用抗菌药期间和之后的 10 天内实施其他避孕方案。

咖啡、茶和碳酸饮料：喹诺酮类抗菌药具有刺激神经的作用，会使人紧张、烦躁、焦虑和失眠，而咖啡因会增强这种刺激作用。因此，你要避免饮用含咖啡因的饮料。注意：减重药通常含咖啡因和麻黄，麻黄的作用与咖啡因类似。如果同时服用喹诺酮类抗菌药和非处方止痛药（布洛芬或萘普生等）、含咖啡因的饮料，产生这些副作用的可能性就会增加。

安眠药

例如：酒石酸唑吡坦（Ambien，Ambien CR），氯硝西泮（Klonopin），艾司佐匹克隆（Lunesta），替马西泮（Restoril），雷美替胺（Rozerem），扎来普隆（Sonata）和阿普唑仑（Xanax）。

安眠药已成为药店的抢手货。我卖出的该类药物不计其数，这总会给我一种错觉，即每个人都会在凌晨 2 点起床观看电视广告，了解如何利用蒸汽机清洗泥浆或练出六块腹肌。总的来说，安眠药诱发的睡眠并不自然，不解乏，也不利于恢复活力。如果你通过服用安眠药入睡，你会陷入一种昏睡状态，这是不争的事实。服用以上任意一种安眠药（雷美替胺除外）都会触发大脑分泌 GABA，帮助大脑放松，让人昏昏欲睡。它会放缓一切节奏，包括心率和呼吸频率。服用雷美替胺会提高体内褪黑素而非 GABA 的水平，而褪黑素有助于人在夜间保持睡眠。

这类安眠药的药效都是短期的，它们并非为了治疗慢性失眠而诞生，但我见过有医生连续多年都给人们开这些药。在你精疲力竭并且根本无法入睡时，"服药后便可在几分钟内入睡"的想法非常有吸引力。但你也应该注意到人们对这类药物存在许多合理的担忧。例如，许多安眠药会使人出现耐受性，从而形成对安眠药的生理依赖性，因为只有服用越来越大的剂量才能收获药效。此外，在没有戒断症状的情况下，你不能突然停止服药（雷美替胺除外）。

安眠药的副作用似乎也千奇百怪，从轻微健忘、早晨宿醉，到口干、健忘症，有时人在服用安眠药后还会出现一些不符合个人性格的行为，例如开车不记得行程或在凌晨 4 点开始做饭！此类药物与食物也存在多种相互作用，因此服用这种药物时要小心。

酒精：酒精和安眠药不能同时摄入 / 服用。酒精与安眠药的相互作用非常危险，会导致心率和呼吸频率下降，可致命。

GABA 补充剂：这种补充剂在保健食品店有售，它们是一种有效的天然助眠剂。同时服用安眠药与 GABA 补充剂会导致 GABA 水平升高，并不安全。

镇静类草药：同时服用镇静类草药与安眠药并不安全。这些草药包括荆芥、人参、啤酒花、卡瓦、香蜂草、鼠尾草、贯叶连翘、黄芩、缬草根、巴拉圭甜茶、西番莲和黄樟。安眠药与卡瓦同时服用的效果尤其令人担忧。

咖啡、茶和碳酸饮料：咖啡、红茶、绿茶和抹茶都含咖啡因。这种物质会减弱安眠药药效。

他汀类降胆固醇药

　　例如：阿托伐他汀（Lipitor，Avicor），氟伐他汀（Lescol），洛伐他汀（Mevacor，Altocor，Altoprev），普伐他汀（Pravachol，Lipostat，Selektine），匹伐他汀（Livalo，Pitava），瑞舒伐他汀（Crestor），依折麦布辛伐他汀（Vytorin），辛伐他汀和烟酸（Simcor）。

　　他汀类药物是世界上医生开得最多的药物之一。据说他汀类药物可以通过减少身体产生的胆固醇量来减少患心脏病的风险，通常会搭配饮食与运动疗法。该类药物会让肝脏更少地分泌胆固醇，而肝脏分泌的胆固醇量大约占总胆固醇量的75%（另外 25% 来自食物）。他汀类药物会阻断 HMG-CoA 还原酶的生成，这种酶会促进胆固醇和天然辅酶 Q10 的形成（想了解更多有关辅酶 Q10 的药物盗取影响的信息，可参阅第 8 章。）

　　胆固醇属于脂质，呈蜡状，而人血液的主要成分是水。想想油和水——除非摇晃，否则它们无法很好地混合在一起。肝脏分泌的胆固醇无法融入血液，除非它们与一种蛋白质（这种蛋白质就像出租车一样）结合：由胆固醇、蛋白质等构成的化合物被称为"脂蛋白"，会在血液中穿梭；一些好的脂蛋白，如高密度脂蛋白（high-density lipoprotein, HDL），可以将血液中的胆固醇带回肝脏进行处理。

　　还有一种名为"低密度脂蛋白"（low-density lipoprotein, LDL）的脂蛋白会将胆固醇送入血液，使胆固醇堵塞动脉，阻碍血液流向心脏和大脑。现在你明白为什么医生总是执着于降低低密度脂蛋白水平了吧。但他汀类药物就是"解药"吗？虽然这是你和医生之间的事，但是对把这类药物滥开给那些并非真正需要它们的人的做法，我毫不掩饰自己的失望。你如果正在服用他汀类药物，就需要了解以下食物与他汀类药物间相互作用的信息，这些信息非常有用。

　　酒精：摄入酒精本身就会损害肝脏。将其与他汀类药物一同摄入 / 服用，身体会遭受双重打击。因为服用他汀类药物会破坏肝脏中的肝酶平衡。

　　葡萄柚及其果汁、石榴汁：食用葡萄柚会升高某些他汀类药物的血药浓度，这也意味着身体会发生更多的副作用。在撰写本章时，已知会与葡萄柚发生相互作用的他汀类药物至少有三种，这种相互作用可能导致严重且不可逆的肝损伤，并可能导致横纹肌溶解综合征。这三种他汀类药物分别为阿托伐他汀、洛伐他汀和辛伐他汀。横纹肌溶解综合征的症状为患者的尿液呈深色、红色或可乐色，肌肉压痛、僵硬、自发性肌痛或无力；该病症可能缓慢发作，也可能突然发作。身体出现的这些问题，可能是横纹肌溶解综合征的征兆。葡萄柚汁之所以会与他汀类药物发生相互作用，是因为这些药物阻断了细胞色素 P450 3A4 酶（CYP3A4）发挥作用。

　　饮用其他柑橘类（如橘子和橙子）果汁也可能存在同样的问题，但目前尚无具体的研究成果能证明这一点。此外，最近的研究发现饮用石榴汁也有与饮用葡萄柚汁类似的作用，并且这个问题并没有得到彻底解决。我的建议是在服用他汀类药物时避免或限制饮用（每天不超过一小口）这些果汁，因为果汁的抗氧化作用非常强大。

　　在提到的三种他汀类药物中，阿托伐他汀的药效受这些果汁的影响最小。但为安全起见，我不建议将果汁与它们中任何一种药物混合饮用 / 服用。如果你喜欢饮用葡萄柚汁，并且需要服用他汀类药物，那么诸如瑞舒伐他汀、普伐他汀和氟伐他汀等其他他汀类药物都是不错的选择（更多有关葡萄柚与药物的相互作用，请参阅第 3 章）。

　　葡萄柚种子提取物（Grapefruit Seed Extract, GSE）：这是一种营养补充剂，你可在保健食品店购买。服用这种补充剂可帮助身体对抗念珠菌病。虽然这是葡萄柚种子的提取物，但其标签附有的警告信息与葡萄柚的相同。

　　平菇（可以与他汀类药物同吃）：人们认为平菇本身便具有天然的他汀类药物活性。虽然与他汀类药物相比其药效较弱，但将平菇纳入饮食不失为一个好选择。平菇具有的他汀类药物作用不足以增强他汀类药物的药效，所以其可能引起的问题可忽略不计。

甲状腺药物

　　例如：天然甲状腺素片（Armour Thyroid），左甲状腺素或 *L–* 甲状腺素左甲状腺素钠（Levoxyl，Synthroid，Unithroid）和复合甲状腺配方药物。

　　这类药物可用于血液循环中甲状腺素水平较低的人群。甲状腺素水平较低也被称为"甲状腺功能减退症"。甲状腺功能减退症的一些标志性症状包括：容易疲劳、减重困难、头发稀疏或脱落。这类药物也可用于治疗某些自身免疫性甲状腺病（桥本氏病和格雷夫斯病），具体的治疗方法取决于患者体内的甲状腺素水平。负责任的医生会对患者的甲状腺素水平进行测量，并对药物剂量进行调整，直到症状好转。这类药物会有一定刺激神经的作用。它们会提高心率以及改善精力，所以这类药物的服用时间应在早上而非晚上。你需要了解以下内容。

　　铁补充剂：同时服用铁补充剂与甲状腺药物会严重干扰身体对甲状腺素的吸收。而许多人服用甲状腺药物是因为他们缺铁（铁蛋白水平低），所以他们在日常饮食中会同时服用铁补充剂和甲状腺药物。你只须在早上起床后空腹服用甲状腺素即可。你可以在服用甲状腺药物至少 4 小时后服用铁补充剂，或在午餐或晚餐时服用铁补充剂。

　　其他微量矿物质补充剂：服用这种营养补充剂对缓解甲状腺功能减退症非常有益，所以许多医生都会建议患者每天服用微量矿物质补充剂。与铁补充剂一样，微量矿物质的服用时间要与甲状腺药物服用时间间隔 4 小时。你如果必须同时服用铁和其他微量矿物质补充剂（以及甲状腺药物，这很常见），那么请将早起后的第一件事设定为服用甲状腺药物，并在午餐（或晚餐）时服用铁和其他微量矿物质补充剂，且至少在服用甲状腺药物后 4 小时服用。

　　豆腐和其他豆制品：食用该类食物会破坏甲状腺素，不利于身体对甲状腺素的吸收。你需要服用更大剂量的药物来提高体内的甲状腺素水平。

　　西蓝花、抱子甘蓝、萝卜和花椰菜：食用这些食物也会降低血液循环中的甲状腺素水平。你每周可食用这些蔬菜 3 次，每次不超过 200 克，但如果你喜欢食用这些蔬菜，请在保持一定量的基础上要求医生加大甲状腺药物剂量。

乳制品和钙补充剂：摄入钙会干扰身体对甲状腺药物的吸收，可能造成体内的促甲状腺素水平升高，抑制甲状腺素水平的升高。请在早起后先行服药，在晚餐后服用钙补充剂。你可以在摄入乳制品至少 2 小时后服药。

燕麦片、其他谷物，以及其他高纤维食品和补充剂：食用 / 服用该类食物和补充剂可以加速新陈代谢，加快药物和维生素通过结肠的速度。这种相互作用会减弱甲状腺药物的药效。但鉴于它们属于健康食品，你最好还是将其纳入饮食。你只须在服药前或服药后 2 小时或 3 小时后再吃燕麦片即可。

其他食物：甲状腺药物需要空腹服用，因为食物通常会对甲状腺药物的药效产生干扰，降低药物吸收率。

尿失禁药物

> **例如**：度洛西汀（欣百达 /Cymbalta，也是一种抗抑郁药物）、酒石酸托特罗定（Detrol 和 Detrol LA）、奥昔布宁（Ditropan 和 Oxytrol），以及丙咪嗪（Tofranil）。非索罗定（Toviaz）是最近在美国上市的药物，目前还没有有关该药物的数据。我将其放在这里只是为了完善药物清单，方便你选择药物。

以上列出的药物均为膀胱或尿道括约肌功能较弱人群的专用治疗药物。该类病症会导致压力性或急迫性尿失禁——尿液流出不受控。这些人需要在白天和晚上多次如厕。他们会在打喷嚏、走路或感到压力大时出现尿失禁，或者在根本没有触发因素时出现尿失禁。该病的促发因素有很多，包括激素变化、雌激素水平低、感染、脊髓损伤、怀孕、分娩以及进行了前列腺手术。简单来说，这类药物可以帮助那些不能憋尿的人憋尿。服用这类药物往往会导致口干、便秘、视物模糊和嗜睡。请你了解以下内容。

葡萄柚及其果汁：食用葡萄柚及饮用其果汁会增加血药浓度，导致人产生更多的副作用（你可以阅读第 3 章，了解更多有关葡萄柚的信息）。

大蒜和褪黑素： 它们可能是 CYP3A4 抑制剂。通俗来讲，食用 / 服用它们会提高血液中酒石酸托特罗定的水平，产生更多的副作用。

酒精： 饮酒可能导致困倦和头晕，还会使排尿更频繁，减弱药效。

贯叶连翘： 这种草药对许多抑郁症患者改善病情非常有帮助，但不可与托特罗定同时服用。

钾补充剂： 服用尿失禁药物会减缓消化道的蠕动速度，导致钾滞留，增加胃肠道被腐蚀的风险，所以，不建议同时服用尿失禁药物和钾补充剂。

利尿剂： 无论是服用处方利尿剂还是服用具有利尿功效的天然草药（如绿茶、抹茶、薯、白毛茛、芦笋提取物、蒲公英和刺荨麻），你都会因此频繁进出洗手间。这会对膀胱过度活动症药物的药效产生影响。

咖啡、茶和碳酸饮料： 过量饮用这些饮料会导致尿失禁并加重膀胱过度活动症症状。每天饮用这些饮料不要超过 200 毫升。

马尾草： 服用这种草药可以帮助膀胱有问题的人改善症状。马尾草是木贼属草本植物的名称。这种草药可与上述尿失禁药物一同服用，且很安全。我将其放在这里是因为它会增强尿失禁药物的药效，有利于治疗该类病症。

药物饮食规则清单：吃或不吃

在谈到药物与食物的相互影响时，你不能忽略这个重要事实：有许多药物需要与食物一起服用，而有些药物则需要空腹服用。因为饭菜中的脂肪有时可以提高身体对药物的吸收，而有时也会抑制身体对药物的吸收，影响药物的生物利用率。如果身体吸收的药物变少，治疗效果就会大打折扣。有时，药剂师会建议随餐服药以减轻胃部不适。决定药物服用规则的原因有很多。我整理了一份药物饮食规则清单。这些规则都不是硬性的，都是非常基本的用药指导。如果你特别关注某种特定药物，或在清单中没有找到自己服用的药物（或药物类别），请你咨询药剂师以确定适合自己服用的药物。未列入这个清单的药物还有很多，这些药物可不随餐服用。请了解以下信息。

　　可在进食时服用的药物（这些药物可在餐前几分钟、随餐或餐后几分钟内服用）：

1. 降压药（ACE 抑制剂）

- 贝那普利（洛汀新 /Lotensin）
- 卡托普利（Capoten）
- 依那普利（Vasotec）
- 福辛普利（Monopril）
- 赖诺普利（Prinivil，Zestril）
- 莫昔普利（Univasc）
- 培哚普利（Aceon）
- 喹那普利（Accupril）
- 雷米普利（Altace）
- 群多普利（Mavik）

2. 止痛药

　　该类药物包括布洛芬、对乙酰氨基酚，以及处方阿片类止痛药，如氢可酮、羟考酮和吗啡。大多数止痛药都可空腹服用；但它们对胃的刺激很大，会经常引起恶心或呕吐。我建议以下药物随餐服用。

- 可待因和含可待因的止咳糖浆
- 氨酚双氢可待因（Lortab，Norco，Vicodin）
- 氢可酮和布洛芬（Vicoprofen）
- 吗啡（Avinza）
- 羟考酮（Roxicodone）
- 氨酚羟考酮（Percocet）
- 羟考酮和阿司匹林（Percodan）

- 羟考酮缓释制剂（奥施康定 /Oxycontin）
- 曲马多（Ultram，Ultram ER）

3. 部分抗菌药

空腹服用抗菌药可促进身体对抗菌药的吸收，随餐服用抗菌药可减轻胃部不适。

- 阿莫西林 / 克拉维酸钾（Augmentin）
- 阿奇霉素（Z-Pak）
- 多西环素（Vibramycin，Vibra-Tabs）
- 红霉素和琥乙红霉素（E.E.S.）
- 甲硝唑（灭滴灵 /Flagyl）
- 米诺环素（米诺星 /Minocin）
- 呋喃妥因（Macrobid）

头孢类抗菌药：

- 头孢他啶（Ceptaz，Fortaz，Tazicef，Tazidime）
- 头孢克洛（Ceclor）
- 头孢羟氨苄（Duricef）
- 头孢唑啉（Ancef，Kefzol）
- 头孢克肟（Suprax）
- 头孢西丁（Mefoxin）
- 头孢丙烯（Cefzil）
- 头孢呋辛（Ceftin）
- 头孢氨苄（Keflex）

4. 抗惊厥药物

- 加巴喷丁（Neurontin）
- 苯巴比妥（Solfoton）
- 苯妥英（Dilantin）

- 普瑞巴林（Lyrica）

- 丙戊酸（Depakene，Depakote）

5. 抗抑郁药物

完整药物列表可参阅本章"抗抑郁药物与情绪调节剂"和"单胺氧化酶抑制剂（MAOI）和贯叶连翘"小节。该类别所有药物（三环类药物、SSRI类抗抑郁药物等）都应随餐服用，以减轻胃部不适、恶心、胃灼热、痉挛等症状。该类药物的刺激性非常强，因此请在吃零食时服用或随餐服用。

6. 抗真菌药

- 灰黄霉素（Fulvicin，Gris-PEG，Grifulvin V）

- 伊曲康唑（斯皮仁诺/Sporanox）

7. 抗痛风药

- 别嘌醇（Zyloprim）

8. 抗炎药

- 塞来昔布（西乐葆/Celebrex）

- 双氯芬酸（扶他林/Voltaren）

- 氢化可的松（Cortef）

- 羟氯喹（Plaquenil）

- 布洛芬（Advil，美林/Motrin）

- 吲哚美辛（Indocin）

- 酮洛芬（Orudis）

- 萘丁美酮（Relafen）

- 萘普生（Aleve，Anaprox，Naprosyn）

- 柳氮磺吡啶（Azulfidine）

9. 抗焦虑药物（苯二氮䓬类药物）

- 阿普唑仑（Xanax）

10. 糖尿病药物

糖尿病药物可在饭后 5~60 分钟内服用，具体情况因药而定。请咨询药剂师，了解正确的餐后药物服用时间。请阅读《无须进行药物治疗的糖尿病》一书，了解有关安全服药的更多信息。

- 阿卡波糖（Precose）
- 阿必鲁肽（Syncria 注射液，等待 FDA 批准）
- 氯磺丙脲（Diabinese）
- 艾塞那肽（Byetta）
- 格列美脲（Amaryl）
- 格列吡嗪（Glucotrol，Glucotrol XL）
- 二甲双胍和格列吡嗪（Metaglip）
- 格列本脲（Diabeta，Micronase）
- 二甲双胍和格列本脲（Glucovance）
- 利拉鲁肽（Victoza）
- 二甲双胍（Fortamet，格华止 /Glucophage，格华止 XR/Glucophage XR）
- 二甲双胍和吡格列酮（Actoplus）
- 二甲双胍和瑞格列奈（PrandiMet）
- 二甲双胍马来酸罗格列酮（Avandamet）
- 二甲双胍和西格列汀（Janumet）
- 微粉化格列本脲（Glynase）
- 普兰林肽（Symlin 注射液）
- 瑞格列奈（Prandin）
- 妥拉磺脲（Tolazamide）
- 甲苯磺丁脲（Orinase）

- 伏格列波糖

11. 雌激素药物

- HRT 药物

- 避孕药

12. 脂肪酶抑制剂

- 奥利司他（Alli，Xenical）

13. 水杨酸盐类药物

- 水杨酸

- 阿司匹林（拜耳，Ecotrin，St. Joseph）

14. 类固醇药物

- 甲泼尼龙（Medrol Dose Pack）

- 泼尼松龙（Sterapred Dose Pack）

下列药物应空腹服用：

从技术上讲，空腹服药通常指在吃正餐或零食前 1 小时或餐后 2 小时服药。

1. 部分抗菌药

- 利福平（Rifadin）

- 四环素（Sumycin）

喹诺酮类抗菌药：

- 环丙沙星（Cipro）

- 左氧氟沙星（Levaquin）

- 氧氟沙星（Floxin）

2. 抗过敏药物

- 地氯雷他定（Clarinex）

- 氯雷他定（开瑞坦 /Claritin）

3. 抗心力衰竭药

- 地高辛（Lanoxin）

4. 食欲抑制剂

- 芬特明（Adipex-P）

5. 降压药（β 受体阻滞剂）

完整药物列表请参阅本章"降压药：β 受体阻滞剂"小节。

- 阿替洛尔（Tenormin）
- 拉贝洛尔（Normodyne，Trandate）
- 美托洛尔（Lopressor，Toprol XL）
- 普萘洛尔（心得安 /Inderal）

6. 健骨药

- 利塞膦酸盐（Actonel）
- 博尼瓦伊班膦酸钠（Boniva）
- 依替膦酸（Didronel）
- 阿仑膦酸钠（福善美 /Fosamax）
- 阿仑膦酸和胆骨化醇（Fosavance）

7. 阻酸剂和抗酸剂

阻酸剂和抗酸剂可以在餐前 15 分钟 ~1 小时服用。

- 西咪替丁（Tagamet）
- 埃索美拉唑（Nexium）
- 法莫替丁（Pepcid，Pepcid Complete）
- 奥美拉唑（Prilosec）
- 泮托拉唑（Protonix）

- 雷贝拉唑（Aciphex）
- 雷尼替丁（Zantac）

8. 安眠药

该类药物可在不考虑进餐的情况下服用，空腹服用起效更快。完整药物列表请参阅本章"安眠药"小节。

- 艾司佐匹克隆（Lunesta）
- 扎来普隆（Sonata）
- 酒石酸唑吡坦（Ambien）

9. 甲状腺药物

- 甲状腺素片（Armour Thyroid）
- 左甲状腺素或 $L-$ 甲状腺素（Levothroid，Synthroid，Unithroid）
- 碘塞罗宁（Cytomel）
- T_3/T_4 复合激素

第 3 章
生活方式中的药物盗匪

这本书的标题可能有一定误导性，让你认为体内的营养耗损仅由药物中的化学物质造成。事实并非如此。即使不服药的人也能感受到营养耗损对身体的影响，因为你所选择的某些生活方式，例如喝碳酸饮料、咖啡或进行溜溜球式的减重循环，也会造成营养流失。人人都需要排解生活加在肩上的负担，对吧？压力也在慢慢剥夺你的生命，因为压力会吞噬体内的营养素和激素。消化不良引起的吸收问题也会导致重要营养素的流失。这些信息可能让你咋舌，但很快你就会了解，各种各样的生活方式也是药物盗匪，它们可能正在盗取你身体赖以生存的重要营养素。想要关注并了解那些流失的营养素的重要性，只需回答以下几个问题即可。

你喜欢喝咖啡还是茶？

这些备受欢迎的饮料含大量单宁酸，这些物质会消耗身体中重要的矿物质。如果你每天喝咖啡或茶，你的身体就可能缺钙、镁、锌、磷、铁和其他矿物质。此外，咖啡因还有利尿作用。当我第一次听到这个信息时简直不敢相信。我甚至自己上阵做了个检测，因为我喜欢喝茶和咖啡。果然，我体内多少缺一点儿锌和铁。如果你想了解更多关于这些重要的矿物质和缺乏这些物质可能导致哪些症状的信息，请阅读本书中关于铁和锌的章节（第 11 章和第 24 章）。不过，别担心。你无须完全不喝这些饮料。你可以服用微量矿物质补充剂来补充流失的矿物质。绿色饮料和螺旋藻补充剂易于消化，可以为身体提供健康的矿物质。花草茶不含单宁酸，所以喝花草茶并不会消耗体内的矿物质。

红茶、绿茶（对敏感体质人群来说抹茶也一样）、咖啡和能量饮料中的咖啡因可能有很强的刺激性，饮用后你会发现晚上可能需要服用镇静剂或安眠药才能入睡。你最好在下午 3 点后避免喝含咖啡因的饮料，可选择喝花草茶。喝花草茶会改善睡眠质量，而且还能避免使体内珍贵的矿物质流失。

你是碳酸饮料的狂热爱好者吗？

简而言之，喝碳酸饮料没有好处。尽管这种饮料的广告拍得很吸引人，但喝碳酸饮料并不能给身体提供任何形式的营养。许多健康专家认为，可乐是一个强大的药物盗匪，会大量掠夺对骨骼有强健作用的营养素。因为可乐含大量的磷酸，磷酸的酸性很强，会使身体释放骨骼中的钙来中和酸性。而现实情况比这句话更复杂一点儿。可乐还含大量的高果糖玉米糖浆和糖，过多摄入这两种物质会导致糖尿病和肥胖症。《美国临床营养学杂志》（*American Journal of Clinical Nutrition*）2006 年发表了"弗雷明汉骨质疏松症研究"这项科研项目的研究成果，研究人员得出结论："饮用可乐（而非其他碳酸软饮料）会导致女性骨矿物质密度（bone mineral density, BMD）低。"在 2009 年的一项动物研究中，科学家还惊奇地发现喝碳酸饮料会以未知的机制提高雌激素和睾酮的水平。该类激素在体内过量堆积可能存在危险，会造成其他激素和营养素的失衡。

添加了人工甜味剂的碳酸饮料（或无糖碳酸饮料）也好不了多少。饮料生产商对此倒是很坦率，他们会让你知道自己喝下去了什么。但任何一种人工甜味剂（我不在乎是哪种，它们基本上都一样）都会成为你减重路上的"拦路虎"。另有证据表明，这些人工甜味剂会滞留在神经系统中，甚至会杀死脑细胞。因为它们属于兴奋性毒素，会刺激体内的细胞持续保持在兴奋状态，直至死亡。在另一项于 2009 年完成的并发表在《疼痛临床杂志》（*Clinical Journal of Pain*）上的研究中，研究人员发现人工甜味剂明显会引发某些人群的偏头痛问题。

在我看来，比起单纯地戒掉碳酸饮料，完全避免摄入人工甜味剂才是上上之选。但如果你要进行为期几周的减重计划，且计划要求戒掉碳酸饮料，那你可以选择这样做。同样，这种计划也仅是一个为期几周的短期过程。短期的积极改变根本无法抵消长期食用 / 饮用这些食品和饮料对身体产生的负面影响。所以我并不会选择这么做！我更推荐你摄入天然糖，摄入量少一些即可。你可以尝试食用蜂蜜、生龙舌兰糖浆、糖蜜、椰子花糖、甘蔗糖或糙米糖浆。更多有关安全的、健康的甜味剂的信息，请参阅《无须进行药物治疗的糖尿病》一书第 15 章。

说回碳酸饮料。你如果想用一种健康的饮料替代碳酸饮料，请尝试一下我创造的这个便宜的食谱。你可将一些葡萄汁与苏打水混合，比例大约为 1∶1。它们兑出来的味道就像碳酸饮料，但完全不含不健康的成分！除了葡萄汁，你还可以用石榴汁（我喜欢用根汁汽水），还可以往苏打水中滴入几滴甜菊糖浆。

你需要服用泻药吗？

便秘的人需要经常服用泻药来促进规律性排便。如果每周服用此类药物（处方药或非处方药）的次数超过 2 次，身体就会遭受药物盗取影响，身体所需的每一种营养素都会流失。服用泻药会加速食物通过结肠的速度，在这种情况下，身体便无法从食物提取所有健康的营养素。泻药对矿物质和脂溶性维生素（如维生素 D 和维生素 A）的流失影响最大。

你如果经常服用泻药，请搭配服用优质的复合维生素、微量矿物质补充剂、维生素 D 补充剂和 / 或 β- 胡萝卜素补充剂（补充维生素 A）。你如果有便秘问题，可以考虑每天服用益生菌和少量芦荟汁。低糖饮食搭配酶补充剂也能帮助身体缓解便秘问题。燕麦片（非速煮型）和西梅也是不错的选择。

你喜欢喝红酒吗？

我知道有很多人都喜欢饮酒。我一个好朋友家的酒窖比我家房子还大！我们都知道过量饮酒对身体有害，因为摄入酒精后身体会产生乙醛，乙醛是一种强效神经毒素，会对大脑、肝脏和胰腺造成损伤。我不会长篇大论地讲饮酒的危害，因为我也喜欢喝巧克力马提尼。经常饮酒会使体内所有 B 族维生素（尤其是维生素 B_1）、谷胱甘肽、矿物质、维生素 C、有益菌，以及保持健康所需的其他重要营养素被消耗殆尽。流失一些营养素听起来好像没什么大不了，但随着时间的推移，酒精的药物盗取影响会导致肝脏和胰腺的功能丧失。当然，这种极端情况通常出现在长期饮酒者身上，但有慢性胃肠道问题的人也有出现这种情况的风险。即便只在每天晚餐时喝一杯酒，其杀伤力依旧不容小觑。如果你经常饮酒，请及时补充 B 族维生素、益生菌、微量矿物质、硒，以及维生素 C 和维生素 E 等来保护自己。这样做并不难。你会感谢自己的。

你有压力吗？

欢迎来到地球。生而为人，谁能没有压力呢？

任何形式的压力都会加重免疫系统的负担，并使身体和精神疲惫不堪，这对医生来说早已不是什么秘密。压力，尤其是长期压力，会对肾上腺和甲状腺造成损伤，导致体内重要的激素严重失衡。压力对激素的消耗虽然缓慢却普遍。

你需要补充 B 族维生素，因为 B 族维生素是可持续对抗压力的营养素。尤其是泛硫乙胺（即维生素 B_5 的生物活性形式），它可以滋养肾上腺。服用抗氧化剂对身体也很重要，因为压力会在体内转化为自由基，对细胞造成损伤，导致感染、癌症、糖尿病和心脏病。自由基是人体自然产生的分子，会对细胞造成损伤。虾青素是一种强大的抗氧化剂，任何想要保持健康的养生的人都需要补充这种重要物质。钙和镁等矿物质也很重要。

为什么不每天来一杯"绿色超级食物"补充剂或服用一些叶绿素补充剂／螺旋藻片（如果你不喜欢绿色饮料的味道）？这些物质都含叶绿素，可以帮助酸性和压力过大的身体排毒。你也可以尝试服用大麦叶或健康食品店出售的任何"绿色补充剂"。我所著的糖尿病书籍《无须进行药物治疗的糖尿病》中有很长一章详细介绍了服用绿色补充剂对保持健康的巨大益处。该类产品的成分都很不错，无论你的健康状况如何，服用这类补充剂都可以帮助改善健康，增加活力，增加体内储备的能量。这就是为什么它们被称为"超级食物"。

你喜欢吸烟吗？

对吸烟的人来说，体内的维生素 C 会被耗尽。维生素 C 是一种具有抗癌功效的化合物，多存在于柑橘类水果中。每吸一支烟会消耗大约 30 毫克维生素 C。我们的血管需要维生素 C 来保持弹性，让血液可以正常流向心脏和其他部位。由于维生素 C 无法被储存在体内，吸烟对营养素的消耗便显得尤为明显。这就是吸烟者和接触二手烟的人患癌风险更高的原因之一。

吸烟会将镉这种重金属送入体内。镉是一种强效神经毒素，摄入镉会加速体内微量矿物质的流失，所以它是矿物质（你需要摄入矿物质来强健骨骼）的药物盗匪。吸烟也会消耗维生素 B_1，维生素 B_1 水平低会引起心血管、神经和神经肌肉问题，并导致脚气病。

这还不够糟糕吗？吸烟还与肺癌密切相关。数百项研究均表明吸烟与肺癌存在联系。这个问题显而易见。此时，维生素 A 便可以大显身手了。美国癌症协会的一项研究发现，体内维生素 A 水平较低的重度吸烟者的患癌概率是维生素 A 水平正常的重度吸烟者的 3 倍。维生素 A 水平低会使患癌风险更高，吸烟本身也是如此！你如果有吸烟习惯，想在饮食中添加 β– 胡萝卜素以补充维生素 A，请参阅第 5 章，以帮助自己做出健康选择。维生素 A 可以保护肺部，修复这些脆弱的组织遭受的一些损伤。服用优质的维生素 B_1 补充剂和抗氧化剂，如维生素 C、N– 乙酰半胱氨酸（N-acetyl-L-cysteine, NAC）会为身体提供一些额外保护，对吸烟或有吸烟史的人都有帮助。

你整天坐在办公室里吗？

如果你的工作需要待在室内，如果你像我一样很少有机会出去晒太阳（我不打高尔夫球、不做日光浴或打网球；我每天只是坐在办公室奋笔疾书，做一个酷酷的作家，解答来自世界各地的健康问题），那么你体内的维生素 D 可能被耗尽。阳光会刺激皮肤产生维生素 D，但阳光会被烟尘、雾气、窗帘、防晒霜，甚至窗户的玻璃阻挡。

身体需要维生素 D 来强健骨骼、预防癌症和糖尿病（请参阅第 23 章，了解有关维生素 D 的更多信息）。我并不建议你立刻补充维生素 D，除非你的年龄超过 40 岁或你患有慢性疾病。我更建议你离开办公室到户外散散步。现在就起身去散步吧。15 分钟就行。书可以等你回来再看。每天在户外享受 15 分钟的阳光可有效改善健康。理想状态下，阳光需要照在腹部和背部，而非手臂或脸颊。提高血液中维生素 D 的水平可降低多发性硬化症、乳腺癌、前列腺癌、白血病和自身免疫性疾病的发病率。请阅读第 23 章，了解这种神奇的营养素更多的好处。

你是否时常感到自己失去了理智？

你如果开始忘记一些小事，开始时常感到沮丧、困惑，你的家人和医生可能建议你服用一种强效精神类药物。在服药之前，请你先读一读我的经历。

几年前，当我在疗养院和生活辅助机构工作时，那里的许多居民都被开了精神类药物。在我的要求下，工作人员对居民们的维生素 B_{12} 水平进行了测试，结果发现许多人都缺乏维生素 B_{12}。

为什么维生素 B_{12} 很重要？维生素 B_{12} 会对大脑的健康功能产生巨大影响。随着年龄增长，许多人很难获取充足的维生素 B_{12}。你如果已确诊患有阿尔茨海默病，或者只是单纯记忆力有问题，请测试一下自己的维生素 B_{12} 水平（更多信息请参阅第 14 章）。由于维生素 B_{12} 存在于肉类中，因此任何年龄段的纯素食主义者体内的维生素 B_{12} 都会不断流失，除非及时补充。

缺乏维生素 B_{12} 会导致手或脚出现轻微针刺感，口腔或唇部四周可能生疮。当维生素 B_{12} 被耗尽时，身体也可能缺乏其他 B 族维生素，这就很危险了。例如，身体可能缺乏维生素 B_1、维生素 B_2 或维生素 B_6——老年人以及患有白色念珠菌病或与吸收不良有关的疾病（如乳糜泻、克罗恩病或肠易激综合征）的人群可能出现这种情况。接受过胃绕道手术的人也可能出现这种情况。

在被送至疗养院的老年人中，维生素 B_{12} 缺乏病非常普遍，只要补充维生素 B_{12}（与其他 B 族维生素一起），这个问题便会迎刃而解。每天补充鱼油［特别是二十二碳六烯酸（docosahexaenoic acid, DHA）］对解决该问题大有裨益。我之所以知道这一点，是因为《亲爱的药剂师》专栏的许多读者都来信对我表达了感谢，感谢我提出了如此简单的解决方案。我也在我的网站上列出了其他简单的解决方案，那里也保留有我的专栏文章，可供读者了解自己的健康状况。

即使你认为自己理智全无（还真有这种可能），你恢复起来也可能比你想象得容易得多。

服用脂肪阻断剂还是采用流行的减重饮食方案？

脂肪阻断剂（如奥利司他）可以吸附食物中的脂肪，否则这些脂肪便会囤积在大腿上。如果这类药物可以"捕获"食物中的脂肪，那么它们又会对食物中的脂溶性维生素起到什么作用呢？是的，它们会消耗这些必需营养素。因此，如果你在服用脂肪阻断剂，那么你很可能缺乏维生素 A、维生素 D、维生素 E 和维生素 K。

这不是一个小问题，如果缺乏这些营养素，罹患心脏病 / 癌症、出现凝血问题、失明的风险就会增加。我并非说服用脂肪阻断剂会导致这些病症，因为它们并不会。我只想表达这些药物会对身体储存的营养素"做手脚"，而营养素可以帮助身体预防这些问题。你可能正面临着患病风险高而不自知的局面，为什么不选择摄入正确的营养素填补自身储备并好好保护自己呢？

　　现在我们聊聊流行的减重饮食方案。进行低脂饮食与服用脂肪阻断剂的作用相同。进行低碳水化合物饮食，例如阿特金斯饮食，也好不到哪儿去。这样的饮食方案剔除了 β- 胡萝卜素、叶酸、维生素 B_6、维生素 C 和许多矿物质。实际上，低碳水化合物饮食的另一种表述是"高脂肪饮食"。进行高脂肪饮食并不明智。为什么你要选择一种会导致动脉阻塞的饮食方案呢？为什么你会将培根和萨拉米香肠放在比红薯或苹果更优先的位置呢？那吃比萨呢？你开玩笑的吧？这不是废话吗。

　　我承认，当把自己锁在办公室里写这本书时，我很少顾得上家人的一日三餐。我丈夫萨姆威胁我说他要购买电视广告推荐的节食套餐，这样他就可以按时进餐了。我听到他在客厅的沙发上大声吆喝："嘿，苏西，你听到了吗？他们每天都会给我送食物！每天都送！我真的很饿！"他真是个机灵鬼！

　　这有什么问题呢？电视广告中的许多节食套餐兜售的加工食品与杂货店中的大同小异，只是分量较小而已。节食计划中的盒装食品并非很健康。它们并非有机种植，且经过了高度加工，里面含很多乱七八糟的成分。所以，我可不信它们和在花园、有机农场种出来的食物或和自己做的菜一样健康。自己做饭时，你会很清楚地知道自己的盘子里放了什么。天然的总是更好的。天然食物长于土壤，被烹饪后直接放进餐盘。这肯定比邮寄的盒装食品更健康。不过，并非所有减重机构都让人吃盒装食品，这一点要注意。有的减重机构会提供天然食物，通过平衡激素来帮助人减重。

你对某类食物过敏吗？

　　对某类食物过敏的人必须时刻保持警惕，避免食用这类食物，并寻找替代品来补充因不食用这些食物而缺乏的营养素。例如，如果你对乳制品中的酪蛋白或乳糖过敏，那么你就会因此切断一条为身体补充钙的途径。好消息是，羽衣甘蓝、甜菜和西蓝花等绿色蔬菜都是钙的优质来源。这些天然来源比牛奶或强化豆奶更优质，因为身体更容易吸收天然来源中的钙。

我认为大豆可能是一种会引起健康问题的食物，因为它的作用与雌激素类似。即使是强化豆奶也并非钙的最佳来源。你可以像奶牛一样通过食用植物来获取钙（本章末尾以及第 7 章有更多对牛奶及其潜在问题的介绍）！

另一方面，对麸质过敏会切断一条为身体补充优质叶酸的途径，因为面包等面食通常富含该 B 族维生素。如果你可以通过食用其他食物（例如藜麦）来补充叶酸，那么这也不是什么大问题。藜麦对对麸质敏感的人群（包括乳糜泻患者）来说是很安全的食物，且含丰富的 B 族维生素、维生素 E、钙和铁。

对玉米过敏会切断一条为身体补充膳食纤维、维生素 B_1、叶酸和泛硫乙胺（维生素 B_5 的活性形式）的途径。这类人群一定要多吃其他蔬菜来补充这些营养素。

你是快餐的忠实爱好者吗？

如果你最喜欢的食物是用蜡纸或聚苯乙烯泡沫塑料进行包装的快餐，我们就需要谈谈了。"快餐"这一叫法也意味着经常吃这种食物是堵塞动脉以及患心脏病的最快方法。一般来说，这些食物富含人工色素、防腐剂、味精、高果糖玉米糖浆、精制白糖、反式脂肪，以及一堆在医疗参考文献中都找不到或者看到也读不出名字来的化学物质。即使快餐店的菜单上有看似更健康的其他菜，里面也加了一些不安全的化学物质和防腐剂，例如亚硫酸盐和亚硝酸盐。这些食物偶尔吃 1 次可以，但有人每天都这样吃或这样喂养他们的孩子，有时还 1 天吃 2 次！

观看纪录片《大号的我》（Super Size Me）可以快速了解一个男人吃快餐的后果。他连续 30 天每顿饭都在麦当劳吃。仅 2 周后，医生就警告他，他患危险的心血管疾病并发症的风险正在增加。30 天后，他体重增加了大约 8.2 千克，性欲减退，情绪波动较大，还出现了轻微肝损伤。

只吃快餐对体内营养素的消耗尤为明显。它并不只消耗一两种营养素。要想抵消每天吃芝士汉堡、薯条和喝奶昔产生的营养耗损，你每个月必须服用价值数百美元的补充剂。

我知道快餐很美味。我也曾年轻肆意过。但吃快餐会使人容易疲惫，加快患上 2 型糖尿病、心脏病、高血压、脑雾、肥胖症、关节炎、子宫肌瘤、骨质疏松症、胰腺炎、乳腺癌、结肠癌、前列腺癌的速度。但你也不必担心，药店很乐意向你出售大量用于治疗这些疾病的药物。我可以保证，改善饮食不仅可以减轻身体痛苦，副作用也更少。保持健康的饮食习惯比服药（每种药物都具有药物盗取影响）安全性更高（而且更便宜），如果不改变不健康的习惯，那么服药一定是你的最终归宿。

我也知道突然戒掉吃炸鸡并不现实（或者说，你能做到吗？），但你可以循序渐进养成新的饮食习惯。你只需要往每周的饮食中加入一些新鲜的植物类食物。这周你可以试试吃芦笋，将芦笋用橄榄油、少许山羊奶酪和海盐炒香。下周你可以尝试一下吃甜菜，将甜菜去皮切碎，放入沙拉中。你也可以自己制作新鲜的牛油果酱。你还可以尝试吃香菜——这是一种不错的重金属捕集剂，可以将有毒的汞从体内清除；你可以试着在沙拉中放一点儿，或者在烹饪结束时将它撒在汤中。

学会在超市的健康食品区购物，购买营养食品。食用健康食品会帮助你改善健康，补充被药物消耗的营养素。我可以非常直白地告诉你：经常吃快餐和加工过的盒装食品或罐头会使你的肠道状况非常糟糕，在这种状况下，即使你补充了维生素，肠道也无法吸收（请参阅第 17 章，了解有益菌的重要性）！要多食用植物性食物，少食用盒装食品、罐头等加工食品。

观察一下"饮食"（diet）这个词。打乱后你会得到一个新词"编辑"（edit）。这也是我建议你做的事情——编辑、整理你要吃下去的东西：用苹果代替苹果派，用糙米代替白米，用烤土豆代替炸薯条……看吧，这并不难！有关如何"编辑饮食"以及如何减重的更多信息，请参阅《无须进行药物治疗的糖尿病》一书。

你喝的牛奶比水多吗？

我始终认为，人类应该从蔬菜中获取，而非从牛奶中获取钙。我说的蔬菜指蔓菁甘蓝、芥菜、甜菜、羽衣甘蓝、西蓝花、卷心菜、菠菜等。

牛奶广告中的那种牛奶"小胡子"永远不可能出现在我的唇上。这些广告说服妈妈们给宝宝喂很多很多牛奶。也许正是这种类型的广告，美国人都认为牛奶是一种健康饮品。对需要在几个月内增重几百千克的小牛犊来说，牛奶是健康的，但对人类来说，饮用大量牛奶并不健康。从科学角度来说，许多人都对酪蛋白（牛奶中的蛋白质）过敏。我澄清一下：我并非说牛奶不好。我只是认为人们有很高概率会对其中某些成分过敏。你可以进行抗体血液测试来确定自己是否对酪蛋白过敏。为保证准确性，这种测试需要在一大早进行。

在美国佛罗里达州时，在药店中，我经常听到／看到有人发出喘息声、抽鼻子，或者身患哮喘／支气管炎。我看着他们不断购买雾化液、呼吸药，以及鼻吸入器。我不禁好奇，他们中是否有人对牛奶和其他乳制品过敏？

最近，我向两位母亲推荐让孩子遵循无乳制品饮食，她们的孩子正在服用多种呼吸类药物。遵循无乳制品饮食意味着不饮用／食用牛奶、黄油、奶酪、冰激凌、酸奶、布丁、奶昔或其他含乳制品的食物。我建议让孩子坚持 30 天，不能作弊。母亲们都认为喝牛奶对身体有好处，甚至儿科医生也将牛奶视为钙的最佳来源，我建议的做法很难获得她们的认同。但我只花了几分钟便说服她们尝试我的计划。这两位母亲一定很乐于接受新事物，在服药对改善孩子的健康状况没有多大帮助的情况下，她们在尝试新方法方面跃跃欲试。

不到 1 月，两位母亲兴高采烈地向我报喜，说她们的孩子需要服用的治疗性和紧急呼吸类药物减少了。由于戒掉了饮用／食用乳制品，其中一名孩子已经完全不需要使用沙丁胺醇吸入器了。

如果你可以戒掉喝牛奶但又想念喝酸奶，那么这里有一个惊喜。有一种用椰子做的酸奶，准确地说是椰奶，非常健康。

你喜欢吃葡萄柚吗？

食物可以像药物一样发挥作用。葡萄柚与多种药物的相互作用可能导致血药浓度飙升。这就是为什么药物标签上会警告患者避免食用葡萄柚。

这也是一种遗憾，食用这种"超能"水果可以帮助身体降低胆固醇水平、燃烧脂肪并减少患癌风险。但它又确确实实会妨碍某些药物的正常分解，导致血药浓度飙升。因为葡萄柚的种子富含柚皮素，柚皮素是一种苦味的化学物质。如果你正在食用葡萄柚或服用柚皮素补充剂，你需要注意它们与药物可能发生的相互作用。在标签上，对它们的描述方式有很多，如柚皮素、葡萄柚籽提取物或葡萄柚种子提取物。有时，它们也会以"复合生物类黄酮"配方的一部分出现，该配方还含橙皮苷、芦丁或槲皮素——这类产品在保健食品店很常见，具有很强的抗真菌特性，可用于抑制念珠菌过度生长。葡萄柚经常出现在我的推荐名单中，但你需要知悉在食用这种美味的水果或服用其衍生补充剂的同时即使仅服用少量药物也可能产生的后果，这一点很重要。

一些研究表明，饮用石榴汁也有同样的效果，但程度相对较小。食用橘子和一些柑橘类水果也是如此。然而，在这一系列水果中，葡萄柚与药物的相互作用程度独占鳌头。

还有一件事：无论何时食用葡萄柚或饮用葡萄柚汁，食用时间是否与服药时间间隔几小时，它和药物的相互作用对身体产生的影响都几乎没有什么区别。这种相互作用并不像其他水果和药物的相互作用那么简单。因为葡萄柚会暂时改变肝脏的运转机制，对肝脏及其解毒途径产生一整天的影响。

在饮用葡萄柚汁（抑或石榴汁）时，身体对药物的分解会停止，且在某些情况下，血药浓度会升高。最常用的会与葡萄柚和其他果汁发生相互作用的药物有：西地那非（Viagra）、丁螺环酮（BuSpar）、舍曲林（左洛复/Zoloft）、三唑仑（Halcion）、地西泮（Valium）、卡马西平（Tegretol）、环孢素、他克莫司、非洛地平、硝苯地平（Procardia）、HIV 药物、某些他汀类降胆固醇药（辛伐他

汀、阿托伐他汀、洛伐他汀）、胺碘酮、美沙酮、地高辛（Lanoxin）和氯沙坦钾
（科素亚 /Cozaar）。

　　请参阅"葡萄柚与药物的相互作用清单"。你如果正在服药，安全起见，请
勿大量饮用葡萄柚汁等饮料。

葡萄柚与药物的相互作用清单

　　你可以参考以下清单来判断某种药物与葡萄柚同时服用 / 食用是否安全。科
学研究每天都有新发现，某些特定的药物类别中，我可能只列了一种药物（因为
有针对该药物的研究依据），但每个类别都包含大量药物，你服用的药物可能未
被列出。

药物类别	药物	与葡萄柚相互作用的结果
抗心律失常药	胺碘酮	引起心律问题
抗菌药和抗真菌药	环丙沙星	血药浓度升高，与这些药物相关的危险副作用可能增加
	左氧氟沙星	
	多西环素	
	伊曲康唑	
	酮康唑	
抗凝血剂	华法林	血药浓度升高，可能导致血液过度稀释。该情况可能无法被及时发觉。患者有时会流鼻血，身体容易出现瘀伤等。
抗惊厥药物	卡马西平	过度镇静、呼吸速率下降
抗抑郁药物	舍曲林	血药浓度升高，副作用（如焦虑、头晕、恶心 / 呕吐、腹泻）增加

续表

药物类别	药物	与葡萄柚相互作用的结果
抗焦虑药物	阿米替林	
	丁螺环酮	过度镇静、引起思维障碍
	氯氮平	
	地西泮	引起呼吸问题
	氟哌啶醇	
	咪达唑仑	脉搏缓慢
	曲唑酮	
降压药，包括钙通道阻滞剂	氨氯地平	脉搏加快、低血压、昏厥
	地尔硫䓬	相互作用较轻微
	非洛地平	脉搏加快、低血压、昏厥
	氯沙坦钾	药物浓度升高，低血压、头晕、昏厥、脉搏加快
	硝苯地平	脉搏加快、低血压、昏厥
	维拉帕米	相互作用较轻微
呼吸类药物	茶碱	药效可能减弱
抗心力衰竭药	地高辛	药物吸收率下降或增加，具体取决于个人情况和水合状态
勃起功能障碍药物	西地那非和其他性功能药物	头痛、面部潮红、引起肠胃问题
避孕药和 HRT 药物	雌激素药物	可能有更多的副作用，如头晕、乳房疼痛、烦躁、失眠、恶心／呕吐、关节疼痛
免疫抑制剂	环孢素	肝脏和肾脏损伤
	他克莫司	危险副作用增加
失眠药	三唑仑	过度镇静、呼吸速率和脉搏减慢

续表

药物类别	药物	与葡萄柚相互作用的结果
止痛药	美沙酮	药物浓度增加，可能导致过度镇静、呼吸速率减慢、思维能力受损和心动过缓
他汀类降胆固醇药	阿托伐他汀	肌肉酸痛、头痛、横纹肌溶解、肝脏/肾脏损伤、腿抽筋和周围神经病变
	氟伐他汀	
	洛伐他汀	
	普伐他汀	
	瑞舒伐他汀	
	辛伐他汀	

此外，虽然有些药物的数据尚未确定或存在争议，但安全起见，我也将其列入以上清单。其他药物，如阿尔茨海默病药物多奈哌齐（Aricept）、乳腺癌药物他莫昔芬（Nolvadex）和其他辅助治疗乳腺癌的药物、前列腺药物坦索罗辛（Flomax），以及常用的非镇静类抗过敏药物，如氯雷他定（开瑞坦/Claritin）和非索非那定（Allegra）的药效可能也受饮用葡萄柚汁的影响。但这些影响的程度尚未可知。

第4章
药物盗匪的作案清单

本书第二部分的内容旨在帮助你快速地、轻松地打造属于自己的营养安全系统。本章展示了最常见的药物类别，也对服用哪种特定药物会消耗哪些营养素进行了说明。你会发现不补充药物盗匪偷走的营养素会造成何种后果。大多数药物在发挥功效的同时都会消耗体内许多的营养素。我并不建议你自作主张服用任何一种营养素。你要咨询医生，并根据自身症状和病史来判断哪些药物适合自己。

你要聪明地选择补充剂。微量营养素对身体的影响广泛且强大，因此你在补充这些流失的化合物时身体可能产生副作用，特别是在服用劣质的补充剂时。有一个比较明智的方法可以帮你免受副作用的困扰：一开始，1次只服用一种补充剂，剂量从小到大缓慢增加；随时观察身体出现的反应；如果一切顺利，一两周后再加服另一种营养素补充剂。

补充耗尽的营养素只需几周或几月。如果必须继续服药，那么你需要对营养素进行永久性的（小剂量）补充。另外，维生素补充剂和矿物质补充剂最好随餐服用，不得与药物和高纤维食物或膳食纤维补充剂一同服用。例如，如果你正在服用甲状腺药物，那么你就需要服用铁补充剂，请将二者的服用时间间隔4~6小时。如果你正在服用抗癫痫药物，那么你就需要服用叶酸补充剂，请将二者的服用时间间隔几小时。不要同时将所有药丸都吞入腹中。

你是如何中招的?

在美国市面上的药物中，至少有一半都会在发挥功效的同时消耗体内某种特定的营养素，补充营养素的需求则随之而来。可能有更多的药物会消耗营养素，只是医学研究还没有数据来证明这一点。药物消耗营养素的机制各不相同。大多数人认为药物会捕获肠道中的营养素，并通过胃肠道将其带出系统（这一过程被称为"螯合"）。当然，药物还会通过其他方式消耗营养素。

- 改变胃肠道或泌尿道的酸度。
- 刺激或抑制参与营养素运输的酶的产生。
- 刺激或抑制参与激活营养素或将其转化为更有用物质的酶的产生。

此外，某些药物需要搭配特定的营养素才能发挥药效。例如，它们可能需要与蛋白质结合，或者需要特定的营养素才能被肝脏处理。因此，即使你只服用一种药物，但需要摄入的营养素可能并非只有一种。

我来打个比方。建造一栋建筑需要混凝土、钉子和木材。而身体也需要正确的"建材"，例如碳水化合物、蛋白质和有益脂肪。如果没有适当的维生素和矿物质，"地基"就会不牢固，因为身体会因此无法合成新的组织或提供运动、呼吸和说话所需的能量。服药可以改变身体吸收、代谢、运输、分解或消除日常接触到的有毒化合物的能力，这些有毒化合物能够窃取体内重要的营养素。这种连带效应会影响你的生活质量，而且你甚至可能深陷"药物漩涡"多年都不自知。值得庆幸的是，接下来的几页内容将带你了解药物盗取影响可能会产生的后果。

常见的药物盗匪

类型	常用药物	消耗物质	可能导致的不良反应 [1]
阻酸剂	质子泵抑制剂、H_2 受体拮抗剂	所有营养素，因为这些药物会改变肠道的 pH	心脏病、高同型半胱氨酸血症、念珠菌病、肠易激综合征、容易疲惫、损伤视力、高血压、贫血、指甲脆弱、疲劳、脱发、患癌的风险增加、听力受损、蛀牙、麸质过敏的风险更高
抗菌药	全部药物	B 族维生素、钙、镁、铁、有益菌	心脏病、高同型半胱氨酸血症、容易疲惫、念珠菌病、患癌风险增加、肠易激综合征、腿抽筋、高血压、甲状腺功能减退症、骨质流失、体重增加
抗抑郁药物	MAOI：司来吉兰、苯乙肼、异卡波肼	维生素 B_6	心脏病、神经痛、抑郁症、口腔溃疡、容易疲惫、PMS、失眠、皮炎
	SSRI 类抗抑郁药物：帕罗西汀、氟西汀	碘	甲状腺功能减退症、抑郁症、脱发、体重增加、免疫力下降
	三环类药物：阿米替林、地昔帕明、盐酸多塞平、氯米帕明、丙咪嗪、去甲替林	维生素 B_2、辅酶 Q10	疲劳、头痛、心力衰竭、心悸、腿抽筋、皮肤问题、神经问题、体重增加
抗焦虑药物	阿普唑仑、氯硝西泮、地西泮、劳拉西泮	褪黑素	体重增加、失眠、心悸、免疫力下降、患自身免疫性疾病风险增加

类型	常用药物	消耗物质	可能导致的不良反应[1]
降压药	ACE 抑制剂：卡托普利依那普利、赖诺普利、喹那普利、雷米普利、群多普利、福辛普利	锌、镁、钾、钙	性欲减退、前列腺问题、丧失嗅觉 / 味觉、脱发、伤口愈合慢、频繁感染、患癌风险较高、腿抽筋、高血压、体重增加、骨质流失
	β 受体阻滞剂：阿替洛尔、美托洛尔、噻吗洛尔、纳多洛尔、索他洛尔	辅酶 Q10、褪黑素	心脏病、心律不齐、记忆力减退、抽筋、失眠、精神错乱、失眠、患癌风险增加、自身免疫性疾病
	钙通道阻滞剂：硝苯地平、非洛地平、维拉帕米、地尔硫䓬、氨氯地平	维生素 D、钾、钙，可能还包含辅酶 Q10	心脏病、心律不齐 / 心率加快、骨质流失、精神错乱、肌肉无力、口渴、腿抽筋、频繁感染、高血压、容易疲惫
	可乐定、DL- 甲基多巴	辅酶 Q10	容易疲惫、虚弱、肌肉抽筋（腿抽筋）、记忆力减退、患癌风险较高、频繁感染、肝损伤、心脏病发作的风险较高
呼吸类药物	氟替卡松	叶酸、碘等大多数矿物质	甲状腺功能减退症、抑郁、脱发、体重增加、免疫力下降
降胆固醇药	贝特类药物：非诺贝特、依折麦布、吉非罗齐、氯贝丁酯、考来替泊、考来烯胺	B 族维生素和大多数矿物质	容易疲惫、虚弱、心脏病、高同型半胱氨酸血症、念珠菌病、患癌风险较高、肠易激综合征、频繁感染、脱发、肌肉疼痛、抽筋、失眠、视力问题
	他汀类药物：阿托伐他汀、洛伐他汀、普伐他汀	辅酶 Q10，可能还包括维生素 D	容易疲惫、虚弱、抽筋、记忆力减退、呼吸短促、患癌风险较高、频繁感染、肝损伤、心脏病

续表

类型	常用药物	消耗物质	可能导致的不良反应[1]
糖尿病类药物	格列本脲	叶酸、维生素 B_{12}、辅酶 Q10	容易疲惫、虚弱、抽筋、记忆力减退、患癌风险较高、频繁感染、肝损伤、心脏病
	二甲双胍、二甲双胍西他列汀、妥拉磺脲、格列吡嗪	叶酸、维生素 B_{12}、辅酶 Q10	心脏病、高同型半胱氨酸血症、频繁感染、疲劳、容易疲惫、心律不齐、记忆力减退、患癌风险增加、抽筋
利尿剂	几乎所有的利尿剂	B 族维生素、维生素C、锌、钙、镁、钾	骨质疏松症、心脏病、伤口愈合缓慢、频繁感染、腿抽筋、抑郁症、记忆力减退、免疫力下降、视力问题、前列腺肥大、水肿、体重增加、脱发、高血压、容易疲惫、情绪波动
抗痛风药	秋水仙碱	维生素A、维生素 B_{12}、钾、钙	免疫力下降、容易疲惫、抽筋、虚弱、水肿、体重增加、食欲下降、心脏病、脱水、视力丧失
泻药	比沙可啶	钾等矿物质	视力问题、高血压、骨质流失、佝偻病、听力损失、心脏病、肌肉无力 / 抽筋
	矿物油	维生素A、维生素D、维生素E、钙等大多数营养素	心律不齐、心悸、肌肉无力 / 抽筋、疲倦、水肿、体重增加
NSAIDs	布洛芬、萘普生、酮洛芬、美洛昔康	叶酸、维生素C、铁	心脏病、高同型半胱氨酸血症、宫颈发育不良、患癌风险较高、胎儿先天缺陷、抑郁症、腹泻、白发、口腔溃疡、贫血、频繁感染、甲状腺功能减退症

续表

类型	常用药物	消耗物质	可能导致的不良反应[1]
避孕药、HRT 药物	所有用于避孕和减轻更年期症状的含雌激素的激素类药物	B族维生素、维生素C、有益菌，以及镁、锌等大多数矿物质	心脏病、容易疲惫、念珠菌病、脑卒中、患癌风险增加、肠易激综合征、抑郁症、失眠、免疫力低、记忆力减退、烦躁、神经痛、甲状腺功能减退症、无力、患乳腺癌风险较高
水杨酸盐	阿司匹林	维生素C、叶酸、泛硫乙胺、钙、铁、蛋白质	容易疲惫、抑郁症、骨质疏松症、指甲脆弱、脱发、水肿、高胆固醇、高血脂、高同型半胱氨酸血症、心脏病、高血压
甲状腺药物	左甲状腺素、左甲状腺素钠	铁、钙	贫血、虚弱、指甲脆弱、烦躁、容易疲惫、骨质疏松症、蛀牙、高血脂、心脏病、失眠、胃酸反流、消化问题、较高患癌风险

1. 国内药品以其药品说明书为准。

药物盗匪对抗者（补充剂）

补充剂	营养素	主要针对的药物盗匪	益处[2]
维生素B$_6$	吡哆醇	抗菌药、利尿剂、抗抑郁药物、阻酸剂、抗酸剂、雌激素药物、茶碱	可与叶酸一起分解同型半胱氨酸，保持心血管系统的健康；提升免疫系统功能；增进肾脏健康；有助于预防各种神经系统疾病和皮肤疾病；可作为天然利尿剂；具有抗衰老特性；减少服用三环类抗抑郁药物引起的口干和排尿问题

续表

补充剂	营养素	主要针对的药物盗匪	益处[2]
维生素 B_{12}	钴胺素	抗菌药、利尿剂、糖尿病药物、降胆固醇药、雌激素药物、阻酸剂、抗痛风药	可促进红细胞的生成以及同型半胱氨酸的分解，增强心血管系统功能；改善精力；保持神经系统的健康；促进脂肪、蛋白质和碳水化合物的正确利用；提升注意力，改善情绪、记忆力和平衡力；降低吸入二手烟造成的危害
钙	钙	甲状腺药物、水杨酸盐、利尿剂	增进骨骼和口腔的健康；增进心血管系统的健康；保持消化系统的健康；增强免疫系统功能
钙 / 镁组合	钙、镁	抗菌药、利尿剂、减酸药物、降压药、水杨酸盐、甲状腺药物、雌激素药物、泻药	有助于保持骨骼强健和牙齿的健康；改善消化道功能和结肠的健康；增进心血管系统和神经系统的健康；改善新陈代谢和保持心理健康
辅酶 Q10	辅酶 Q10	降压药、糖尿病药物、降胆固醇药、阻酸剂、抗酸剂	增进心脏健康；可促进脂肪、蛋白质和碳水化合物的有效分解；可作为抗氧化剂；改善精力
维生素 D_3	维生素 D_3	降胆固醇药、泻药	增强免疫系统功能；增进骨骼、关节、肌肉和皮肤的健康；具有抗衰老特性；改善结肠、胰腺和胃的健康；有助于保持健康的血压，有益于心血管系统；保护大脑和生殖器官；减少患糖尿病和代谢综合征的风险；改善情绪

续表

补充剂	营养素	主要针对的药物盗匪	益处[2]
优质复合维生素	男士或女士配方奶粉：维生素 A、B 族维生素（维生素 B_1、维生素 B_2、烟酸、叶酸、泛酸、吡哆醇、维生素 B_{12}）、维生素 C、维生素 D_3、维生素 E、维生素 K、生物素、钙、碘、镁、锌、硒、铜、锰、铬、钼	抗菌药、利尿剂、降压药、糖尿病药物、阻酸剂、抗酸剂、降胆固醇药、雌激素药物、水杨酸盐、NSAIDs、抗抑郁药物、泻药、抗痛风药、秋水仙碱	增强免疫系统功能；增进视力，改善骨骼、皮肤健康和指甲硬度；具有抗氧化和抗衰老特性；促进消化系统健康、提升伤口愈合速度和神经系统功能；促进新陈代谢，增进心血管系统的健康；预防胎儿神经管畸形；改善精力、睡眠、心理健康……这样的益处还有很多
碘和硒	碘化物、硒	呼吸类药物、含氟牙膏、柑橘味苏打水	改善女性生殖健康；增进甲状腺健康；促进代谢功能和能量的产生
微量矿物质	硼、镁、铜、锰、磷、硒	利尿剂、降压药、阻酸剂、抗酸剂、雌激素药物	改善骨骼健康；增强免疫系统功能；保持健康的血压；保持神经系统功能；有益于消化系统健康；增进心脏健康，促进红细胞的生成；具有抗氧化特性；保持新陈代谢

2. 此处结论未经 FDA 评估。本书无意诊断、治疗、治愈或预防任何疾病。

PART

TWO

第二部分

重要营养素

Vital Nutrients

第5章
β- 胡萝卜素与维生素 A

β- 胡萝卜素是一种色彩鲜艳的天然橘红色色素，广泛存在于植物叶片以及如红薯、南瓜、西红柿、胡萝卜等橘红色蔬菜中。β- 胡萝卜素是一种类胡萝卜素。在秋季，植物中绿色的叶绿素被消耗殆尽时，你便可以看到树叶中残留的 β- 胡萝卜素，它赋予了树叶美丽的秋色。

一旦进入身体，β- 胡萝卜素就会转化为维生素 A。维生素 A 是一种脂溶性维生素，可以进入脂肪组织（如心脏、大脑、肺、肝脏和皮肤）的脂肪细胞。这是好事。它还可以帮助患者治疗哮喘，改善肺功能。

维生素 A 的来源有两种：一是名为"类视黄醇"的物质，主要来自动物，包括视黄醇；另一种是名为"类胡萝卜素"的物质，主要来自植物。而类胡萝卜素可分为 β- 胡萝卜素和虾青素。

维生素 A 对身体除了有以上好处，视黄醇形式的维生素 A 还是一种强效皮肤营养素，在局部使用时可渗透至皮肤深层，进入胶原蛋白以及弹性蛋白所在的真皮层；胶原蛋白和弹性蛋白对皮肤起支撑作用。真皮层也是视黄醇开始修复皮肤损伤的地方。视黄醇是一种强效抗氧化剂，可以清除积聚在皮肤中的污垢、受损细胞和垃圾。视黄醇被广泛应用于各种护肤霜，可以帮助女性减少皱纹，美化肌肤。如果你购买含视黄醇的面霜，请确保标签上标明的成分为天然视黄醇，而非合成的仿制品。

　　说到合成产品，你知道口服药物异维 A 酸是大剂量维生素 A 的变体吗？该类药物已问世多年，常用于治疗青少年痤疮。服用异维 A 酸药物（以及大剂量维生素 A）可能导致胎儿有出生缺陷。女性在服用这种药物时，请务必确保自己不在孕期或备孕状态。最近，服用异维 A 酸药物或可导致自杀成为新闻焦点。这一点目前尚未证实，但这使我有了一个疑问，治疗青少年的痤疮问题是否有更好的选择呢？

　　另一种以维生素 A 提取物维 A 酸为主要成分的护肤霜或许是更好的选择。该药物为处方药且价格昂贵。该药物是从维生素 A 中提取的，其作用原理与维生素 A 类似，可以帮助皮肤清除粉刺，塑造平滑皮肤。与口服异维 A 酸药物不同，它只需要涂抹于皮肤，风险很小。

　　服用过量的维生素 A 补充剂可能对身体产生毒性，补充 β- 胡萝卜素则更为安全，因为身体只会根据营养需求将尽可能多的 β- 胡萝卜素转化为维生素 A。维生素 A 对改善健康很有帮助，对视力、生育能力和免疫功能的好处颇多。它还有助于保持牙齿、骨骼和皮肤的健康。维生素 A 还有一个令人着迷的好处，它可以作为一种体内的防晒霜，在阳光照射时为身体提供防护。

　　维生素 A 对皮肤非常重要。它可用于各种皮肤问题的治疗，如湿疹、皮炎、黄褐斑和牛皮癣。研究表明，体内存有足量的维生素 A 还可以预防皮肤癌、口腔癌、膀胱癌、乳腺癌、胃癌、肺癌，以及宫颈癌。

　　缺乏维生素 A 的第一个信号可从眼睛看出。具体表现为夜视能力差、眼睛干涩、视力下降或出现角膜问题。此外，眼白中有灰色斑块等异常情况也可能出现。这些斑块名为"毕脱斑"。长期缺乏维生素 A 还可能导致失明。

　　维生素 A 可以保护免疫系统免受自由基的损害，因此缺乏维生素 A 会导致感染和患癌风险增加。一些女性患有宫颈发育不良，即宫颈细胞异常生长，部分诱因便是缺乏维生素 A。皮肤干燥或粗糙也可能是缺乏维生素 A 的信号。

维生素 A 的药物盗匪

阻酸剂

- 西咪替丁
- 埃索美拉唑
- 法莫替丁
- 兰索拉唑
- 尼扎替丁
- 奥美拉唑
- 泮托拉唑
- 雷贝拉唑
- 雷尼替丁

抗酸剂

- 氢氧化铝和氢氧化镁
- 碳酸铝凝胶
- 氢氧化铝
- 碳酸钙
- 氢氧化镁
- 碳酸氢钠

抗菌药

- 新霉素

抗痛风药

- 考来维仑
- 秋水仙碱

降胆固醇药

- 消胆胺
- 考来维仑
- 考来替泊

脂肪酶抑制剂

- 奥利司他

避孕药（非药物盗匪，可能导致血浆维生素 A 水平升高）

其他

- 酒精
- 作为非处方减重药出售的脂肪阻断剂（如芸豆提取物或淀粉中和剂）
- 乳糜泻、克罗恩病、肠易激综合征、胰腺外分泌功能不全等与吸收不良有关的疾病
- 矿物油
- 蔗糖聚酯（轻焙薯片中常见的脂肪替代品）

请常备这些盘中餐以补充 β- 胡萝卜素

红薯、胡萝卜、南瓜（如灰胡桃南瓜）、红椒、西红柿、菠菜、宽叶羽衣甘蓝、麝香甜瓜、杏、桃和西蓝花。轻炒或清蒸的烹饪方式可让蔬菜中的 β- 胡萝卜素更容易被身体吸收；β- 胡萝卜素不像许多其他营养素那样会被轻度烹饪破坏。如想要直接补充维生素 A，你可以食用以下食物：牛排、动物肝脏、动物肾脏、黄油、乳制品和鸡蛋。

超低成本有效改善健康的方法

请谨记，β- 胡萝卜素是维生素 A 的前体，它并非维生素 A。

一般保健剂量：每天摄入 5~15 毫克（8 333~25 000 IU）。

抵御药物盗匪剂量：每天摄入 15~20 毫克（25 000~33 340 IU）。

孕妇：遵医嘱，但总体上的每天摄入量不超过 10 000 IU。

仅供参考

比起补充维生素 A，我更建议你补充 β- 胡萝卜素，除非医务人员专门给你开维生素 A 药物的处方。β- 胡萝卜素为水溶性营养素，身体可将其安全地转化为维生素 A 并将残余物质排出体外，而维生素 A 为脂溶性维生素，有可能积聚在体内。

请购买天然产品。合成产品不能为身体提供抗氧化保护，因为它们不是真正的营养素。一些专家（我也是其中之一）认为，摄入人工合成的 β- 胡萝卜素对身体非常危险。经常服用某种形式的人工合成 β- 胡萝卜素补充剂或可增加烟民的患癌风险。目前至少有三项研究可以佐证这一点。并没有研究表明摄入天然 β- 胡萝卜素会增加死亡率，但我打赌它并不会。合成产品通常只会在标签上注明 β- 胡萝卜素并说明剂量。天然产品通常会在标签上注明以下字样"提取自杜氏盐藻""提取自藻类""天然 β- 胡萝卜素"或"提取自棕榈"。

如果你开始出现腹泻、皮肤呈现橘黄色（但会自行消退）、容易出现瘀伤或关节疼痛，就说明你摄入了过多的 β- 胡萝卜素。敏感体质人群如果每天摄入的 β- 胡萝卜素达 50 毫克（83 333 IU）或更低也可能出现上述情况。

武装身体的营养安全系统

许多美味的食物都能为身体提供大量的 β- 胡萝卜素或维生素 A。在食用该类食物的同时摄入一些有益脂肪能够促进身体对 β- 胡萝卜素和维生素 A 的吸收。我会在烘烤好的红薯上趁热撒一点儿肉桂和冷榨亚麻籽油，也会用葡萄籽油和新鲜大蒜烹饪羽衣甘蓝。你可以将这些食物稍微加热（或烹调）几分钟，直到细胞壁裂开，这样可以让 β- 胡萝卜素溢出到油脂（脂肪）中，更容易被输送至细胞内。这些营养素必须渗透到脂肪和细胞中才能发挥最佳效果。

第6章
生物素

我可以肯定地说，补充生物素可让人更美丽。如果指甲变脆或头发生长缓慢、无光泽，那么你很有可能缺乏生物素。

多年前在《营养学杂志》（*Journal of Nutrition*）发表的一项研究中，研究人员对小鼠补充了生物素以及其他几种 B 族维生素，结果发现，老龄小鼠的一部分毛色可以恢复至青壮年时的颜色。这种颜色变化可通过补充生物素（如动物饲料中的生物素）实现，而服用复合维生素补充剂则无法达到这种效果。虽然这项发现可能让银发老人为之一振，但我必须声明，我目前还未找到任何可靠的人体临床试验数据来证明生物素可以将老年人的发色恢复至其青壮年时期的颜色。

虽然补充生物素可能无法消除白发，但大量研究表明，补充生物素可滋养皮肤、头发、肝脏、胰腺，以及心脏。因此，生物素的作用显然已经远远超出了美容范畴。事实上，生物素最重要的作用是促进食物分解，即促进碳水化合物、脂肪和蛋白质的分解。它还有助于调节胆固醇和血糖的水平。

生物素，又称维生素 B_7，属于 B 族维生素，与所有 B 族维生素一样可溶于水，但不溶于脂肪组织。但你知道它有时也被称为"维生素 H"吗？在德语中，"H"是"皮肤"（haut）的首字母。

生物素并不在细胞中生成。肠道可生成少量生物素，还要归功于有益菌的辛勤劳作。丰富、自然、健康的有益菌群对生物素的生成至关重要。如果胃肠道功能不佳，肠道有益菌群数量较少，或者长期腹泻，身体就会缺乏生物素。这就是为什么抗菌药是益生菌和生物素的药物盗匪。生物素可通过各种微生物如细菌、真菌、藻类，以及一些植物自然生成。如果肠道内没有构成肠道菌群的有益微生物，身体便无法制造生物素。

缺乏生物素的症状包括：脱发、高胆固醇、血糖水平失衡、肝脏肿大、心律失常、抑郁、皮肤感觉异常、患脂溢性皮炎、食欲不振、免疫力低、肌肉酸痛或疼痛。生物素水平过低的儿童可能性格孤僻以及发育迟缓。由于生物素直接参与三羧酸循环（身体从食物中获取能量的化学反应），所以缺乏生物素会导致人疲劳。补充生物素还有助于减轻锌缺乏病症状，因为它能延长锌的作用时间。糖尿病患者通常会出现缺乏生物素和锌的症状。生物素补充剂是最安全、最优质的 B 族维生素补充剂之一。

生物素的药物盗匪

阻酸剂

- 西咪替丁
- 埃索美拉唑
- 法莫替丁
- 兰索拉唑
- 尼扎替丁
- 奥美拉唑
- 泮托拉唑
- 雷贝拉唑
- 雷尼替丁

止痛药

- 含布他比妥的药物

抗酸剂

- 氢氧化铝和氢氧化镁
- 碳酸铝凝胶
- 氢氧化铝
- 碳酸钙
- 氢氧化镁
- 碳酸氢钠

抗菌药（部分药物）

- 阿莫西林
- 阿奇霉素
- 头孢克洛
- 头孢地尼

- 头孢氨苄
- 环丙沙星
- 克拉霉素
- 多西环素
- 红霉素
- 左氧氟沙星
- 米诺环素
- 磺胺甲噁唑和甲氧苄啶
- 四环素

抗惊厥药物

服用抗惊厥药物的时间应与服用被消耗维生素的补充剂的时间间隔至少 4 小时。

- 卡马西平
- 奥卡西平
- 苯巴比妥
- 苯妥英
- 扑米酮
- 唑尼沙胺

抗病毒药

- 地拉韦啶
- 膦甲酸
- 拉米夫定
- 奈韦拉平

- 齐多夫定
- 齐多夫定和拉米夫定

避孕药 /HRT 药物

- 雌二醇
- 雌激素和孕激素
- 结合雌激素
- 炔雌醇

用于治疗乳腺癌的非甾体芳香化酶抑制剂

- 阿那曲唑（瑞宁得）

选择性雌激素受体调节剂（SERMs）

- 雷洛昔芬
- 他莫昔芬
- 托瑞米芬

磺胺类药物

磺胺类药物、一些糖尿病药物

其他

- 酒精
- 所有会消耗肠道有益菌的药物都是生物素的药物盗匪
- 尼古丁
- 生蛋白

请常备这些盘中餐以补充生物素

花生、榛子、杏仁、奶酪、牛肝、花椰菜、啤酒酵母粉、蛋黄、小麦胚芽、腰果、酸奶、红薯、菠菜、甜菜、豆类、黑线鳕鱼、鲑鱼、西红柿、牛油果、香蕉，以及罐装金枪鱼。

超低成本有效改善健康的方法

一般保健剂量：每天 100~1 000 微克。

抵御药物盗匪剂量：每天 1 000~5 000 微克。

仅供参考

营养补充剂中的生物素通常以 *D*-生物素的形式存在，这种形式很安全。蜂王浆和啤酒酵母粉含高浓度的生物素。针对保持头发、皮肤和指甲健康的生物素配方含量通常为每剂 2 000~5 000 微克。过量的生物素会随尿液排出体外，因此，即使服用大剂量（每天 5 000 微克）的生物素补充剂也不会毒害身体。生物素与 B 族维生素中的其他成员搭配服用效果最佳。另外：别在那些声称含生物素的生发洗发水上浪费钱。这些产品含生物素没什么问题，但只有补充剂形式才能保持生物素的活性，帮助其进入肠道和细胞。洗发水中的生物素会和你的钱一样，统统流入下水道。划重点：生物素得口服，不要浪费在洗发上。

武装身体的营养安全系统

大多数人认为吃鸡蛋可以充分提高体内生物素水平，但事实并非如此，除非吃生鸡蛋，但我不建议你吃生鸡蛋。生物素天然存在于蛋清中。蛋清含一种名为"亲和素"的寡肽，它会像胶水一样与生物素结合，使生物素保持完整，并阻止身体吸收这种 B 族维生素。

　　肯定要先破坏这种结合，身体才能吸收生物素。将鸡蛋煮熟便可以解决亲和素与生物素结合的问题，因为亲和素"讨厌"高温。煮鸡蛋时，这对"恋人"会分手，这就是为什么许多专家建议通过吃炒鸡蛋补充生物素。

　　2009 年发表于《欧洲营养学杂志》（*European Journal of Nutrition*）上的一项研究指出，即使我们认为自己的身体状况良好，身体也没有摄入足够的生物素。这个问题很严重，因为缺乏生物素会降低人体生长激素（human growth hormone, HGH）和胰岛素样生长因子 1（insulin-like growth factor 1, IGF-1）的水平。HGH 和 IGF-1 是两种不同的激素（从化学角度讲），但它们都有保持青春、促进生长、帮助增肌，以及抗衰老的作用。除了这些，充足的 HGH 和 IGF-1 还能预防心血管疾病、心律失常、骨质疏松症、长皱纹、白发、体重增加、抑郁症和肌肉萎缩。难怪生物素能让我们保持美丽，这便是其科学依据！总之，将生物素纳入身体的营养安全系统可以让我们由内而外焕发美丽。生物素补充剂与其他 B 族维生素（维生素 B_1、维生素 B_6、叶酸等）补充剂配合服用效果最佳。不要只依赖吃炒鸡蛋！

第 7 章
钙

人们认为只有骨骼与牙齿需要钙。当然，骨骼与牙齿都需要钙，而保持血压的正常也需要钙。你知道补充钙还可以保持肌肉功能，帮助肌肉以更轻松的状态运转吗？如果出现抽筋的情况，那么你可能是缺钙了。缺钙会使你更容易长蛀牙、失眠、胃酸过多，还会使你更容易患骨质疏松症、高血压、心脏病、消化系统疾病、肥胖症、糖尿病和癌症。

减重也需要补充钙。缺钙时，身体会向甲状旁腺和肾脏发送信号来进行自我修复。反过来，这些器官会释放甲状旁腺激素和骨化三醇。这些激素的水平上升会增加体内的钙含量，但同时也会刺激脂肪的生成，并使身体更顽固地储存脂肪。简而言之，缺钙意味着臀部或腹部会堆积更多的脂肪！

我刚提到的骨化三醇是维生素 D 的活性形式。通常情况下，骨化三醇对身体的影响是有益的。但就像双刃剑一样，它也有不利的一面。过量的骨化三醇可能挤压动脉，导致高血压。是的，没错！钙水平极低会导致骨化三醇水平较高，进而导致高血压（以及肚子上出现"游泳圈"）。看，我说过了，钙很重要。它不仅是骨骼和牙齿的建设者！

女性如果在经期经常感到情绪不稳定、暴躁易怒，就可以通过补充钙来扑灭这些"邪恶"的情绪。钙可以控制情绪波动，平息烦躁情绪，减轻乳房胀痛，减轻对甜食的渴望。它还可以保护结肠，防止结肠内出现息肉，而息肉可能导致结肠癌。很多人会因为没有食用足够的绿色蔬菜而缺钙。绿色蔬菜含大量的钙，比牛奶中的还要多。是不是很惊讶？你认为奶牛是从哪里获得钙的呢？就在它们吃的草里！奶牛天天吃青草，少有奶牛出现髋骨骨折以及骨质疏松症。

　　对出现过不明原因骨折的人，我可以肯定他们体内的钙和其他矿物质的水平都很低，尤其是镁。钙和镁存在一种有趣的关系，镁是身体吸收钙所必需的元素。如果体内没有充足的镁，钙就会堆积在软组织中，导致关节疼痛。关节炎患者的软组织中虽然堆积着钙，但是其血液和骨骼中的钙水平会下降。这时你可能认为身体需要摄入更多的钙来解决这个问题，但服用钙补充剂只会雪上加霜。而服用适当剂量的镁补充剂则可以完全解决这些人缺钙的问题。补充镁能增加服用钙补充剂的安全性，也可帮助软组织排出堆积的钙，并让钙进入骨骼中那些需要它的地方。

　　补充钙的同时没有补充足够的镁会使身体状况失衡，可能对某些人，特别是酸性体质（尿液检测试剂盒测定尿液为酸性）人群的健康有害。因此，许多营养补充剂会将钙和镁结合在一起，这样可以促进身体同时吸收和补充两种矿物质。这样的组合非常明智。维生素 D 也可以促进身体吸收钙，因此，你要确保每天都充分地晒太阳，或搭配服用维生素 D_3 补充剂。但要注意，摄入过量维生素 D 会导致血液中钙水平过高。

钙的药物盗匪

阻酸剂

- 西咪替丁
- 埃索美拉唑
- 法莫替丁
- 兰索拉唑
- 尼扎替丁
- 奥美拉唑
- 泮托拉唑
- 雷贝拉唑
- 雷尼替丁

止痛药

含布他比妥的药物

抗酸剂

- 氢氧化铝和氢氧化镁
- 碳酸铝凝胶
- 氢氧化铝
- 碳酸钙
- 氢氧化镁
- 碳酸氢钠

抗菌药（部分例子）

- 阿莫西林
- 阿奇霉素
- 头孢克洛
- 头孢地尼
- 头孢氨苄
- 环丙沙星
- 克拉霉素
- 多西环素
- 红霉素
- 左氧氟沙星
- 米诺环素
- 磺胺甲噁唑和甲氧苄啶
- 四环素

抗惊厥药物

- 卡马西平
- 乙琥胺
- 加巴喷丁
- 甲琥胺

- 奥卡西平
- 苯巴比妥
- 苯妥英
- 扑米酮
- 丙戊酸

抗痛风药

- 秋水仙碱

抗病毒药

- 地拉韦啶
- 膦甲酸
- 拉米夫定
- 奈韦拉平
- 齐多夫定
- 齐多夫定和拉米夫定

降压药

ACE 抑制剂类：

- 卡托普利
- 依那普利
- 赖诺普利
- 喹那普利

钙通道阻滞剂：服用这类药物可能干扰身体对钙的吸收。相关数据尚有争议，但你最好在服药 2 小时后再服用钙补充剂。该类药物包括维拉帕米和任何以"地平"结尾的药物，如硝苯地平、非洛地平、氨氯地平。

髓袢利尿剂：

- 布美他尼
- 依他尼酸
- 呋塞米

噻嗪类利尿剂：

- 氯噻嗪
- 氯噻酮
- 氢氯噻嗪，以及任何含氢氯噻嗪的药物
- 甲氯噻嗪
- 美托拉宗

磺胺类利尿剂：

- 吲达帕胺

保钾利尿剂： 服用该类药物可能会影响身体对钙的吸收，但不确定。

抗心力衰竭药

服用高浓度的钙补充剂可能增加地高辛中毒的风险，服用低浓度的钙补充剂会降低地高辛的有效性。如患者服用地高辛，医生应密切监测患者体内的钙水平。

皮质类固醇药物

- 倍他米松
- 地塞米松
- 氟轻松
- 甲泼尼龙
- 泼尼松龙
- 泼尼松
- 曲安西龙

吸入性皮质类固醇药物：

- 布地奈德
- 氟尼缩松
- 氟替卡松

降胆固醇药

- 消胆胺

避孕药 /HRT 药物

- 结合雌激素
- 雌二醇
- 炔雌醇

含镁的泻药

如柠檬酸镁或氧化镁乳剂。

用于治疗乳腺癌的非甾体芳香酶抑制剂

- 阿那曲唑

水杨酸盐

许多药物和非药物产品都含该化学物质。在这里我只列出了其中的一部分。

- 咖啡因和阿司匹林

- 水杨酸镁

- 羟考酮和阿司匹林

- 水杨酸

- 阿司匹林

- 沙柳酸盐

选择性雌激素受体调节剂（SERMs）

- 雷洛昔芬

- 他莫昔芬

- 托瑞米芬

磺胺类药物

磺酰胺、一些治糖尿病药物。

甲状腺药物

重要提示：服用钙补充剂与服用甲状腺药物应间隔至少 4 小时。

- 左甲状腺素

其他

- 苯甲酸盐

- $\beta-$ 羟基酸

- 雌激素过多症

- 许多人造食用色素和调味剂

- 矿物油

- 薄荷醇

- 薄荷、胡椒薄荷和留兰香

- 水杨酸苯乙酯（香料）

请常备这些盘中餐以补充钙

芜菁菜、菠菜、芥菜、羽衣甘蓝、罗勒、百里香、肉桂、糖蜜、甜菜、酸奶、羽衣甘蓝、马苏里拉奶酪、牛奶、沙丁鱼、芹菜、茴香、青豆、大蒜、豆腐、无花果和藜麦。

超低成本有效改善健康的方法

一般保健剂量：每天 200~1 200 毫克，随餐服用。

抵御药物盗匪剂量：每天 600~1 500 毫克，随餐服用。

仅供参考

柠檬酸钙和葡萄糖酸钙为理想的钙补充剂。碳酸钙较难被消化，会使胃产生更多胃酸，因此我不建议患有胃灼热、胃出血、胃食管反流或胃溃疡的人服用碳酸钙补充剂。由骨粉和白云石制成的钙补充剂含较多的钙，但产品如果质量较差，可能掺杂铅、其他重金属等污染物。目前市面上大多数补充剂中的钙均从石灰石中提取，你觉得我会建议你往饮食中加入石灰石吗？当然不，所以请你往自己的补钙计划中多投入一些预算，购买生物利用率最高的钙，选择那些容易被胃肠道吸收并可以真正进入骨骼的钙。标签上那些承诺"可以保护骨骼，预防骨质疏松症"的漂亮话并不能说明产品中的钙为正确形式的钙。对天真无邪的消费者来说，这些表述或多或少具有欺骗性。请记住，要在补钙的同时补充少量镁、维生素 D_3 或维生素 K_2，以促进身体更好地吸收钙。这就是为什么许多补充剂的配方会包含一种或多种营养素。

我喜欢补充钙，也希望你可以放心地补充那些被"药物盗匪"偷走的钙。但与所有有益的营养素一样，过量补充钙对身体也有害。研究表明，长期补充钙盐或摄入大剂量的钙盐会导致钙在异常部位——没有骨头的地方——沉积，你可以在 X 线片上很容易地看到这些钙化的地方。这也许是众多更年期女性出现乳房钙化灶的原因。别忘了，这些更年期女性通常会出于保护骨骼的目的被医生建议服用钙补充剂。

血管中沉积足够多的钙会导致冠状动脉钙化。在一项最初旨在评估钙对骨骼健康的影响的研究中，新西兰研究人员发现了这一点。研究结果发现，服用钙补充剂组的心脏病发作风险是服用安慰剂组的 5.5 倍。在综合考虑所有因素（如高胆固醇、高血压和吸烟）后，服用钙补充剂组脑卒中、心脏病发作和猝死的概率也要高于服用安慰剂组。

过量补钙可能导致血钙水平升高，加速脆弱的血管的钙化过程，所以如果身体确实需要补钙（例如服用了药物盗匪），请你选择高质量的生物活性补充剂，并按照标签说明的剂量或者稍微小一点儿的剂量服用。

请注意，以上两个结论目前尚无定论，你读到的仅是我根据研究成果得出的观点。在其他研究中也并未提及该问题。例如，2010 年 7 月，一项发表在《更年期》（*Menopause*）上的研究成果显示，补充中等剂量的钙（含维生素 D_3）似乎并不会对 754 名更年期女性的冠状动脉钙化斑块毛细血管产生任何影响。补充更大或更小剂量的钙是否会有不同的结果还有待观察。

2009 年 12 月，妙佑医疗国际发表的一项研究同样发现，服用钙补充剂 4 年的老年女性在主动脉瓣和冠状动脉钙化方面与不服用钙补充剂的老年女性相比并无差异。

长期大量摄入碳酸钙或其他形式钙的人会偶发三重健康问题——高钙血症（血钙水平过高）、代谢性碱中毒和肾脏损害。这种三联症被称为"乳碱综合征"或"伯内特综合征"。这并非什么新知识，但需要被反复强调，因为我们一直在"钙越多越好"的"魔咒"中打转。早在 1995 年，我在美国巴尔的摩的一份医学杂志上就看过一份报告，开篇如下："大量摄入碳酸钙会导致乳碱综合征。碳酸钙作为治疗消化不良和骨质疏松症的药物在大众中被推广，而如今，乳碱综合征已成为高钙血症的常见病因，严重者需要入院治疗。"

好消息是，碳酸钙在胃肠道中的吸收率很低，因此绝大多数人服用碳酸钙补充剂并不会引发任何系统性问题，尤其是依照标签上的剂量不过量服用时。另一方面，碳酸钙会与肠道中的其他矿物质结合，抑制消化酶的生成，导致便秘。我并非说你患上乳碱综合征的概率为零；我只是想告诉你，乳碱综合征较为罕见，但其病因通常与长期大剂量摄入钙有关。

部分人群患高钙血症的风险似乎比较高。这些人群包括肾功能不全、维生素 D 摄入过量或甲状旁腺功能亢进的人群。如果你出现以下高钙血症早期症状，就说明钙摄入过量了：便秘、厌食、腹部绞痛、疲劳、恶心、头痛、口中有金属味、肌肉无力、肌肉／骨骼疼痛、瘙痒、口干、有肾结石、心律不齐或有缺铁性贫血。

随着钙在体内堆积，其他高钙血症晚期症状也会悄然而至，这些症状潜伏性很强，人们甚至可能不会将其与营养补充剂联系起来。因此，请你务必警惕以下症状：精神错乱、皮肤瘙痒、心律不齐、夜尿频多、严重口渴、冠状动脉钙化和 / 或癫痫突发等。

武装身体的营养安全系统

如果担心体内储存的钙不足，你就需要做到以下几件事。首先，将补充维生素 D 纳入日常营养素补充计划。每天补充大约 1 000 IU 的维生素 D 就可以满足日常需求；但你如果在服用维生素 D 的药物盗匪（参阅第 23 章），则需要加大维生素 D 补充剂的剂量。补充镁也有助于钙在体内发挥作用，因此服用含钙、镁和维生素 D 的复合补充剂为最佳选择。该类产品在健康食品店随处可见。

另一个必做事项是让医生对你的甲状旁腺和甲状腺的状况进行血液化验。甲状旁腺会分泌一种激素，这种激素会"告诉"肾脏储存钙和其他矿物质。甲状腺工作状态良好时会分泌一种名为"降钙素"的激素，这种激素能够保存钙和其他矿物质，减缓骨骼的分解速度。因此，健康的甲状腺和甲状旁腺在储存钙和保护骨骼方面厥功至伟！

第8章
辅酶 Q10

　　强效抗氧化剂辅酶 Q10 可通过生成能量分子三磷酸腺苷（adenosine triphosphate, ATP）为身体提供能量。ATP 提供的能量有助于调节血糖水平、收缩肌肉、预防疾病、保持大脑健康，以及维护心脏正常功能。辅酶 Q10 最知名的作用是保护心脏。

　　酶是一种可以促进化学反应的物质。辅酶是帮助酶发挥作用的物质。辅酶 Q10 是身体内众多辅酶中的一种，也是非常重要的一种。如果没有足够的辅酶 Q10，人会在几分钟内死亡。

　　辅酶 Q10 通常被称为"CoQ10"或"Q"。它无处不在，在所有植物和动物的细胞中都可看到它的身影。因此，有时它也被称为"泛醌"。

　　不幸的是，随着年龄增长，身体产生的辅酶 Q10 会减少。这就是为什么服用辅酶 Q10 补充剂会对身体非常有帮助。无论年龄如何，如果体内辅酶 Q10 水平较低，那么补充辅酶 Q10 就会对增进健康有所帮助。多项研究表明，补充辅酶 Q10 可改善心绞痛、心律失常、高血压、气短、心悸，改善精力。它还能保护胆固醇免遭有害氧化。如果你时常感到疲劳或患有心脏病或纤维肌痛，补充辅酶 Q10 便是一种非常不错的选择。如果你患有脑卒中，那么补充这一营养素还可以加速你的康复进程并减少脑卒中对你造成的损害。它还可以减少患帕金森病的风险。

补充辅酶 Q10 可在一定程度上减少患充血性心力衰竭的风险，甚至逆转病情。辅酶 Q10 已经在世界范围被广泛研究，已有数十项关于辅酶 Q10 治疗心脏病的对照研究。其中多项研究均证实了这一营养素的有效性。可笑的是，这种重要的营养素却会被治疗心脏病的药物消耗殆尽。你是不是也认为这很讽刺？还是只有我一个人认为这很荒谬？

消耗辅酶 Q10 正在成为一种"流行病"，这主要是因为服用流行的他汀类降胆固醇药会干扰身体的自然代谢途径。当 HMG-CoA 还原酶的生成被他汀类药物阻断时，胆固醇的生成速度会明显减慢。不幸的是，身体生成胆固醇的同时也会生成辅酶 Q10，所以药物盗取影响便产生了。你可能不知道，这种效应与剂量有关，药物剂量越大，被消耗的辅酶 Q10 越多。这种营养素被药物消耗所产生的破坏性影响最常见于心力衰竭患者或老年人。服用他汀类药物引起的辅酶 Q10 的消耗完全可以预防。只要知道药物正在掠夺这种营养素，患者就可以在继续服药的同时补充辅酶 Q10。可以说，服用辅酶 Q10 补充剂是消除他汀类药物副作用的解决方案。

目前已有数百篇论文对使用辅酶 Q10 治疗心力衰竭的好处进行了论述，好处之一便是治疗期间患者无明显不良反应。美国得克萨斯州泰勒市的心脏病专家彼得·朗斯约恩（Peter Langsjoen）博士对此进行了大量研究，他在使用辅酶 Q10 治疗心脏病方面拥有 30 年经验。

当我为写本书采访朗斯约恩博士时，他说："心力衰竭患者血液中的辅酶 Q10 水平都很低，而那些病情最严重的患者的血浆和心肌中的辅酶 Q10 水平最低。为这些患者补充辅酶 Q10 可弥补这一不足，且其心脏功能和生活质量也可以得到显著改善。"

你也看到了。心力衰竭患者通常会缺乏辅酶 Q10。这是出自医学界权威人士之口，他对这一点很了解！服用他汀类降胆固醇药会使充血性心力衰竭（congestive heart failure, CHF）恶化吗？文献告诉你：是的。朗斯约恩博士对充血性心力衰竭是这样表述的："美国目前正处于充血性心力衰竭流行时期，其原因尚不清楚。作为医生我们很清楚，我们绝对没有在不经意间使患者缺乏那些与心脏功能健康息息相关的营养素，从而危害患者健康。"

辅酶 Q10 会保护细胞免受 DNA 损伤，所以它也有抗癌作用。辅酶 Q10 是一种强效抗氧化剂，而且非常"滑溜"，可以进入所有细胞膜，甚至进入每个细胞中的"迷你能量生产器"（线粒体）。没错，辅酶 Q10 可以渗透进身体的每一个细胞，包括脑细胞。因此，服用消耗辅酶 Q10 的药物可能增加患癌以及记忆力减退的风险，还有可能导致心力衰竭。

当然，所有癌症患者的死亡风险都高于普通人群。这一点也在最近的一项研究中得到证实。虽尚无定论，但降胆固醇药依折麦布辛伐他汀（Vytorin）正在被严格审查，因为一项研究表明，服用该药的人比不服用该药的人更可能死于癌症。这令人担忧，但我并不感到意外，因为这种药物和与其类似的药物都是辅酶 Q10 的药物盗匪。

2007 年 3 月完成的"用依折麦布辛伐他汀治疗高胆固醇血症可促进动脉粥样硬化的消退"试验显示，该类昂贵的药物在疏通动脉或防止斑块堆积方面的表现并不比廉价的非专利药物辛伐他汀优秀，众所周知，辛伐他汀也是辅酶 Q10 药物盗匪。2009 年发表于《心肺与循环》（*Heart, Lung and Circulation*）的研究报告"用依折麦布辛伐他汀治疗主动脉瓣狭窄"指出，降胆固醇药与癌症存在令人不安的联系。其结论是："服用依折麦布辛伐他汀组的癌症发病率和癌症死亡率更高。"

女士们请注意：有几项研究将辅酶 Q10 用于治疗女性乳腺癌，而且似乎确实得到了一些积极的结论。

更重要的一点是：辅酶 Q10 可以帮助体内数百种酶进行化学反应，让身体更好地运转。随着总体健康状况的改善，某些药物的剂量可适当减小，甚至停药——当然，这需要得到医生的批准。例如，医生可能减小你的降压药剂量，因为辅酶 Q10 也有降压疗效。

补充辅酶 Q10 可以显著减轻他汀类降胆固醇药的副作用，保护大脑、肝脏和心脏，这一点很关键。

动物肾脏、心脏和肝脏中都含有辅酶 Q10。我不太喜欢吃这类食物，所以我选择服用补充剂。这种补充剂如今很容易买到。保健食品店和药店都有高品质的辅酶 Q10 补充剂出售。

长篇专栏的读者经常问我，辅酶 Q10 效果是否同泛醇一样？在我看来，泛醇是一种活性更高、效果更佳的辅酶 Q10。我告诉他们，如果他们买得起泛醇，就选择泛醇，因为它更容易被血液吸收，对老年人和心脏病患者来说更是如此。

为确定辅酶 Q10 补充剂的最佳服用方式，我咨询了朗斯约恩博士，几十年来他一直投身于对这些分子的研究。他说："终末期心力衰竭患者不能吸收标准泛醌型辅酶 Q10（自 1967 年以来一直沿用的橙色氧化配方）。这些重症心力衰竭患者能良好地吸收新配方的辅酶 Q10，补充这种辅酶 Q10 可起到救命效果。"

听到了吗？"救命效果"！在治疗心脏方面，没有一种药物能让我如此自信地从药店货架上拿下来！

辅酶 Q10 的药物盗匪

阻酸剂

- 西咪替丁
- 埃索美拉唑
- 法莫替丁
- 兰索拉唑
- 尼扎替丁
- 奥美拉唑
- 泮托拉唑
- 雷贝拉唑
- 雷尼替丁

抗过敏药物

- 异丙嗪

抗酸剂

- 氢氧化铝和氢氧化镁
- 碳酸铝凝胶
- 氢氧化铝
- 碳酸钙
- 氢氧化镁
- 碳酸氢钠

抗心律失常药

- 普罗帕酮
- 索他洛尔

抗菌药（部分药物）

- 阿莫西林

- 阿奇霉素
- 头孢克洛
- 头孢地尼
- 头孢氨苄
- 环丙沙星
- 克拉霉素
- 多西环素
- 红霉素
- 左氧氟沙星
- 诺环素
- 磺胺甲噁唑和甲氧苄啶
- 四环素

三环类抗抑郁药物

- 阿米替林
- 阿莫沙平
- 氯米帕明
- 地昔帕明
- 多塞平
- 丙咪嗪
- 去甲替林
- 普罗替林

血液稀释剂

- 华法林（补充辅酶 Q10 前请先咨询医生。补充辅酶 Q10 会稍微降低该药物的有效性，因此药物剂量可能需要加大。补充

辅酶 Q10 依旧比不补充更好）

降压药

- 拉贝洛尔
- 甲基多巴

ACE 抑制剂：

- 依那普利（补充辅酶 Q10 会增强该药物的药效）

血管紧张素 II 受体拮抗剂：

- 坎地沙坦和氢氯噻嗪
- 替米沙坦和氢氯噻嗪

β 受体阻滞剂：

- 醋丁洛尔
- 阿替洛尔
- 倍他洛尔
- 比索洛尔
- 卡维地洛
- 美托洛尔（补充辅酶 Q10 可以增强这种特殊 β 受体阻滞剂的功效）
- 纳多洛尔
- 普萘洛尔
- 噻吗洛尔

作用于中枢神经系统的 α 受体激动剂：

- 可乐定

磺胺类利尿剂：

• 吲达帕胺

噻嗪类利尿剂：

• 莫昔普利和氢氯噻嗪

• 氯噻嗪

• 氯噻酮

• 氢氯噻嗪，以及任何含氢氯噻嗪的药物

• 甲氯噻嗪

• 美托拉宗

抗癌药物

阿霉素（提前补充辅酶 Q10 可以帮助减少该化疗药物对心脏的损害）

胆固醇水平降低剂

纤维酸类：

• 非诺贝特

• 吉非罗齐

他汀类药物：

• 阿托伐他汀

• 氟伐他汀

• 洛伐他汀

• 匹伐他汀

• 普伐他汀

• 瑞舒伐他汀

• 辛伐他汀

• 依折麦布辛伐他汀

• 辛伐他汀和烟酸

糖尿病药物

• 醋磺环己脲

• 二甲双胍

• 格列美脲

• 格列吡嗪

• 格列本脲

• 二甲双胍格列本脲

• 二甲双胍和西格列汀

• 吡格列酮

• 瑞格列奈

• 罗格列酮

• 妥拉磺脲

• 甲苯磺丁脲

艾滋病药物

精神类药物

• 氯丙嗪

• 氟哌利多

• 氟奋乃静

• 氟哌啶醇

• 硫利达嗪

请常备这些盘中餐以补充辅酶 Q10

牛肉、鸡肉、大豆油、花生、芝麻、开心果、西蓝花、花椰菜、动物内脏、鱼类（尤其是金枪鱼、鲱鱼、鲭鱼、沙丁鱼和鲑鱼）、全谷物、芝麻油和菠菜。

超低成本有效改善健康的方法

一般保健剂量：30~50 毫克，每天 1~2 次。

抵御药物盗匪剂量：50~200 毫克，每天 1~2 次。

癌症或心脏病患者剂量：100~200 毫克，每天 2~3 次（请咨询医生）。

仅供参考

相较于干燥粉末状胶囊，请选择采用米糠油或橄榄油作为油衣的辅酶 Q10 补充剂。悬浮在油中的辅酶 Q10 更容易进入细胞。一些研究表明，粉末状辅酶 Q10 的生物利用率较低。你如果选择服用胶囊，请确保与食物一起服用，以促进辅酶 Q10 的吸收。食物中的脂肪能让粉末状的辅酶 Q10 更好地发挥作用。

Kaneka QH 是吸收较好的辅酶 Q10（泛醇）品牌，该补充剂呈灰白色。如想选择其他产品，请购买橙色辅酶 Q10 软胶囊，橙色是辅酶 Q10 天然的颜色。辅酶 Q10 几乎不存在摄入过量的问题，因为它非常安全。在服用较大剂量辅酶 Q10 补充剂时，敏感体质人群可能出现胃部不适、头痛、失眠、头晕、头重脚轻等症状。

武装身体的营养安全系统

左旋肉碱和辅酶 Q10 在减重方面的协同作用所向披靡。左旋肉碱能将脂肪排出细胞，而辅酶 Q10 则会像出租车一样将脂肪运送到肌肉中，这样身体便可以将脂肪作为能量燃烧掉。你可在每天吃早餐或午餐时服用 1 000 毫克左旋肉碱和 100 毫克辅酶 Q10。

第 9 章
叶酸

叶酸的名字源于拉丁文"folium",意为"叶子"。叶酸是一种天然存在的营养素,实验室中生产的该维生素的合成形式也被称为"叶酸"。在服用叶酸补充剂时,身体会将叶酸转化为活性叶酸。购买时,你可以选择非处方叶酸补充剂,也可以根据处方购买更大剂量的叶酸补充剂。

身体需要叶酸来制造健康的红细胞,而身体也需要红细胞将氧气输送到全身各处。人还需要叶酸来制造健康的 DNA——人的遗传密码——这一作用的重要性值得我再三强调。叶酸最著名的作用是避免胎儿有神经管畸形症,即脊柱或大脑变形这一严重的先天缺陷。这就是所有产前维生素补充剂中都含叶酸的原因。

叶酸很重要,所以一些抗癌疗法中也会使用叶酸消退肿瘤。在肿瘤发病前,叶酸也能发挥作用。我们来看一个例子:缺乏叶酸可能导致宫颈问题。一位女性看妇科医生时发现宫颈涂片检查结果异常,医生会告诉她她患有宫颈发育不良。这是一种宫颈癌前病变,如果不加以治疗可能发展成癌症。治疗方法分为药物治疗和手术治疗,但许多医生都忽视了一个事实,缺乏叶酸或女性的 DNA 无法激活叶酸——我称之为叶酸失职,都会导致宫颈发育不良。

当身体无法激活并正确使用叶酸时,体内的同型半胱氨酸水平就会升高。研究发现,同型半胱氨酸水平过高会增加患癌(如宫颈癌和子宫癌)风险。

在一种名为"甲基化"的基本解毒反应中,叶酸同样发挥着重要作用。当身体对一种物质进行甲基化时，该物质会失活并从体内被清除。各种研究成果均表明，叶酸水平低意味着体内毒素增多。这看似是"小"反应，但是它对健康的影响十分巨大。DNA甲基化可以减缓大约1700个旺盛促癌基因的危险活动。身体需要甲基化，但有些人由于基因原因无法正常进行甲基化。有些人体内负责有效利用叶酸的基因存在缺陷，因此他们无论是否服用了那些药物盗匪，都需要额外补充叶酸。

一项简单的同型半胱氨酸血液检测可以帮助你确定体内的叶酸水平是否处于最佳状态。每升血液中的同型半胱氨酸水平最好低于7微摩尔。同型半胱氨酸水平超过每升血液13微摩尔就标志着该人有出现心脏病、脑卒中、炎症、阿尔茨海默病和帕金森综合征、自身免疫性疾病、疼痛和其他一些健康问题的风险。同型半胱氨酸水平升高还意味着身体的甲基化反应出现问题，这对DNA的损害更大，患癌风险也更高。

我敢打赌，许多女性在被诊断患有严重的妇科疾病后都会选择接受锥形活检或子宫切除术，因为她们不知道自己体内缺乏叶酸。如果意识到叶酸在生殖健康中的重要作用，会有多少女性可以免受手术之苦呢？请将我的书交给你所关爱的每一位女性。一位女性即使摄入了足够的叶酸，如果基因无法对其进行完全利用，也有患上宫颈发育不良的风险。顺便告诉你一声，接种备受推崇的针对人乳头瘤病毒（human papillomavirus, HPV）的疫苗并不能补充叶酸。接种了这种疫苗的年轻女性可能觉得自己受到了更好的保护，不会感染HPV，也就不会罹患宫颈癌，但由于叶酸缺乏等原因，宫颈问题还是可能发生。2009年，一项发表在《癌症流行病学、生物标记和预防》（*Cancer Epidemiology, Bio-markers and Prevention*）杂志上的研究成果证实了这一点。研究人员总结："这些发现的结果与叶酸可以控制宫颈癌风险的作用相一致，宫颈癌可能是感染高危HPV导致的。"

缺乏叶酸还会导致动脉粥样硬化、抑郁、易怒、皮肤苍白，以及巨幼红细胞性贫血（一种红细胞变大或大小不均的病）。叶酸耗尽时，身体的能量也会耗尽。困惑、健忘，以及腹泻等症状便趁虚而入。这听起来很像许多老年人的症状，对吧？许多老年人都缺乏这种 B 族维生素。缺乏 B 族维生素会导致那些令人尴尬的"老年时刻"频繁出现——忘记为什么要去某个房间，或者想开口说话却想不起来要说什么。听起来像发生在你身上的事儿不？继续往下读。

叶酸是水溶性维生素，所以人很容易患上叶酸缺乏病。由于水溶性维生素无法储存在体内，因此它们的作用只能在相对较短的时间内发挥出来。身体会将所需的维生素送入细胞和组织，然后将其余的物质排出体外。由于身体无法储存水溶性的营养素，所以请你务必保持警惕，及时补充那些被药物盗匪偷走的营养素。

叶酸在预防心血管疾病方面也发挥着重要作用。美国国立卫生研究院发现了许多心血管疾病的危险因素，包括低密度脂蛋白水平升高、高血压、高密度脂蛋白水平低、肥胖、糖尿病，以及同型半胱氨酸水平升高。叶酸便可针对同型半胱氨酸水平升高发挥作用，补充叶酸可以降低体内同型半胱氨酸水平，尤其是在与维生素 B_6 和维生素 B_{12} 同时补充时。因为叶酸、辅酶 Q10 和多种 B 族维生素可以保护心脏。如果缺乏这些营养素，心脏功能便会受到影响。

有些药物盗匪会夺走体内多种营养素，导致人极易患上心脏病和高血压。这一联系很牵强？我并不这么认为。查看"叶酸的药物盗匪"名单时你会发现一种非常流行的糖尿病药物罗格列酮。我会花一些时间来讨论这个问题，因为在过去3 年里，这种药物上了很多次头条，还有人在服用该药期间死亡。即使你没有服用这种药物，以下信息也非常重要。即使你没有糖尿病，你所爱之人也很可能患有糖尿病。罗格列酮可以控制血糖水平，其他类似的药物，包括最常见的吡格列酮也有同样疗效。罗格列酮和吡格列酮都是叶酸、维生素 B_{12} 和辅酶 Q10 的药物盗匪。

这些营养素对健康至关重要。缺失这三种营养素很可能导致心脏甚至肝脏问题。2008 年 7 月，一项发表于《美国医学会杂志》的研究发现，服用罗格列酮的人群患心力衰竭的风险要比普通人群高 60%，心脏病发作的风险要比普通人群高 40%。在研究期间，该人群的死亡概率也比服用其他口服糖尿病药物的患者高30%。这并非第一项关于罗格列酮的负面研究，也不是糖尿病药物被曝光的第一个问题。20 世纪 90 年代末，曲格列酮药物（瑞泽林）因致人死亡而退市。服用这种药物可能导致肝功能衰竭。但生产商在决定召回该药物前已赚取了数百万美元。哎呀，我刚才是不是说得太大声了？我的错。

2008 年 5 月，一项发表于《新英格兰医学杂志》（*New England Journal of Medicine*）的研究报告列出了更多危险。其中心脏问题尤其突出，FDA 不得不迫使曲格列酮的制药商在说明书上添加黑框警告，以便帮助医生分辨哪些患者可以服用该药，哪些患者不能。请记住，黑框警告是一种药物在被撤出市场之前 FDA 能发出的最严厉的警告。

接下来这部分内容最令我吃惊。科学家们最终得出结论，心脏问题与该药有关的证据并不确凿。他们怎么不试试去参加因服用该药而去世的死者的葬礼，然后把这个结论告诉死者家属？证据不确凿？我不是脑外科医生，但他们也大可不必用证据"砸"我的脑袋。我更关心的是，这不仅仅关系到这种药，更关系到人们服用的所有类似的药物。难道除了我（现在还有你！），就没有人把副作用和药物盗匪联系起来吗？

如果体内的叶酸、维生素 B_{12} 和辅酶 Q10 快被你正在服用的罗格列酮消耗一空，那么你就是在给自己的心脏（和肝脏）找麻烦。黑框警告只用来提醒某些患者可能出现的问题，并不会提供避免心脏出现问题的方案。这些黑框警告仅供医生阅读。药物信息表上也并不总会显示该类信息。除非医生告知，否则你可能根本无从得知一种药物对身体究竟有什么影响。当然，除非你正在阅读本书。

经常有人问我服用吡格列酮是否与服用罗格列酮一样危险。根据一项 2009 年 8 月发表在《英国医学杂志》（*British Medical Journal*）上的研究，服用吡格列酮看起来安全性更高。具体而言，研究人员总结："在老年糖尿病患者中，服用吡格列酮导致心力衰竭和死亡的风险明显低于服用罗格列酮。鉴于罗格列酮与吡格列酮相比缺乏明显的临床优势，继续使用罗格列酮可能不合理。"由此可见，服用罗格列酮似乎比服用吡格列酮更危险。在我们结束讨论这两种药物的话题之前，我想说，如果你阅读了我的另一本书——《无须进行药物治疗的糖尿病》，你便可找到一些自我帮助的自然方法，摆脱糖尿病药物。

　　当然，如果医生告诉你你必须服用罗格列酮或吡格列酮，那么你还可以通过服用抵御药物盗匪剂量的维生素 B_{12}、辅酶 Q10 和叶酸来保护心脏。

　　以下药物盗匪清单内包含一些较为常用的药物，如避孕药、类固醇药物、抗惊厥药物和糖尿病药物。

叶酸的药物盗匪

阻酸剂

- 西咪替丁
- 埃索美拉唑
- 法莫替丁
- 兰索拉唑
- 尼扎替丁
- 奥美拉唑
- 泮托拉唑
- 雷贝拉唑
- 雷尼替丁

止痛药

- 氨酚氢可酮
- 氢可酮和阿司匹林
- 羟考酮和阿司匹林

抗酸剂

- 氢氧化铝和氢氧化镁
- 碳酸铝凝胶
- 氢氧化铝
- 碳酸钙
- 氢氧化镁
- 碳酸氢钠

抗菌药（部分药物）

- 阿莫西林
- 阿奇霉素
- 头孢克洛
- 头孢地尼
- 头孢氨苄
- 环丙沙星
- 克拉霉素
- 多西环素
- 红霉素
- 左氧氟沙星
- 米诺环素
- 磺胺甲噁唑和甲氧苄啶
- 四环素

抗惊厥药物

- 卡马西平
- 乙琥胺

- 加巴喷丁
- 苯巴比妥
- 苯妥英
- 扑米酮
- 丙戊酸

抗炎药

- 塞来昔布
- 双氯芬酸
- 依托度酸
- 布洛芬
- 吲哚美辛
- 酮洛芬
- 萘普生
- 萘丁美酮
- 吡罗昔康
- 柳氮磺吡啶
- 舒林酸

抗代谢药（用于治疗牛皮癣）

- 甲氨蝶呤

抗病毒药

- 地拉韦啶
- 膦甲酸
- 拉米夫定
- 奈韦拉平
- 齐多夫定

- 齐多夫定和拉米夫定

巴比妥类药物

- 异戊巴比妥
- 布他比妥
- 戊巴比妥
- 司可巴比妥
- 司可巴比妥和异戊巴比妥
- 硫喷妥钠

降压药

袢类利尿剂：

- 布美他尼
- 依他尼酸
- 呋塞米

保钾利尿剂：

- 氨苯蝶啶

磺胺类利尿剂：

- 吲达帕胺

噻嗪类利尿剂：

- 氢氯噻嗪，以及任何含氢氯噻嗪的药物
- 甲氯噻嗪
- 氯噻嗪
- 氯噻酮
- 美托拉宗

降胆固醇药

- 消胆胺

皮质类固醇药物

- 倍他米松
- 地塞米松
- 氟伏沙明
- 氢化可的松
- 甲泼尼龙
- 泼尼松

吸入性皮质类固醇药物：

- 氟替卡松

糖尿病药物

- 格列美脲
- 格列吡嗪
- 格列本脲
- 二甲双胍格列本脲
- 二甲双胍
- 二甲双胍和西格列汀
- 吡格列酮
- 罗格列酮
- 妥拉磺脲

避孕药 /HRT 药物

- 结合雌激素

- 左炔诺黄体酮（许多避孕药都含有）

肌肉松弛剂

- 卡立普多

用于治疗乳腺癌的非甾体芳香酶抑制剂

- 阿那曲唑

水杨酸盐

- 阿司匹林

选择性雌激素受体调节剂（SERMs）

- 雷洛昔芬
- 他莫昔芬
- 托瑞米芬

SSRI 类抗抑郁药物

- 氟西汀
- 舍曲林
- 帕罗西汀

磺胺类药物

其他

- 酒精
- 雌激素过多

请常备这些盘中餐以补充叶酸

罗马生菜、菠菜、芦笋、芜菁菜、芥菜、羽衣甘蓝、西蓝花、花椰菜、甜菜（煮熟）、扁豆、斑豆、黑豆、鹰嘴豆、夏南瓜、黄瓜、木瓜、棉豆、草果和亚麻籽。

超低成本有效改善健康的方法

各种 B 族维生素相互依存。换句话说，各种 B 族维生素的比例很容易失去平衡。如果叶酸补充得过多，那么其他 B 族维生素就可能不足。因此，每当补充一种 B 族维生素时，你最好搭配服用复合 B 族维生素补充剂，确保有足够的其他 B 族维生素可以发挥作用。

一般保健剂量：400~800 微克，每天 1 次。

抵御药物盗匪剂量：400~800 微克，每天 2~3 次。

仅供参考

叶酸是一种可在实验室中合成的物质。许多专家认为补充合成叶酸也很安全，一些胃酸可将其转化为一种身体可用的活性形式。不过你可以选择补充在自然界中发现的活性形式叶酸，为身体省去转化负担。这些活性形式就是食物中叶酸的存在方式。你可以在标签上寻找如"5-MTHF""亚叶酸钙"和"亚叶酸"的字样。

与大多数 B 族维生素一样，叶酸会通过尿液排出。这就是为什么许多人每天服用 5 毫克（即 5 000 微克）叶酸，连续服用几个月都不会对身体产生任何负面影响的原因。但这种服用方式请勿超过 6 个月。该剂量属于较大剂量，它会造成体内的其他 B 族维生素水平失衡。我知道有些医生很钟情让患者补充叶酸，通常要求患者每天补充 5 毫克（甚至更多，有时肿瘤患者每天会服用 20 毫克叶酸补充剂）。但对普通大众来说，每天服用 5 毫克叶酸的剂量太大了。

前沿研究表明，在服用了过量的叶酸时，叶酸的抗癌作用会反转，甚至可能促进癌症的发展。这一悖论让我不得不提醒你，你要根据自身的具体需求确定剂量。正如我所说，大剂量的叶酸会使所有 B 族维生素健康的比例失衡，导致身体缺乏维生素 B_{12}。这会导致各种问题。通常情况下，出现恶心、腹胀或肾结石的症状，就说明身休摄入了过多的叶酸。

武装身体的营养安全系统

服用叶酸补充剂可为身体提供制造 5-MTHF 的原体，这一点很重要，因为 5-MTHF 是叶酸最具生物活性的活性形式。当身体很难将叶酸转化为这种活性形式时，你可以选择补充 5-MTHF 而非叶酸。这种活性形式的营养素已被建议用于治疗心血管疾病和晚期癌症，包括乳腺癌、结肠癌和直肠癌。想要知道自己是否存在叶酸转换障碍？你可以通过昂贵的血液测试进行基因评估，也可以对同型半胱氨酸水平进行测量；后者不仅便宜，还能确定身体 5-MTHF 的制造能力。如果同型半胱氨酸水平较高，那么你可能属于无法成功激活 5-MTHF 的人群。

为了对身体安全系统进行最严密的武装，你可在补充 5-MTHF 的同时补充维生素 B_{12}。维生素 B_{12} 与 5-MTHF 一样都是甲基供体。同时补充维生素 B_{12} 和叶酸有助于保持神经系统功能、心血管健康、正常细胞分裂和牙龈健康，在预防癌症方面也有一定的效果。

第 10 章
谷胱甘肽和 NAC

谷胱甘肽（glutathione）有时被称为"GSH"，是一种强大的抗氧化剂，它的名字很有趣，在我的"排毒营养素清单"上也名列前茅。与其他抗氧化剂一样，补充谷胱甘肽可以清除体内危险的自由基，即损害身体的天然分子。补充谷胱甘肽有助于增强免疫系统功能，减少患癌风险。

提到谷胱甘肽，人们一般会想到肝脏，因为肝细胞需要大量的谷胱甘肽来分解早餐中的炒鸡蛋、香肠、饼干、咖啡，以及一日三餐的其他食物。要知道，光是分解食物就已经耗尽了体内储存的谷胱甘肽，更遑论身体还要对付那些会进一步消耗谷胱甘肽的药物盗匪以及生活方式（如饮酒）。请记住，肝脏是身体的毒素过滤器。如果没有一个运转正常、功能良好的肝脏，死神很快就会降临。谷胱甘肽可以帮助肝脏完成工作。

健康的关节和软骨也需要谷胱甘肽，而对乙酰氨基酚会消耗这种营养素。这简直就是自相矛盾，因为对乙酰氨基酚经常被用于治疗关节疼痛。

我曾咨询国际著名环境医学专家之一、自然疗法医生，《清洁、绿色和瘦身》（*Clean, Green and Lean*）一书的作者沃尔特·克林宁（Walter Crinnion）关于谷胱甘肽在帮助保持身体高效运转方面的作用的问题。他对这种营养素的重要性以及它帮助身体运转的机制进行了解释："谷胱甘肽可以帮助身体清除重金属（如杀虫剂和干洗剂中的重金属）以外的有害毒素，将其转化为更容易被排出的物质。这对患有神经系统疾病（如多发性硬化症或帕金森综合征）的人来说非常重要，这些疾病有时被认为是重金属中毒或是在童年时期溶剂中毒导致的。"

随着这些疾病发病率的升高，我认为保持体内的谷胱甘肽处于较高水平对保持健康至关重要。

谷胱甘肽很难进入细胞，因为它体积大又"笨重"。它无法穿过细胞膜。由于谷胱甘肽体积庞大且难以被吸收，我通常不建议将其作为单独的补充剂进行补充，尽管这种想法也没什么危险。我更倾向于为身体细胞提供适当的营养素，让身体自己制造谷胱甘肽。你可以把"制造谷胱甘肽"当成一个食谱。这就像做蛋糕一样：蛋糕并非一开始就以蛋糕的形式出现；你必须混合所有的配料，然后静待烤箱中的奇迹。谷胱甘肽也一样。可以说，你要在细胞中"烹饪"出谷胱甘肽。让原体营养素轻松通过细胞的门户是一种效果更佳的方法。一旦进入细胞，它们就会愉快地结合在一起，在身体需要的地方生成谷胱甘肽。

制造谷胱甘肽需要优质复合维生素 B，因为复合维生素 B 可提供重要的 B 族维生素，如维生素 B_2、烟酸、维生素 B_6 和维生素 B_{12}，这些都是促进反应所必需的。还有三种必要的氨基酸。下列是它们可为身体带来的主要益处。

L- 甘氨酸：保护前列腺，巩固肌肉力量。

L- 谷氨酰胺：维护消化系统以及免疫系统。

L- 半胱氨酸：排毒的同时保护肝脏。

蛋白粉含以上三种重要的氨基酸（以及许多其他氨基酸）。混合蛋白粉种类繁多，让人应接不暇。我喜欢的蛋白粉依次为：火麻蛋白粉、大米蛋白粉、乳清蛋白粉和蛋清蛋白粉。我最喜欢火麻蛋白粉，因为它是从蔬菜中提取的蛋白质且每份均含大量 ω-3 脂肪酸。火麻籽是一种超级食物，所以从中提取的火麻蛋白对健康大有裨益。火麻蛋白很可能是唯一一个每天都可服用，且最重要的保健品。火麻蛋白含大量的锌、铁和镁，这三种矿物质是保持积极情绪、改善精力，以及控制血糖水平的必需营养素。

此外，还有大米蛋白粉、乳清蛋白粉和蛋清蛋白粉，这些产品有不同口味可供选择，如香草味和巧克力味。不过，不要太在意口味，你只需要在意这些营养补充剂能否快速、方便地补充身体所需的谷胱甘肽原体即可。这就是它们的好处。你可以在搅拌机中加入 1 勺蛋白粉，再加入水果和牛奶，这样就能获得一杯美味的提神饮料，同时还能增肌。在上尊巴舞蹈课之前我都会喝蛋白质奶昔，这样我就能获得巩固肌肉力量和保持精力充沛的所有营养素。

在选购蛋白粉时你会发现，乳清蛋白粉最受欢迎。这种动物性蛋白是谷胱甘肽原体的优质来源。有些人在遵循标签推荐剂量服用后感觉良好，但有些人（由于重金属中毒或进行了高强度锻炼）对谷胱甘肽的需求更高，他们需要服用蛋白粉的剂量比推荐剂量更大。他们每天可能需要服用 4 勺，而非一两勺。请勿自行决定剂量，请咨询医疗保健专业人士，了解适合自己的剂量。

为什么要担心剂量问题？加倍摄入蛋白质不仅超出了产品标签的推荐剂量，而且由于乳清蛋白来自动物，摄入大量动物蛋白（甚至来自牛排）会提高尿酸水平，引起高尿酸血症，导致肾结石和痛风。吃肉多的人以及健美运动员如果服用了过量乳清蛋白粉，当尿酸结晶聚集在某处时，可能就会出现这些问题。痛风患者的尿酸盐结晶一般会沉积在脚趾或手指的关节处，会引发剧烈疼痛。而这种情况发生在肾脏中就会形成肾结石。

那么，是否应该选择补充植物性蛋白，如火麻蛋白或大米蛋白呢？想选就大胆选吧，我也喜欢多样化。你可以每天或每月交替补充不同的蛋白质。我多年来一直在服用乳清蛋白粉，但偶尔也会交替服用蛋清蛋白粉。最好的乳清蛋白粉是那些标有"未变性"字样的蛋白粉。这说明蛋白质未被破坏，所有成分仍具有活性。在服用生产过程中暴露于高温下的乳清蛋白粉并不能提高体内谷胱甘肽的水平，因此你应坚持使用在高压而非高温条件下生产的产品。

上文提到的三种氨基酸——L- 甘氨酸、L- 谷氨酰胺和 L- 半胱氨酸——在我提到的蛋白粉中的含量都非常少。它们在体内发挥着重要作用。蛋白粉是身体所需的所有氨基酸的丰富来源，因此你无须补充每一种氨基酸，虽然你可以这么做。补充蛋白质是提高谷胱甘肽水平的最迅速的方法。在这三种氨基酸中，L- 半胱氨酸是迄今为止最重要的一种，这也是为什么它经常以独立补充剂的形式出售。在健康食品店很容易买到半胱氨酸或其衍生物补充剂。

　　NAC 是半胱氨酸的稳定衍生物之一，在美国大多数健康食品店，该物质都会作为独立补充剂出售。NAC 会在体内发生一些化学反应，帮助身体生成还原型谷胱甘肽——"还原型"意味着谷胱甘肽具有活性，是身体所需的类型。许多整体健康领域的医生会建议患者服用 NAC 提高体内谷胱甘肽的水平，因为这种营养素在排出体内危险的毒素、用过的药物、多余的激素和某些重金属方面发挥着重要作用。医生之所以推荐补充 NAC，是因为谷胱甘肽本身过于笨重，无法进入细胞，而 NAC 可以直接进入细胞。

　　补充 NAC（显然还有谷胱甘肽）可以帮助解决呼吸道问题、肺气肿、充血性心力衰竭、艾滋病、癫痫、心脏病，以及重金属中毒问题。它还能帮助吸烟者戒烟。

　　谷胱甘肽也对因自身免疫性疾病（干燥综合征）而出现眼部问题的人有益。一项双盲安慰剂对照研究显示，每天补充 3 次剂量为 200 毫克的谷胱甘肽可让患者获益。

注意事项

　　糖尿病患者需要注意，补充 NAC 有助于降低血糖水平。这是一件好事，但你如果正在通过服用药物或注射胰岛素来严格地控制血糖水平，又想服用 NAC 补充剂，那么你就需要咨询医生，医生会根据实际情况适当调整你的服药剂量。你如果选择服用这种补充剂，那么我建议你严密监测血糖水平。

　　你还应该注意，过量补充 NAC 与过量服用蛋白粉一样可能引发肾结石。你可以服用大约 2 到 3 倍 NAC 补充剂剂量的维生素 C 补充剂。补充维生素 C 有助于最大限度地减少形成结石的概率。NAC 可帮助排出体内的重金属和其他毒素，如汞、铅、镉和砷。"补充 NAC 会影响体内其他矿物质"一说存在争议。一些专家认为，NAC 无法区分重金属和一些身体必需的金属营养素，如铜和锌，他们建议人们每天服用小剂量的铜锌配方补充剂，以中和该类矿物质的流失。不过，包括我在内的大多数人在服用 NAC 补充剂的同时不会再另行补充铜和锌，且没有出现身体不适。

对许多人来说，维生素 C 补充剂和 NAC 补充剂搭配服用的效果非常神奇。动物实验表明，该组合可以阻止前列腺癌和淋巴瘤的扩散。NAC 和谷胱甘肽可回收体内其他的抗氧化剂，使其再次发挥作用。因此，如果服用该补充剂，抗氧化剂为身体清除毒素的机会将不再局限于 1 次，而是多次。NAC 和谷胱甘肽能回收维生素 A、维生素 C 和维生素 E，更好地保护身体，减少患癌风险。你也了解了，这些营养素在尽职尽责地为细胞提供"管家服务"。

蛋白粉（可提供谷胱甘肽的原体）和 NAC 补充剂哪个更好，目前还存在一些争论。医学专家克里尼翁博士就这个问题进行了分析："比起乳清蛋白，NAC 更能提高谷胱甘肽水平。它的成本更低，但提高谷胱甘肽水平的速度更快。NAC 能迅速提高体内谷胱甘肽的水平，帮助身体排出更多的重金属。当了解到谷胱甘肽还能帮助肾脏排出来自鱼类的甲基汞时，大多数人都对它刮目相看。补充 NAC 是提高谷胱甘肽水平的不错方式，它不会对重金属进行重新分配，只是将其排出体外。"

谷胱甘肽可在肝脏受到任何形式的损伤或感染时大显身手。除了呵护肝脏，谷胱甘肽益处良多。患有严重疾病（帕金森综合征、多发性硬化症、肌萎缩侧索硬化或重金属中毒）的患者可以要求医生开静脉注射谷胱甘肽的处方。通过静脉注射，谷胱甘肽水平只需几分钟便可提高。口服补充剂更便宜、更方便，但对有需要的人来说，静脉注射谷胱甘肽是不错的选择，且注射剂的效果比口服剂的更佳。

补充谷胱甘肽可以提高身体对体内循环的多巴胺的敏感性，这也是为什么患有严重抑郁症的人在增加乳清蛋白的摄入量后，会突然感到自己的生活充满希望。谷胱甘肽也有助于治疗儿童自闭症。

同时补充谷胱甘肽、矿物质与维生素可以提升大脑功能，改善情绪，且比服用昂贵药物的安全性更高。目前的抗抑郁药物有一系列副作用，包括攻击性增强、失眠、心悸，甚至产生自残的想法。对这些副作用来说，谷胱甘肽是一种非常受欢迎的缓解剂。谷胱甘肽也可与这类药物同服。

以下的清单列出了谷胱甘肽的药物盗匪，名单非常短，尽管我希望自己可以将肝脏需要处理的数百种药物都列出来。肝脏会利用谷胱甘肽代谢身体摄入的所有药物，并在发挥药效后将多余的药物排出体外。没有谷胱甘肽，血液中的药物和毒素根本无法被清除。因此，谷胱甘肽不可或缺。

以常用的非处方止痛药对乙酰氨基酚为例。如果体内有足够的谷胱甘肽，谷胱甘肽就会处理对乙酰氨基酚代谢物，让其丧失毒性，然后将其排出体外。如果服用过量的对乙酰氨基酚，或肝脏必须处理的药物过多，体内的谷胱甘肽就会被过度消耗。懂了吗？如果身体不能很好代谢对乙酰氨基酚，它（或其代谢物）就会产生细胞毒性，然后杀死肝细胞，这对敏感体质人群来说是致命的。我没有夸大其词。有趣的是，在医院，医生会通过给患者补充 NAC 来挽救对乙酰氨基酚中毒患者（通常是儿童）的生命。我曾在美国毒物控制中心工作，也亲眼见证过这种治疗方法。没错，NAC 是对乙酰氨基酚中毒的解毒剂，因为它能"拯救"肝脏。

任何通过肝脏的药物（无论以下清单是否列出），都会增加身体对谷胱甘肽的需求。只要药物通过肝脏就会对肝脏造成负担，身体就会需要补充 NAC 或谷胱甘肽等"养肝"营养素。任何对肝脏造成负担的事物（吸烟、咖啡因、酒精、减重药、草药等）也都可能增加身体对谷胱甘肽的需求，所以你可以考虑补充蛋白质或 NAC，补充氨基酸，让身体开始制造谷胱甘肽。

需要肝脏处理（代谢）的药物有数百种，以下列出的只是一小部分。其他药物由于没有关于其与营养素消耗的研究，所以暂未列出。

谷胱甘肽的药物盗匪

阻酸剂

- 西咪替丁
- 埃索美拉唑
- 法莫替丁
- 兰索拉唑
- 尼扎替丁
- 奥美拉唑
- 泮托拉唑
- 雷贝拉唑
- 雷尼替丁

止痛药

- 氨酚双氢可待因
- 对乙酰氨基酚
- 含布他比妥的药物
- 氨酚氢可酮
- 氨酚羟考酮
- 丙氧氨酚

抗酸剂

- 氢氧化铝和氢氧化镁
- 碳酸铝凝胶
- 氢氧化铝
- 碳酸钙
- 氢氧化镁
- 碳酸氢钠

抗菌药（部分药物）

- 阿莫西林
- 阿奇霉素
- 头孢克洛
- 头孢地尼
- 头孢氨苄
- 环丙沙星
- 克拉霉素

- 多西环素
- 红霉素
- 左氧氟沙星
- 米诺环素
- 磺胺甲噁唑和甲氧苄啶
- 四环素

三环类抗抑郁药物

- 氯米帕明
- 地昔帕明

抗病毒药

- 膦甲酸
- 拉米夫定
- 齐多夫定
- 齐多夫定和拉米夫定

其他

- 酒精
- 所有维生素 B_1 的药物盗匪
- 所有维生素 C 的药物盗匪（合成谷胱甘肽需要维生素 C）
- 所有需要肝脏代谢的药物
- 尼古丁

请常备这些盘中餐以补充谷胱甘肽

谷胱甘肽可在细胞内生成。所以你必须食用含谷胱甘肽原体（氨基酸）的食物，这样身体才能在细胞内将氨基酸转化为谷胱甘肽。蛋白粉和含氨基酸的食物是这些原体的来源。以下食物富含该类氨基酸：水果、鱼类、肉类和乳清。绿色蔬菜、小球藻、芦笋、西蓝花、卷心菜、抱子甘蓝、花椰菜、羽衣甘蓝、西瓜、牛油果、核桃、柚子、橙子、麝香甜瓜、橡子南瓜、桃子、西葫芦、菠菜和鸡蛋也是不错的来源。用姜黄调味也是不错的选择。生吃新鲜的香菜或芹菜也是快速提高谷胱甘肽水平的绝佳方法。

超低成本有效改善健康的方法

一般保健剂量：补充 NAC，每天 400~800 毫克。

抵御药物盗匪剂量：补充 NAC，每天 600~1 200 毫克。

抵御化疗副作用剂量：补充 NAC，每天 1 800 毫克，可减轻恶心呕吐症状。请咨询医生。

仅供参考

服用蛋白粉（如乳清蛋白粉、大米蛋白粉、蛋清蛋白粉和火麻蛋白粉）可快速提高体内谷胱甘肽水平。你可以每天服用 1 勺或 2 勺。另一种补充谷胱甘肽的方法是服用 NAC 补充剂。如服用后出现胃部不适、心脏灼热或食欲增加，说明你摄入的 NAC 过多。如果出现这种情况，请减小剂量。请务必小心不要补充过多的 NAC（或半胱氨酸），因为它是一种温和的重金属捕集剂，有清除汞、铅、镉和铯的能力。你如果消化能力较弱，经常便秘，这些重金属就会从各个器官中被释放出来，与半胱氨酸结合后重新在其他地方沉积。换句话说，不把重金属排出体外而是让它们在体内四散对身体没有半点儿好处，所以你要先解决消化问题。与所有好东西一样，补充 NAC（和半胱氨酸）要适量，要按照本书或标签上建议的剂量服用。

武装身体的营养安全系统

你可以将较为常见的草药水飞蓟与谷胱甘肽补充剂搭配服用。排毒主要在肝脏进行，肝脏的工作十分繁重。水飞蓟（或其活性成分为水飞蓟素）之所以有名，是因为它可以保护肝脏，提高解毒能力。动物实验表明，补充水飞蓟还能提高肝脏中谷胱甘肽的水平。水飞蓟和谷胱甘肽可在体内组成一个"神奇小队"，尤其是在帮助身体清除多余化学物质以及重金属方面，可以用来组建一个防卫严密的安全系统！

第 11 章
铁

在药店中，铁通常以补充剂的形式出售，但作为一种天然矿物质，它也存在于许多食物中。世界卫生组织认为铁缺乏病是世界头号营养性疾病。对经常抱怨疲劳的人来说，我并不会推荐他们服用铁补充剂，因为大多数人在日常生活的饮食中都能获得充足的铁。过量的铁会对肠道造成负担，引发恶心、痉挛、腹泻、便秘等症状。尽管如此，如果你的血液检测结果显示缺铁，或者医生建议你服用铁补充剂，请你务必遵医嘱。

身体需要铁来制造一种名为"血红蛋白"的蛋白质。血红蛋白就像拖车，可将氧气拖至全身各处。身体会将一些铁储存起来，直到再次需要时才释放；可以说，铁是"可回收"的，这着实令人惊喜。此外，在服用任何类型的铁补充剂时，粪便都会变成绿色；粪便也可能单纯变暗，甚至变黑。身体很容易摄入过量的铁，因为它会积聚，这对婴儿来说尤其危险。所以你如果在用铁补充剂，一定要将它紧锁于药柜之中，避免婴儿误食。

除了疲劳，缺铁也有其他症状。例如，你可能出现脾气暴躁、情绪低落、注意力不集中等症状。皮肤苍白、没有血色或舌头疼则为致命信号。免疫力下降时，缺铁会使指甲变脆或身体容易被感染。在几乎不劳累的情况下，缺铁会使心脏疯狂跳动。其他类型的疾病和营养不良也有同样的症状。因此，人们很难从其他健康问题中辨别出铁缺乏病，但如果想增强身体的能量储备，了解这一点非常重要。

　　对保持精力来说，铁非常重要，没有充足的铁，人就可能患上甲状腺功能减退症（甲状腺素低）。如果你被告知自己患有甲状腺功能减退症，那么这一疾病就很可能是缺铁导致的。身体需要充足的铁来将没有活性的甲状腺素（T_4）转化为有活性且充满活力的甲状腺素（T_3）。铁还可以帮助 T_3 穿过细胞膜，在细胞内产生能量。甲状腺功能减退症有一个常被忽视的诱因，即缺铁性贫血。悲哀的是，很多人都会服用医生开的甲状腺素处方药，这些处方药通常需要终身服用（且随着时间推移，服用剂量也必须加大），而他们真正需要的是铁！请注意，请不要自行决定把处方药替换为铁补充剂。你需要进行专门的测试，并在医生的专业指导下确定是否可以替换药物。

　　有多种检测方法可供医生测量患者体内的铁水平。血清铁蛋白测定和转铁蛋白饱和度比值测定是两种比较可靠的检测方法。如果专门的血液检测结果证实你缺铁，那么服用这种营养补充剂将很快为你的身体注入活力——大约需要 3~6 个月。但请注意，有些人在服用铁补充剂数月后仍无效果，即他们的血液中的铁水平仍然较低，或者仍然有强烈的疲惫感或患有甲状腺功能减退症。未被确诊的肠易激综合征可能是该种情况的元凶，稍后我将对此进行解读。

　　顺便说一下，你如果必须服用处方类甲状腺素药物和铁补充剂，请勿同时服用。你可将铁补充剂与甲状腺素分开 4~6 小时服用，否则它们的疗效可能相互抵消。药物之间的相互作用并非导致身体无法吸收铁的唯一原因。其他一些与生理情况有关的原因，如胃酸过少或肠易激综合征也可能导致这种情况。肠易激综合征也被称为"肠漏"，指肠道内壁受损而出现大的开口（正常情况下，结肠壁会保持紧密封闭的状态，防止身体对即将被排出体外的废物进行二次吸收），一些有毒的碎片（如未消化的食物颗粒和毒素）会冲破肠壁。在过去，医生对肠易激综合征并不十分了解，但这种疾病确实存在，而且可能是导致数百种疾病的元凶，因为通过肠道漏出的毒素可能在身体的任何器官内滞留，令人产生各种症状。

　　大多数人都知道，小麦蛋白从肠道漏出会导致麸质过敏；这应该是肠易激综合征最常见的例子。这种真菌可导致数百种疾病。有些人对牛奶过敏很可能是因为酪蛋白从他们的肠道漏出而后进入了血液！明白了吗？结肠中的孔洞会导致毒素外泄，并在体内制造混乱。名为"白色念珠菌"的酵母菌是导致肠易激综合征的常见元凶。肠易激综合征会阻碍身体对维生素和矿物质（包括铁）的正常吸收。

在我看来，肠易激综合征是各种营养素的盗匪，因为它会导致吸收不良。胃酸过多或胃酸过少也会导致身体缺铁。测量胃酸水平很简单，医生可以通过检测胃泌素进行测量。如果测量结果显示身体需要胃酸，那么你可以在各大健康食品店购买健康"消化酸"补充剂，这些"消化酸"补充剂的标签上会标有"甜菜碱""甜菜碱盐酸盐"或"盐酸甜菜碱"的字样。服用时请严格遵照标签说明，这样既能有效提高胃酸水平，又不会引起胃灼热。

某些人为最易缺铁人群，该人群包括：

- 素食主义者；
- 近期做过手术的人；
- 服用的药会消耗铁元素的人；
- 月经量过多的女性；
- 消化道存在轻微穿孔的人，如溃疡患者，这些人会出现缓慢且持久性的渗血；
- 孕妇；
- 克罗恩病、乳糜泻或肠易激综合征患者；
- 正在接受螯合疗法的人群；
- 维生素 B_2 缺乏病患者（见第 19 章）；
- 肾病患者。

由此可见，很多人都可能缺铁。在采访美国俄克拉何马州塔尔萨市肿瘤学家约翰·洛雷（John Lohrey）医生时，他与我分享了很多关于贫血的知识。关于铁，他提出了这样一个重要观点："除了经期女性，任何缺铁的人都应该接受结肠镜检查以排除患结肠癌的风险。粪便中没有血迹并不能作为判断标准，因为出血的程度可能非常轻微或断断续续。"

　　这项检查的存在如同生命挽救者，因为它可以尽早检测出结肠癌。洛雷医生表示，女性如果在绝经前发现自己便血，同样有必要进行结肠镜检查。"泌尿生殖道是较罕见的失血部位。"他说，"缺铁性贫血患者也应该进行尿检，排除尿血风险。"肾病患者（尤其是正在接受透析的患者）往往会出现缺铁的情况，因为他们的肾脏不能进一步生产一种激素（促红细胞生成素），这种激素可以帮助身体生成红细胞。大量饮用黑葡萄汁或红葡萄酒的人也需要补充铁。

　　如果医生没有建议你直接服用补充剂，你还可以通过食用蛤蜊、牡蛎、贻贝、肝脏、豆类和南瓜子等富含铁的食物来补充体内储存的铁。你在吃这些食物的同时可以喝一些橙汁，因为维生素 C 可以促进铁的吸收。

　　还有一点需要注意：有一种新理论认为，铁在大脑中堆积会引发多发性硬化症和与此相关的症状。你如果患有多发性硬化症，请观看我的视频《针对多发性硬化症与慢性脑脊髓静脉供血不足的解放疗法》(The Liberation Treatment for MS and CCSVI)，也可以阅读我的文章《新发现：多发性硬化症的解放疗法》(New Discovery: Liberation Treatment for Multiple Sclerosis)。该类人群或许需要避免服用铁补充剂。

铁的药物盗匪

阻酸剂

- 西咪替丁
- 埃索美拉唑
- 法莫替丁
- 尼扎替丁
- 奥美拉唑
- 泮托拉唑
- 雷贝拉唑
- 雷尼替丁

止痛药

- 含布他比妥的药物
- 卡立普多和阿司匹林
- 氢可酮和阿司匹林
- 羟考酮和阿司匹林

抗酸剂

- 氢氧化铝和氢氧化镁
- 碳酸铝凝胶
- 氢氧化铝
- 碳酸钙
- 氢氧化镁
- 碳酸氢钠

抗菌药（部分药物）

- 阿莫西林
- 左氧氟沙星
- 米诺环素
- 新霉素
- 磺胺甲噁唑和甲氧苄啶
- 四环素
- 阿奇霉素
- 头孢克洛
- 头孢地尼
- 头孢氨苄
- 环丙沙星
- 克拉霉素
- 多西环素
- 红霉素

非甾体抗炎药（NSAIDs）

- 塞来昔布
- 双氯芬酸
- 布洛芬
- 吲哚美辛
- 酮洛芬
- 美索巴莫和阿司匹林
- 萘普生
- 舒林酸

抗病毒药

- 地拉韦啶
- 膦甲酸
- 拉米夫定
- 奈韦拉平
- 齐多夫定
- 齐多夫定和拉米夫定

双膦酸盐类健骨药

铁元素会阻碍其被身体吸收，应在服用这类药物后 2~4 小时补充铁。

- 阿仑膦酸钠
- 依替膦酸
- 利塞膦酸钠
- 替鲁膦酸钠

降压药

- 甲基多巴

祥类利尿剂：

- 布美他尼
- 依他尼酸
- 呋塞米

保钾利尿剂：

- 阿米洛利（米达莫）
- 螺内酯
- 氨苯蝶啶

磺胺类利尿剂：

- 吲达帕胺是一种"磺酰胺"药物，该类药物会消耗体内的铁；但目前还没有针对这种药物及其药物盗取影响的直接研究。

螯合剂

- 青霉胺

降胆固醇药

- 消胆胺
- 考来替泊

帕金森病药物

- 左旋多巴
- 左旋多巴和卡比多巴
- 左旋多巴、卡比多巴和恩他卡朋（此药物组合尚未被证明会消耗体内的铁；但其成分之一为左旋多巴）

水杨酸盐

- 阿司匹林
- 阿司匹林和双嘧达莫

磺胺类药物

磺胺类药物、一些糖尿病药物

甲状腺药物

- 甲状腺素
- 左甲状腺素

其他

- 酒精
- 别嘌醇（不是药物盗匪；它可以促进身体对铁的吸收）
- 咖啡和茶（甚至不含咖啡因的也一样！你可以喝咖啡或茶，但饮用它们与服用铁补充剂要分开几小时）
- 乳制品（会减少身体对铁的吸收）
- 过量补充锌（锌和铁的水平必须保持平衡，过量的锌会抑制身体对铁的吸收）
- 胃酸过少（胃酸水平低）
- 葡萄汁
- 铁蛋白水平低
- 红酒
- 维生素 B_2 的药物盗匪（参阅第 19 章）

请常备这些盘中餐以补充铁

牲畜、家禽和鱼类都含易于被人体吸收的铁。铁的其他来源包括甜菜、菠菜、百里香、姜黄、莳萝、肉桂、欧芹、迷迭香、糖蜜、芥菜、芜菁菜、青豆、香菇、芦笋、鹰嘴豆、韭菜、豆腐、橄榄、扁豆、海带和芝麻。饮茶可能抑制身体对水果和蔬菜中铁的吸收，因此你应在食用这些果蔬后 1~2 小时后再饮茶。

超低成本有效改善健康的方法

一般保健剂量： 仅使用富含铁的食物即可，过量补充铁会适得其反，多余的铁元素会转化为自由基，自由基会对组织，尤其是血管内膜发生有毒的氧化反应。因此，除非血清铁蛋白测定证实你的身体缺铁，否则服用铁补充剂的时长不要超过 3 个月。男性每天需要的剂量为 10~20 毫克，而经期、孕期或哺乳期女性需要的更多，每天 20~30 毫克。

抵御药物盗匪剂量： 每天可补充的剂量为 20~30 毫克，服用时长不要超过 3 个月。请勿在食用 / 饮用其他含矿物质（如钙）的食物（如乳制品）2 小时内服用铁补充剂。你可能需要连续服用数周至数月才能看到最佳疗效。服用期间，粪便通常会出现无害的变色，如变成深绿色或黑色。这属于正常现象，这是由于未被吸收的铁会被排出体外。请记住，矿物质本身的颜色很深。

仅供参考

请勿同时服用铁补充剂和食用 / 饮用乳制品。大多数铁补充剂都有以下典型的副作用：胃部不适、胀气、便秘（或腹泻）、胃灼热、痉挛、恶心等。服用双甘氨酸铁、甘氨酸铁或双甘氨酸亚铁形式的铁补充剂可最大限度地减少或完全消除这些问题。这些补充剂中的铁都是铁的螯合形式（即螯合铁），也就是说，氨基酸会附着于矿物质上。在这些例子中，2 个甘氨酸分子会与 1 个铁离子结合。

这种独特的组合可以像其他氨基酸一样通过肠道，并被身体吸收，而不会像大多数形式的铁那样刺激肠道并导致便秘。这就是我经常推荐人们服用螯合形式的矿物质补充剂的原因。一般来说，这种形式的矿物质容易被身体吸收，且副作用较小。

身体对螯合铁的吸收似乎存在限度，一旦满足了需求，身体便会停止吸收铁。因此，服用螯合铁补充剂的安全性更高。这一点很重要，因为身体摄入大量的铁就会中毒，这是导致幼儿中毒和死亡的主要原因之一。对成年人来说，摄入过量的铁会造成氧化损伤，因为它会转化成为自由基。

虽然你在许多健康食品店内可以看到各种品牌的螯合铁补充剂的身影，但一般的医生或药剂师可能并没有听说过这种铁。互联网上有大量关于其安全性和有效性的研究；我本人更喜欢补充这种形式的铁，并且已经断断续续服用螯合铁补充剂1年多了。我的指甲开始疯长，且我生平第一次觉得自己的指甲变漂亮了。

空腹服用铁质补充剂是最理想的补充铁的方式，但矿物质对肠道有刺激性，如果你出现肠胃不适，就需要在进食时服用。不过，双甘氨酸铁应该不会给胃肠道带来负担。在服用抗酸剂，食用鸡蛋、全麦面包、麦片，饮用牛奶、茶、咖啡的前后2小时内不要服用任何类型的铁补充剂。相对来说，在服用大多数非处方铁补充剂（如硫酸亚铁、葡萄糖酸亚铁、富马酸亚铁）时容易出现摄入过量的问题，它们与双甘氨酸铁不同。如前所述，服用甘氨酸亚铁补充剂比较安全，因为它不会引起便秘，而且身体本身就存在一种防止吸收过多的铁的机制。尽管如此，我也几乎不会主动建议人们服用铁补充剂，除非血液检测结果证实身体缺铁，且身体出现的症状与检测结果相符。

在某些情况下，适当补充铁是安全、明智之举。例如，在身体遭受药物侵蚀时，在身体确实缺铁时，或者当你经常献血或月经过多时。在这些时候，短时间内补充小剂量的铁是可行的。请记住，你如果有孩子，请看紧家里的药箱，以免孩子误食铁补充剂，因为摄入过量的铁对孩子极其危险。

武装身体的营养安全系统

虽然橙汁不含铁，但每天喝一杯橙汁有助于促进身体对铁的吸收；橙汁中的维生素 C 可提高铁的吸收率。喝橙汁可能不足以满足某些人的需求。如果医生希望你提升身体对铁的吸收，比起果汁，他可能建议你服用维生素 C 补充剂。这种情况下（并非每个人都适用），你可在补充 20~30 毫克铁的同时搭配补充大约 200 毫克维生素 C。但我并不建议每个人都补充维生素 C，因为这会增加铁的副作用，但如果你想为身体打造一个严密的安全系统，这也是一种可行之法。

在用餐和服用铁补充剂时服用盐酸甜菜碱补充剂或甜菜碱补充剂是另一种补充方式。二者可一同服用。服用盐酸甜菜碱补充剂或甜菜碱补充剂可让胃酸量稍微增多。如今，许多人胃酸过少，所以他们的身体并不能很好地吸收铁，而且他们吃完饭后经常会打嗝。服用这种补充剂可改善大多数人的消化问题，也可以改善身体对铁的吸收。

这种方法应该不会有副作用，但你如果服用后出现胃灼热，那么可以不补充甜菜碱。你如果在服用阻酸剂，那么自然也就需要避免服用这些补充剂。

这又会引发另一个问题，因为许多服用阻酸剂的人实际上需要胃酸。你如果想要了解更多信息，请阅读我的文章《胃灼热？直觉告诉我你需要更多酸》（*Heartburn? My Gut Feeling Is That You Need More Acid*）。

第 12 章
镁

一直以来，镁都是我最喜欢的矿物质之一，因为它对全身都有好处。你可以把它想象成镇静剂，因为它能让人从头到脚都放松下来。镁对保持良好的情绪很重要，但大多数人并没有意识到它在稳定血压方面有不可或缺的作用。没有足够的镁，人的血压就会升高，情绪波动就会变大。身体需要这种矿物质来让心脏保持有节奏地跳动，来让胰腺功能保持在最佳状态。缺镁会导致心脏和血糖问题。

西方人缺镁的部分原因是土壤耗竭以及食品加工。这就是现在心脏病、抑郁症和糖尿病患者比比皆是的原因之一。补充镁不像补充钙那样时髦。你应该也没有见过有人嘴唇上残留着刚刚喝下去的镁补充剂吧？如果有，那嘴唇颜色一定是绿色的，因为镁大多存在于许多绿色食品（如海藻、菠菜、萝卜和螺旋藻）中。这颜色并不好看。

镁很重要，如果体内没有足够的镁，人在一生中会罹患更多的疾病，并且相比于镁水平正常、健康的人来说，身体缺镁的人会死得更早。说真的，它非常重要。

缺镁会导致肌肉无力、震颤和痉挛。心脏本身就是肌肉。如果心脏出现痉挛或震颤，那么你的麻烦就来了。事实上，缺镁会导致心律失常，如心房颤动、不规则收缩和心动过速。一些研究表明，补充镁还有预防支气管痉挛的作用，对哮喘患者也有益处。

镁对大脑有很强的保护作用，如果身体缺镁，人就容易出现偏头痛、失眠、焦虑、恐惧症、脑雾、抑郁等症状，以及出现自杀念头。如果缺乏这种强大的矿物质，身体可能更频繁地出现头痛、偏头痛、筋膜痉挛（抽搐）、肌痛、指甲生长不良、哮喘等症状。更糟糕的是，身体还可能出现腿抽筋、全身酸痛、心脏衰弱、高血压、血液黏稠等症状。

镁通常会与钙结合进行骨骼构建，因此缺镁会导致骨质脆弱（骨质疏松症），这种情况更容易发生在女性身上。事实上，在身体缺镁时，女性会感到很难受。除了骨质疏松症，女性还会情绪不稳定，出现更多 PMS 症状，如流泪、抽筋、情绪波动和易怒，甚至出现恐慌发作。

儿童健康的大脑功能也需要镁来维持。研究表明，镁水平低可能导致注意缺陷与多动障碍（Attention deficit and hyperactivity disorder, ADHD）。事实上，医学研究人员早就知悉这种影响。早在 1997 年，一项研究便发现 95% 的 ADHD 患儿体内缺镁。1987 年，在另一项针对 75 名缺镁的 ADHD 患儿的实验中，患儿们被随机分配接受标准治疗并补充镁或仅接受标准治疗，实验为期 6 个月。接受标准治疗并补充镁的患儿在性格和行为方面有明显改善，而对照组患儿的行为在研究期间有所恶化。

这就解释了为什么许多治疗 ADHD 的天然保健品都含镁。这种矿物质有助于放松大脑，让注意力更加集中。

这本书是为成人而非儿童准备，所以本书所建议的都是成人剂量。但这里我有必要标出儿童的适当剂量：1~3 岁儿童每天的剂量为 80 毫克；4~8 岁儿童每天的剂量为 130 毫克；9~13 岁儿童每天的剂量为 240 毫克。请务必让孩子的儿科医生知悉孩子服用补充剂的情况。如果孩子正在服药，那么你需要先征得医生同意再开始给孩子服用补充剂。

我经常推荐抑郁症患者（想稳定情绪）、肌痛患者（想减轻肌肉疼痛）、愤怒管理问题患者和攻击性人格患者（想镇静）补充这种矿物质。如果你的伴侣像一头塔斯马尼亚魔鬼[①]，一看到脏盘子就会大发雷霆，那么即使补充镁也对她/他毫无作用。镁真正的作用是让人更放松，不再忧心忡忡，感到更满足，或减少恐慌发作的频率。

一些专家认为补充镁绝对可以在治疗自杀性抑郁症中占有一席之地，我也同意这一观点。当然，任何患有严重抑郁症的人都应该接受医生的专业治疗，是否在治疗方案中添加镁补充剂需要遵医嘱。无须多言，服用镁补充剂对轻度抑郁症患者来说也是一个不错的选择。许多读者在阅读了我撰写的《缓解抑郁和减轻焦虑的自然方法》（*Natural Ways to Ease Depression and Reduce Anxiety*）专栏文章后选择补充镁，并取得了良好的效果。

最后，也是最惊喜的部分：一块纯黑巧克力大约含300毫克镁。所以说，吃巧克力不仅可以抚慰灵魂，还可以滋养大脑！真棒。

镁的药物盗匪

阻酸剂

- 西咪替丁
- 埃索美拉唑
- 法莫替丁
- 尼扎替丁
- 奥美拉唑
- 泮托拉唑
- 雷尼替丁
- 雷贝拉唑

抗酸剂

- 氢氧化铝和氢氧化镁
- 碳酸铝凝胶
- 氢氧化铝
- 碳酸钙
- 氢氧化镁
- 碳酸氢钠

抗菌药（部分药物）

- 阿莫西林
- 阿奇霉素

---

① "塔斯马尼亚魔鬼"是袋獾的外号，这种动物以独特的嚎叫声和暴躁的脾气闻名于世。——译者注

- 头孢克洛
- 头孢地尼
- 头孢氨苄
- 环丙沙星
- 克拉霉素
- 多西环素
- 红霉素
- 左氧氟沙星
- 米诺环素
- 磺胺甲噁唑和甲氧苄啶
- 四环素

抗病毒药

- 地拉韦啶
- 膦甲酸
- 拉米夫定
- 奈韦拉平
- 齐多夫定
- 齐多夫定和拉米夫定

降压药

- 肼屈嗪

ACE 抑制剂：

- 依那普利和氢氯噻嗪

血管紧张素 II 受体阻滞剂：

- 缬沙坦和氢氯噻嗪

袢类利尿剂：

- 布美他尼

- 依他尼酸
- 呋塞米
- 托拉塞米

噻嗪类利尿剂（以及所有含氢氯噻嗪的药物——许多药物都含氢氯噻嗪）：

- 坎地沙坦和氢氯噻嗪
- 氯噻嗪
- 氯噻酮
- 氢氯噻嗪
- 甲氯噻嗪
- 美托拉宗

保钾利尿剂：

服用保钾利尿剂可能消耗镁，但还未确定。

磺胺类利尿剂：

- 吲达帕胺

抗心力衰竭药

- 地高辛

中枢神经系统兴奋剂

- 哌甲酯

降胆固醇药

- 消胆胺
- 考来替泊

皮质类固醇药物

- 倍他米松
- 地塞米松
- 氢化可的松
- 甲泼尼龙
- 莫米松
- 泼尼松龙
- 泼尼松
- 曲安西龙

吸入性皮质类固醇药物：

- 氟尼缩松
- 氟替卡松
- 曲安西龙

避孕药/HRT 药物

- 己烯雌酚
- 雌二醇
- 结合雌激素
- 酯化雌激素
- 雌酮硫酸酯哌嗪
- 炔雌醇

免疫抑制剂

- 环孢素
- 他克莫司

用于治疗乳腺癌的非甾体类芳香化酶抑制剂

- 阿那曲唑

骨质疏松症

- 雷洛昔芬

选择性雌激素受体调节剂（SERMs）

- 雷洛昔芬
- 他莫昔芬
- 托瑞米芬

磺胺类药物

磺胺类药物、一些糖尿病药物

其他

- 酒精
- （长期或过量）补钙
- 咖啡
- 雌激素过多症
- 皮质醇水平过高
- 高糖饮食（葡萄糖、果糖、蔗糖）
- 任何形式的吸收不良（乳糜泻、克罗恩病、胰腺炎、暴饮暴食、厌食症）
- 矿物油

请常备这些盘中餐以补充镁

甜菜、菠菜、海带、豆腐、豆类、巧克力、带皮烤土豆、燕麦片、全谷物、南瓜、芜菁菜、南瓜子、西蓝花、比目鱼、亚麻籽、生姜、葵花子、芝麻、藜麦、荞麦、西红柿、抱子甘蓝、扇贝、黄鳍金枪鱼、芦笋、蘑菇、豆豉、糙米、燕麦、棉豆。

超低成本有效改善健康的方法

一般保健剂量：100~200 毫克，每天 1~2 次。

抵御药物盗匪剂量：300~400 毫克，每天 1~2 次。

仅供参考

你应该注意到了，许多医生并没有采用最好的检测方法来诊断潜在的镁缺乏病。缺镁可能导致身体出现各种问题，但医生会告知你你体内的镁水平正常。在这里我要强调一下：测量镁水平不用血清，而必须用红细胞。医生需要知道的是你体内红细胞中的镁水平，而非血清中的镁水平。否则你的一些症状，如心悸或心律失常等，就可能没有得到正确的诊断，最终导致心脏病发作。因此，请确保医生测量你体内红细胞中的镁水平。

有一种聪明的补充镁的方式：将钙的摄入量保持在镁的 2 倍；但该方面的数据并未得到证实。一些专家认为，最好的钙镁摄入比例为 1∶1 而非 2∶1。补充剂的配方通常会考量到这些比例，所以你可以放心服用这类产品，然后静观效果如何。最好的镁补充剂形式为氨基酸螯合物或甘氨酸盐形式的镁，或所有与氨基酸结合这种形式的镁，如天冬氨酸盐、苹果酸盐。在阅读标签时，你可能看到"镁螯合物""氨基酸镁螯合物"或"甘氨酸镁"的字样。补充这些形式的镁不易引起腹泻。药店出售的许多品牌的镁补充剂均为氧化镁形式，我不推荐服用这种类镁补充剂，因为它们对胃不友好，还会引起腹泻。

另一种现成的补充剂形式的镁是柠檬酸镁浓缩液。你应该在药店见过这类补充剂。它装在瓶子中，通常被摆放在泻药货架的最底层。补充这种形式的镁多用于缓解便秘。我保证，服用这种补充剂并不会让你获得期望的效果！不管你有没有便秘，喝几口这种柠檬酸镁都会让你的马桶"爆炸"。请勿在上车前，或在出租车上、飞机上、地铁上等所有公共场所服用！将这些饮料留在你需要排便时服用，比如做结肠镜检查或其他胃部手术之前。

你也可以光着身子补充镁。为什么不呢？别想歪了，我指的是用它洗澡！这里我说的是泻盐，一种含大量镁的产品。在热水中倒入一杯泻盐，然后你便可以放松身心了。镁可以直接穿透皮肤被身体吸收（即透皮吸收），因为它可以通过毛孔。你应该还记得，我提到过补充镁能让人放松。它能让肌肉细胞深舒一口气，释放紧张感。再搭配一些轻柔的音乐和烛光，漫长一天的辛苦就可以瞬间被完美消解。

需要注意的是，镁会在体内蓄积，尤其是当肝脏功能或肾脏功能减退时。摄入过多的镁可能导致心悸和心律失常。一般来说，你无须过分担心镁的摄入量，重要的是镁与体内其他矿物质（如钙、铁、钾、硒）的比例。

甲状腺功能受抑制或补充锂的人群更容易出现镁摄入过量的情况。出现恶心、食欲不振、腹泻、嗜睡、感到虚弱、心律不齐、血压过低等症状，就说明身体摄入了过量的镁。镁会与许多药物发生相互作用，也可能减弱某些抗菌药（如四环素和左氧氟沙星）的疗效，因此你在服用这些药物期间及之后的 3 天内请避免服用镁补剂。

武装身体的营养安全系统

肠道白色念珠菌过度生长是人们出现的最常见的问题之一。这可能导致镁较难被身体吸收。让我头疼的是，在过去，大多数医生都不重视白色念珠菌，而在我看来，白色念珠菌过度生长是导致身体缺乏矿物质（尤其是镁）的常见原因。

要打造最好的安全系统，就要坚决不食用含糖食物（这些食物会滋养白色念珠菌），并服用健康的益生菌和酵母菌（参阅第 17 章，了解该类有益菌的补充方法）。服用优质的镁补充剂，可以让身体更好地吸收镁，舒缓肌肉，维护神经系统和心血管系统功能。

第 13 章
褪黑素

褪黑素又被称为"睡眠激素"，在睡眠和免疫方面发挥着关键作用。这种激素由松果体自然分泌，松果体是人的"主时钟"。当夜幕降临，周遭变得漆黑一片，褪黑素就会从松果体中渗出，大脑便会充满强效睡眠激素 GABA，然后眼皮就开始合拢！你会进入梦乡。褪黑素可以增强 GABA 的作用。当太阳升起时，所有的褪黑素都会消失，然后你会醒来。虽然醒来并非那么简单的事儿，但我想你应该明白其中的要点。

夜班工人必须在夜幕降临时克服睡眠冲动，必须扭转自己的睡眠周期。他们中的许多人都需要依靠服用褪黑素补充剂来辅助入睡。服用这种激素补充剂就像服用来自大自然的安眠药。褪黑素有助于入睡，它会让大脑休个小长假。它还可以恢复活力、治愈受损细胞，让你第二天醒来时精神焕发。

褪黑素能够设定体内每个细胞的生物节律。褪黑素能在你睡觉时让身体产生增强免疫力的物质和抗癌物质，预防感染并减缓衰老，进而提升免疫系统功能。健康成年人通常会在夜间分泌 5~25 微克的褪黑素，相比于市面上常见的 2 毫克非处方褪黑素药片，这个分泌量只有药片剂量的大约 1/80。身体并不需要太多褪黑素。但当人变老时，体内的褪黑素水平会像其他物质的水平一样下降。

这就是为什么随着年龄的增长，人醒来的时间会越来越早。这也是为什么80 岁的岳母 / 婆婆会在早上 6 点打电话，提醒你她会在下午 5 点来你家吃晚饭

（可能你会想：啧啧，你就不能像其他人一样回去睡觉吗？）。褪黑素只会在睡觉时分泌，所以当你在凌晨 2 点抱着冰激凌大快朵颐时，松果体就会停止分泌褪黑素。褪黑素在白天会受到抑制。这是它帮助你调整自然睡眠 / 觉醒周期和生物节律的方法之一。我建议你在凌晨 4 点上厕所时使用手电筒（而非强光灯）照明，这样你体内的褪黑素水平便不会急剧下降，也不会让你入睡困难。失眠患者的褪黑素水平要低于睡眠质量好的人。显然，青少年体内的褪黑素水平很高；我的孩子就从来没在中午之前从床上爬起来过。

褪黑素最重要的作用是促进身体分泌生长激素。生长激素有抗衰老的功效，可通过身体自然分泌，也可以通过饮食补充。没有充足的褪黑素，人就会睡眠不足，而每个人都知道这对身体伤害很大。从表面上看，这很有道理，对吧？但问题远不止于此。

1993 年，一项发表于《临床内分泌学》（*Clinical Endocrinology*）的研究显示，服用褪黑素可让男性体内的生长激素水平升高大约 2 倍。在我看来这是合理的；我们都知道，褪黑素和生长激素的水平会随着年龄的增长几乎同步下降。部分原因可能是褪黑素促进生长激素的分泌。众所周知，这两种激素都能清除自由基，保护身体细胞和器官免受损伤，预防功能性障碍。

为什么生长激素水平下降是一个大问题呢？因为当生长激素的分泌量减少时，肌肉量、力量、精力、激情、肤质、发质、听力等会走下坡路。患病风险也随之增加。随着岁月流逝，年龄特征开始显现。保有充足的褪黑素可以帮助身体保持青春活力。

换句话说，即使孩子们认为你已年过花甲，你依旧可以通过服用褪黑素补充剂"糊弄"一下时光老人。

你如果是一个年轻人，碰巧正在服用药物盗匪，那么你体内的褪黑素终会消耗殆尽——该过程与衰老的人所经历的褪黑素被消耗殆尽一样。压力大和熬夜也会导致身体褪黑素不足。而褪黑素不足带来的问题远比"错失"一夜好眠更严重。褪黑素是一种优质抗氧化剂，它不仅对睡眠很重要，还具有抗癌特性。在保护细胞内的 DNA 免受危险化学物质（过氧化物）侵害的方面，褪黑素的作用尤为重要，这些化学物质会破坏细胞的能量中心（线粒体）并杀死细胞。你可能对此感到震惊，所以我希望你坐下来耐心读下去。过氧亚硝酸盐由体内的亚硝酸盐形成。某些食物（如腌肉）含大量亚硝酸盐，添加亚硝酸盐是为了使其保持粉色。事实上，食用腌制肉类会导致人患上大多数神经系统疾病（包括帕金森病）、慢性阻塞性肺疾病、癌症和糖尿病。因此，如果你喜欢吃热狗、萨拉米香肠和腊肠，那么你摄入的亚硝酸盐可能比你想象中的要多，我建议你服用抗氧化剂（以及改变饮食习惯！）。补充褪黑素能修复吃腊肠给身体带来的伤害吗？不能，但褪黑素确实在体内发挥着强大的神经保护作用，并可以抑制危险的过氧亚硝酸盐的形成。

研究表明，褪黑素水平低的女性罹患乳腺癌的风险较高。最近一些精心设计的实验表面，服用褪黑素补充剂或能阻止乳腺癌细胞的生长。2006 年 1 月，《国际癌症杂志》（*International Journal of Cancer*）便发表了其中一项研究。科学家们发现，褪黑素的作用类似于一种弱芳香化酶抑制剂，与一种用于预防或治疗早期乳腺癌的药物功效相似。芳香化酶抑制剂可控制和减缓雌激素的产生。雌激素越少，肿瘤生长越慢。简而言之，褪黑素是一种微弱但有效的抗雌激素药物。

另一项研究在美国哈佛大学进行，科学家们对 147 名患有浸润性乳腺癌的女性和 291 名未患乳腺癌的女性进行了评估，利用她们的晨尿样本来测量她们体内的褪黑素水平。对女性来说，这一研究的发现非常重要：从基本上来看，褪黑素水平最高的女性患癌风险最低！你的医生告诉过你这些吗？

同样令人惊叹的是：加拿大麦克马斯特大学的科学家们进行了一项 Meta 分析（Meta-analysis，也被称为"荟萃分析"），分析汇集了 10 项研究的数据。研究人员对实体瘤患者的研究数据进行了检查，并对他们 1 年后的存活率进行了观察。他们发现，无论对哪种癌症，补充褪黑素都能减少死亡风险，而且没有报道指出补充褪黑素会使人产生严重的不良反应。

我对这些并不感到惊讶，因为褪黑素能够调节、平衡激素水平。我同样认为，在这种情况下，对女性有益的东西对男性也是有益的！有助于治疗乳腺癌的保健品同样有助于治疗前列腺癌，因为这些癌症通常是由雌激素驱动的。前列腺含褪黑素受体，因此保持前列腺健康也需要体内有充足的褪黑素。

早在 1998 年，德国的一项研究就发现，患有前列腺癌的男性体内褪黑素的水平极低，而其昼夜节律被打乱，导致其睡眠质量不佳。"昼夜节律"是身体内部时钟的科学名称，它包括 24 小时这个周期内所有的生物过程。植物和动物都有属于自己的昼夜节律。对人来说，这种正常的生物节律可能受到慢性疾病、压力、悲伤情绪和跨时区旅行等干扰。许多针对动物的实验研究表明，补充不同剂量的褪黑素可让前列腺缩小并减轻前列腺重量。不仅是对乳腺肿瘤，补充褪黑素在对前列腺肿瘤的预防和治疗中也占有一席之地。补充褪黑素可提高某些男性的生存率，尤其是当这种激素与其他具有抗癌功效的化合物或治疗方法配合使用时。

最好的防癌物质包括药用植物、抗氧化剂、B 族维生素、矿物质，以及富含新鲜有机草药、蔬菜和水果的饮食。我知道你会努力保护自己宝贵的细胞免受负面环境和饮食的影响。我的网站有新版《乳腺癌保护》(*Breast Cancer Protection*)的电子书，书内有更多关于激素与癌症的关系的内容。在阅读那本书时，你可以读到有关更年期的章节，如果你正在服用处方激素类药物，那些章节可以让你了解自己需要补充哪些营养素。

值得一提的是，褪黑素有助于缓解时差带来的不适。时差问题并不像刚才讨论的那些问题一样严重，但许多人都需要进行跨国飞行，例如跨越 6 个时区去另一个国家出差，这并非易事。身体很难适应新的白天和黑夜的规律，这会使得你在商务会议、演讲或享受假期时很难进入状态。身体并不知道现在是该睡觉还是保持清醒，因为在你突然之间置身于都市喧闹、繁华、明亮的白天中时，身体却认为现在是凌晨 4 点，你会感到困倦。幸运的是，补充褪黑素是公认的安全疗法。

你只需要在目的地时区的夜间服用 2~5 毫克褪黑素补充剂即可。如果此时是白天，你正坐在飞机里，而目的地已经入夜，那么请你在飞机航行途中服下第一剂。你需要服用几晚呢？答案是要跨越的时区数量的一半。例如，如果你跨越了 6 个时区，那么你就需要连续 3 晚都补充褪黑素。如果情况相反，即你的抵达时间是在白天，而出发时间却在凌晨 4 点，那么我建议你不补充褪黑素。你只需要入住酒店，打个盹儿，然后和这个国家的其他人一起醒来，找一家不错的咖啡馆，给自己来一大杯摩卡或拿铁！这样做可以减少身体混乱的程度，让身体迅速适应所处时区。

褪黑素的药物盗匪

阻酸剂

- 西咪替丁
- 埃索美拉唑
- 法莫替丁
- 兰索拉唑
- 尼扎替丁
- 奥美拉唑
- 泮托拉唑
- 雷贝拉唑
- 雷尼替丁

止痛药

- 阿司匹林
- 布洛芬
- 萘普生
- 羟考酮
- 含氢可酮的药物

抗酸剂

- 氢氧化铝和氢氧化镁
- 碳酸铝凝胶
- 氢氧化铝
- 碳酸钙
- 氢氧化镁
- 碳酸氢钠

抗焦虑药物

- 阿普唑仑
- 氯硝西泮
- 地西泮
- 劳拉西泮
- 三唑仑

三环类抗抑郁药物

- 地昔帕明（不是药物盗匪，但服用它会提高体内褪黑素的水平）

抗过敏药物

- 羟嗪

精神类药物

- 氯丙嗪

- 氟奋乃静
- 氟哌啶醇
- 硫利达嗪

血液稀释剂

- 华法林（不是药物盗匪；补充褪黑素可能增强这种血液稀释剂的效果，而过强的药效会增加出血风险）

降压药

肾上腺素受体激动剂：

- 甲氧明

β 受体阻滞剂：

- 阿替洛尔
- 比索洛尔
- 卡维地洛
- 美托洛尔
- 纳多洛尔
- 普萘洛尔
- 索他洛尔

钙通道阻滞剂：

- 氨氯地平
- 地尔硫䓬
- 非洛地平
- 硝苯地平（不推荐和褪黑素补充剂组合服用；补充褪黑素可能减弱药效）

- 尼索地平
- 维拉帕米

作用于中枢神经系统的 α 受体激动剂：

- 可乐定

抗癌药物

- 他莫昔芬（不是药物盗匪，但褪黑素与这种乳腺癌药物搭配服用可能增强其药效）

抑制激素 / 生长抑素

- 奥曲肽

MAOI

- 苯乙肼
- 反苯环丙胺以及其他可提高褪黑素水平的药物。

SSRI 类抗抑郁药物

- 氟西汀
- 氟替卡松
- 氟伏沙明（不是药物盗匪，但会提高褪黑素水平）

安眠类药物

- 艾司佐匹克隆
- 替马西泮
- 扎来普隆

- 唑吡坦

其他

- 酒精
- 任何含维生素 B_1、烟酸、维生素 B_6、钙或镁的药物（因为身体需要这些营养素来产生褪黑素）
- 咖啡因
- 胃酸过少（身体需要胃酸将食物中的蛋白质转化为关键氨基酸，最终形成褪黑素）
- 烟酸药物盗匪
- 尼古丁
- 贯叶连翘（可以提高褪黑素水平）
- 戒烟贴片、含片或口香糖
- 阳光、灯光、荧光灯
- 维生素 B_6 的药物盗匪

> ⚠ **精神类药物的副作用和缓解方法**
>
> 精神类药物有一种可怕且不可逆转的副作用，即迟发性运动障碍，该副作用通常不可逆。这种副作用通常出现在服用治疗精神分裂症的药物的患者中，但有时也会出现在服用其他药物的患者中。这种副作用会导致患者下意识地做出无目的动作，如卷舌、咂嘴、龇牙咧嘴、手舞足蹈等。一项研究表明，补充褪黑素可减轻该类症状。可与医生就这种治疗方法进行讨论。

请常备这些盘中餐以补充褪黑素

燕麦、玉米、大米、生姜、西红柿、香蕉、大麦、樱桃、螺旋藻、海草、大豆、鸡肝、南瓜子、鸡肉、杏仁、花生、啤酒酵母粉和乳制品。

超低成本有效改善健康的方法

一般保健剂量：失眠时，可在睡前补充 0.5~1 毫克（如果服用了 1 个月还没有获得理想效果，剂量可增至 2 毫克或 3 毫克）。

抵御药物盗匪剂量：睡前补充 1~3 毫克（如果服用了 1 个月还没有获得理想效果，请咨询医生是否可以补充 4 毫克或 5 毫克）。

缓解丛集性头痛剂量：睡前补充 6 毫克。

缓解癌症或自身免疫性疾病剂量：医生建议每晚补充 5~20 毫克（除非医生同意，否则我不建议补充这么多。你可以通过尿液检测或唾液检测来对褪黑素水平进行测量）。

治疗时差剂量：在新地点的夜间服用 2~5 毫克。

仅供参考

对褪黑素补充剂，我罕见地更倾向选择合成褪黑素补充剂而非天然褪黑素补充剂。合成褪黑素比天然褪黑素更好，因为天然褪黑素是从牛脑中提取的，而有些人对动物蛋白和潜在病毒很敏感。在这种情况下，合成褪黑素更干净。需要倒时差时，我会服用合成褪黑素补充剂。

当然，褪黑素补充剂也并非适合每个人，比如正在努力备孕的女性。因为它可能阻碍排卵过程。

如果你是"起床困难户"，且起床后很难完全清醒——有点儿像早晨宿醉，那么你可能补充了过多的褪黑素。过量的褪黑素会使人梦到一些疯狂、令人骇然的梦境，增加白天烦躁不安、心悸的程度，以及出汗量。它还可能降低雌激素或孕激素的水平。

有些人患有肾上腺功能减退症（皮质醇激素水平低）。他们会时常感到疲劳，站起来时感到晕眩，或在应付一些小麻烦时出现困难。在这种情况下，服用褪黑素补充剂会损害身体，因为它会进一步降低皮质醇激素的水平。你可以用简单的睡液测试或尿液测试来测量身体的激素水平，同时知晓良好基准水平的范围。

武装身体的营养安全系统

由于褪黑素水平的下降与年龄有关，所以大多数老年人补充褪黑素的效果很明显——褪黑素会刺激生长激素的生成。褪黑素的一大益处是可以帮助人更快入睡，并保持更长的睡眠时间。如果能够看到褪黑素那一系列复杂的代谢途径的示意图，你便会意识到这一过程中蛋白质的重要性。

大多数人的饮食都包含足够的蛋白质，除非他们是素食主义者。如果你是素食主义者，或者怀疑自己没有摄入足够的蛋白质，那么你可以考虑补充蛋白质，如乳清蛋白、火麻蛋白或大米蛋白，每天早上给自己做一杯奶昔。有关蛋白质补充剂的更多信息，请参阅第 10 章。

更重要的是：在身体产生褪黑素的过程中，B 族维生素的作用举足轻重，尤其是烟酸和维生素 B_6。如果你在白天服用复合 B 族维生素补充剂，晚上服用褪黑素补充剂，你便可以高枕无忧了，因为身体已经安装了最严密的安全系统。但你也要知悉：褪黑素会增加非快速眼动睡眠的时长，可能会使你梦到那些生动、离奇或可怕的梦境。所以补充褪黑素存在一个潜在的问题，那就是身体可能因为褪黑素水平过高而导致安全系统过于严防死守。如果这种情况发生在你身上，请减小褪黑素补充剂的剂量，或完全停止补充褪黑素几周。当然，你可以继续服用蛋白质补充剂和复合 B 族维生素补充剂。

第 14 章
维生素 B$_{12}$

维生素 B$_{12}$ 对精力、睡眠和神经系统非常重要。维生素 B$_{12}$ 优点颇多，我都有点儿迫不及待地想要和你分享它的所有好处——这些好处还能够真正帮助患有自身免疫性疾病和有严重健康问题的人。

但首先，我们要简单回顾一下历史：维生素 B$_{12}$ 的完整分子结构直到 20 世纪 60 年代才被发现。早在 20 世纪 30 年代，科学家们就察觉有一种物质可以帮助患有恶性贫血的人。恶性贫血会导致红细胞受损，当身体无法从胃肠道正常吸收维生素 B$_{12}$ 时，恶性贫血就会发生。这可能是胃肠道健康状况不佳、药物消耗、患有某些感染或缺乏肠道菌群（益生菌）导致的。患有恶性贫血的人会感到疲倦、呼吸急促、意识混乱和丧失平衡。直到今天，维生素 B$_{12}$ 仍然被用于治疗该方面的疾病，好事是许多形式的维生素 B$_{12}$ 都可在药店购买到。

维生素 B$_{12}$ 为水溶性的，天然存在于某些食物中。它会被添加到其他食物中。它可以作为营养补充剂，也可作为肌内注射的处方药。任何形式的维生素 B$_{12}$ 都含钴，因此，任何天然的且具有维生素 B$_{12}$ 活性的化合物都被统称为"钴胺素"。甲钴胺和腺苷钴胺是天然维生素 B$_{12}$ 的两种主要活性形式。有一种名为"氰钴胺"的合成形式的维生素 B$_{12}$ 被广泛添加于保健食品店出售的食品和营养补充剂中。氰钴胺必须被转化为甲钴胺才能被身体利用。

关于维生素 B$_{12}$ 最有趣的事实之一是，植物和动物无法自行制造维生素 B$_{12}$。

大多数维生素可由植物或动物自行产生，但只有微生物（酵母菌、真菌、藻类和细菌）才能产生维生素 B_{12}。这对人类很重要，因为人类的消化道中就有产生这种重要营养素的友好的有益菌。因此，尽管真正的维生素 B_{12} 缺乏病很少见，但是由于肠道内有益菌数量不足而导致维生素 B_{12} 缺乏很常见。无论如何，出于多种原因，身体确实需要摄入足够的维生素 B_{12}。一方面，它可以帮助身体制造红细胞——身体需要红细胞来维持生命；充足的红细胞可以帮助身体产生能量。另一方面，红细胞是血液的重要构成部分！

维生素 B_{12}（尤其是甲钴胺）有一个非常酷的能力，它可以让褪黑素更快释放，让入睡更轻松。一旦光线照进房间，褪黑素就会开始减少，你会早早醒来。对有睡眠问题的人来说，这是一种不错的维生素（虽然并非所有人都适合补充它）。补充褪黑素可调节睡眠。许多缺乏维生素 B_{12} 的老年人都会出现睡眠问题，其他人群也可能因为缺乏维生素 B_{12} 而睡眠质量不佳。服用维生素 B_{12} 补充剂可让你免于遭受失眠之苦，因为维生素 B_{12} 会刺激身体释放褪黑素。

为了治疗失眠，医生通常会开传统的（通常会让人上瘾的）安眠药。在答应医生服药之前，你可以尝试一下服用维生素 B_{12} 补充剂，再搭配服用一点儿褪黑素补充剂（有关补充褪黑素的更多信息，请参阅第 13 章）。我很高兴与你分享这个秘密！这种方法得到了医生的认可。有研究甚至表明，补充维生素 B_{12} 不仅可以帮助患有睡眠障碍的人入睡，还可以改善他们的睡眠质量，让他们醒来时更加神清气爽。

从现在开始，我会介绍在本章开头向你承诺的好处。我会将重点放在自身免疫性疾病上。如果你的身体出现针刺感、麻木感或神经痛（包括三叉神经痛），从现在起，你要特别仔细地阅读以下内容。

如果你患有自身免疫性疾病（如类风湿关节炎、糖尿病性神经病、多发性硬化症）、肌萎缩侧索硬化症或有慢性神经痛病史，那么摄入充足的维生素 B_{12}（尤其是甲钴胺）对你来说非常重要。这些病症难以被治愈，且症状非常严重，因此我很开心能向你介绍这种神秘的 B 族维生素，我相信它可以帮到你。

我们先关注一下多发性硬化症。一些医生发现压力大、营养不良，以及接触溶剂（如杀虫剂）、汞和其他重金属会导致多发性硬化症和神经功能障碍。在多发性硬化症患者中，神经纤维周围的薄层（被称为"髓鞘"）会开始老化和脱落。该过程被称为"脱髓鞘"，会剥夺神经纤维所需的保护，并随着时间的推移恶化。神经纤维会变得异常敏感，这很好理解。你可以想象一下，没有髓鞘保护的神经纤维就像没有被绝缘层包裹的电线。这就是为什么患有脱髓鞘疾病的人会有慢性疼痛、麻木、刺痛、灼热、抽筋和其他奇怪的感觉。

很多理论都就髓磷脂分解的原因进行了分析。而对小麦蛋白（麸质）过敏就是其中一个值得被瞩目的原因——这是一种称为"乳糜泻"的自身免疫性疾病。患有多发性硬化症的人也应该避免摄入麸质。这意味着患者要对比萨、硬面包圈和其他一堆好吃的东西说再见，除非它们是用无麸质面粉烘焙的。在我看来，付出这个代价是值得的。坚持无麸质饮食并不难，我在我的网站上发布的一些信息可以帮助你。研究表明，患有多发性硬化症的人在坚持进行无麸质饮食时，病情往往有所改善。一篇 2009 年发表于《神经病学》（*Neurologia*）的文章讨论了一位多发性硬化症患者在采用无麸质饮食后病情缓解的情况。尽管这项研究存在争议，但是许多专家仍将自身免疫性疾病与对麸质过敏联系起来。

如果髓鞘退化，你会开始有疼痛感、刺痛感、麻木感、烧灼感等。你甚至会被诊断为多发性硬化症或其他严重的神经退行性疾病。而补充维生素 B$_{12}$ 可以帮你减轻这些症状。

如果你碰巧正在承受髓磷脂变性的痛苦，我接下来要详细说明的内容对你来说会很沉重。我会提到甲钴胺和甲基维生素 B$_{12}$，它们是一回事，如果在文献中进行搜索，你会看到这两种表述方式。你可以跳过讲科学研究的这个部分。我在这里提这些是为了让你了解维生素 B$_{12}$ 对多发性硬化症患者来说有多么重要。请耐心听我说。

与髓磷脂变性有关的内容可以写成一本书，我无意过分简化这种病症的痛苦。补充甲基维生素 B$_{12}$ 可最大限度地减少体内会引起疼痛感（并破坏髓磷脂）的化合物（甲基丙二酸）。

专家们普遍认为，髓磷脂变性是一种自身免疫过程：白细胞对髓鞘发起攻击。甲钴胺向髓鞘提供甲基，让神经纤维绝缘并使受损的神经元再生。但它的意义远不止于此，因为甲基并非甲钴胺为髓磷脂提供的唯一物质。

如果身体摄入了过多的"谷氨酸"（这是一种兴奋性化学物质，数千种食品的味精中都含这种物质），神经元就会死亡。研究表明（甚至可以说已被证明！），甲钴胺可以防止谷氨酸摄入过量引起的神经元兴奋性毒性损伤。

星形胶质细胞和小胶质细胞是最常受缺乏维生素 B_{12} 影响的细胞。这些细胞非常有趣，因为它们具有高度反应性，可以强化整个中枢神经系统的免疫机制，如果某种反应是"好"的，这些细胞就会拿出扩音器向身体的其他部分广而告之，反之亦然。身体内数以万亿计的细胞都会听到这些细胞的碎碎念。这些星形胶质细胞和小胶质细胞还有助于清除谷氨酸；如果没有得到适当的清除，过量的谷氨酸会损害髓磷脂。身体希望与构成髓磷脂的细胞和睦相处，尽力避免刺激它们。当维生素 B_{12} 耗尽时，它们会被激怒。

缺乏维生素 B_{12} 与中枢神经系统损伤存在很强的相关性，因为缺乏维生素 B_{12} 会引发炎症反应，过量的谷氨酸会滞留在原处。根据意大利米兰大学的动物研究，这个过程如下（为了阅读方便，在这里我直接切入正题）。

如果一个人严重缺乏维生素 B_{12}，那么脑脊液就会产生大量名为"细胞因子"的化学物质。这些细胞因子会攻击、破坏脆弱的髓鞘——对髓鞘而言具有毒性的细胞因子有肿瘤坏死因子 $-\alpha$（tumor necrosis factor-α, TNF-α）和 sCD40 分子（另一种与 TNF-α 相关的化学物质）——而后，细胞因子疯狂繁殖！髓磷脂发生病变，或者开始分解或腐烂。随着炎症化学物质的持续产生，这一过程不断发展，出现硬化（瘢痕），且病变可能沿着脊髓进行扩散。

听起来好像还不够糟糕？这项动物研究还表明，在这种情况下，有助于髓磷脂形成的"好"物质没有大量产生，有两种神经营养因子，白细胞介素 -6 和表皮生长因子的分泌量会减少。这种不平衡是缺乏钴胺素导致的。请记住，钴胺素（确切地说是甲钴胺）是一种维生素 B_{12}。

不过，记住这一点：永远不要低估简单的补救措施。神经不会因为突然缺乏普瑞巴林而开始疼痛（尽管有时服用这类药物非常有用且必要）。我的观点是，神经之所以受到伤害，是因为神经化学物质失衡会引发身体分泌炎症化学物质。维生素 B₁₂ 在改善形成髓磷脂的代谢途径方面发挥着重要作用。

在 2009 年发表于《神经生物学进展》（*Progress in Neurobiology*）的一些研究中，研究人员明确指出，缺乏维生素 B₁₂ 会导致损害髓鞘的有毒化学物质的增加。研究证实，严重缺乏维生素 B₁₂ 的人体内引起疼痛的化学物质水平较高，而健康的生长因子的水平较低。

我将最有价值的部分留到了最后。在一项 2005 年发表于《神经科学杂志》（*Journal of the Neurological Sciences*）的研究中，以色列的研究人员做出了最为清晰的阐述："多发性硬化症和维生素 B₁₂ 缺乏病具有共同的炎症和神经退行性病理生理学特征。由于多发性硬化症和维生素 B₁₂ 缺乏病的临床表现和磁共振成像结果相似，所以要对两者进行鉴别、诊断可能很困难。此外，多发性硬化症患者体内的维生素 B₁₂ 水平存在较低或下降的情况。最近的研究表明，除了已知的可作为髓磷脂形成的辅助因子（可将其视为助手），维生素 B₁₂ 还具有重要的调节免疫系统功能和滋养神经的作用。这些观察结果表明了这两种疾病可能存在因果关系，有必要进一步进行密切监测维生素 B₁₂ 水平的研究，多发性硬化症患者单独补充维生素 B₁₂ 或接受免疫疗法联合补充维生素 B₁₂ 具有潜在需求。"

知道这一点开心吗？现在你已经掌握了保护宝贵的神经的知识。而且，维生素 B₁₂ 不会与你服用的任何药物发生相互作用。它就像"植物是绿色的"一样自然！医生经常会开抗癫痫药、止痛药，以及干扰素来治疗神经系统疾病、缓解神经痛。但我认为，补充维生素 B₁₂（特别是甲钴胺）来帮助身体重建"神经周围的涂层"也不存在什么问题。

许多医生仍然表示，人类的神经元不可能再生，与髓磷脂变性相关的疼痛性神经病也并不能改善。然而，早在一项 1994 年发表于《神经科学杂志》的研究就发现，甲钴胺可以触发实验室小鼠的神经再生。

早在 1983 年，一项发表于苏联杂志《药理学与毒理学》（*Farmakolologia i Toksikologiia*）的研究表明，每天给老鼠服用甲钴胺可以显著激活机械损伤神经元的再生。1976 年在日本期刊《日本药理学杂志》（*Nihon Yakurigaku Zasshi*）上发表的两项研究表明，补充维生素 B_{12} 可以促进蛋白质的合成和神经再生。

好的，关于研究的部分到此结束。以上列出的很多科学知识都需要你理解、消化。这些知识很重要，因为很多医生坚持认为补充维生素对诸如多发性硬化症这样的疾病并没有帮助。这些研究表明事实并非如此，补充维生素 B_{12} 很安全，所以将这种营养素纳入多发性硬化症治疗计划的一部分十分有意义。

补充维生素 B_{12} 还可以帮助有神经系统疾病（三叉神经痛、带状疱疹、神经病）、视觉问题、口腔溃疡、记忆丧失和其他以脱髓鞘为主的自身免疫性疾病（除多发性硬化症外）的患者。氰钴胺对这些病症的缓解效果不如甲钴胺。因此，如果你要补充维生素 B_{12}，请选择甲钴胺。

补充维生素 B_{12} 还可以预防心脏病。在第 9 章中，我讨论了叶酸如何帮助降低同型半胱氨酸水平，同型半胱氨酸是一种增加心脏病风险的炎症物质。补充维生素 B_{12}（仅限于甲基形式的维生素 B_{12}）可以降低同型半胱氨酸水平。叶酸和维生素 B_{12} 这两种 B 族维生素的协同作用可以更好地降低同型半胱氨酸水平。

维生素 B_{12} 补充剂还可以用于治疗抑郁症和记忆力减退。维生素 B_{12} 缺乏病可能导致人出现与阿尔茨海默病完全相同的症状，主要是因为这种营养素缺乏病会影响之前提到过的星形胶质细胞和小胶质细胞。这些细胞会感到不安并产生炎症化学物质，这些化学物质会损害大脑中负责记忆功能的细胞。我并非说髓磷脂分解是阿尔茨海默病的原因，但它可能是导致阿尔茨海默病的原因之一。维生素 B_{12} 缺乏病的最初症状通常为记忆力减退、疲劳，以及精神错乱。

这让我想起我朋友比尔·谢弗（Bill Shafer）讲过的一个故事。比尔多年来一直是美国奥兰多电视台的当家主播之一。他以幽默感和同情心而闻名。他非常善于表达，我决定以他的第一口吻讲这个故事。比尔，到你的故事时间了。

我 87 岁的岳母突然产生了妄想。还没等我们弄清楚到底怎么回事，就被告知她患有阿尔茨海默病，她被关进了精神病医院接受评估。你能想象她有多害怕吗？

而后，我的妻子玛丽得知要为她的母亲寻找一家疗养院。幸运的是，她是一个热爱"网上冲浪"的研究者，也是苏西·科恩（Suzy Cohen）的学生。她觉得有些事似乎不太对劲。玛丽看到她母亲的维生素 B$_{12}$ 水平为 202 pg/mL。维生素 B$_{12}$ 水平的正常范围通常为 200~900 pg/mL，随着年龄的增长，许多人认为这个数字尽可能高点儿是好事。她咨询的所有医生都否定了这一检测结果的价值。后来，玛丽找到了一位完全证实了她的怀疑的医生。她的母亲开始每天服用处方药，每周都注射甲钴胺。短短几周内，她母亲的阿尔茨海默病症状和妄想完全消失了。我很开心地告诉大家，玛丽的母亲已经回到家中，回归了她所热爱的健康快乐生活。这一次多亏了维生素 B$_{12}$。

当体内的维生素 B$_{12}$ 不足时，你会感到疲倦，甚至可能感到严重疲劳和虚弱，尤其是手臂和腿部。你可能变得抑郁，舌头、口腔或牙龈可能出现溃疡，皮肤和嘴唇可能变得苍白。其他缺乏维生素 B$_{12}$ 的症状包括食欲不振、精神错乱和健忘。缺乏维生素 B$_{12}$ 还可能导致人容易出现瘀伤和周围神经病变、腿部有震麻感、手脚有发麻的感觉，就像到处都被小蜜蜂蜇伤了一样，但并没有那么疼。

主要吃素的人和纯素食主义者可能缺乏维生素 B$_{12}$，因为他们不吃肉，而肉是维生素 B$_{12}$ 的来源。饮酒、长期压力大、接受过胃肠道手术，以及有神经痛、慢性疲劳或消化系统疾病的人也能从补充维生素 B$_{12}$ 中受益。

因为服用了该营养素的药物盗匪，许多人体内的维生素 B$_{12}$ 被消耗殆尽。垃圾食品和精制白糖也会剥夺肠道中用于制造或吸收维生素 B$_{12}$ 所需的成分。

维生素 B$_{12}$ 的药物盗匪

阻酸剂

- 西咪替丁
- 埃索美拉唑
- 法莫替丁
- 兰索拉唑
- 尼扎替丁
- 奥美拉唑
- 泮托拉唑
- 雷贝拉唑
- 雷尼替丁

抗酸剂

- 氢氧化铝和氢氧化镁
- 碳酸铝凝胶

- 氢氧化铝
- 碳酸钙
- 氢氧化镁
- 碳酸氢钠

抗菌药（部分药物，该类药物还有很多）

- 阿莫西林
- 阿奇霉素
- 头孢克洛
- 头孢地尼
- 头孢氨苄
- 环丙沙星
- 克拉霉素
- 双氯西林
- 多西环素
- 红霉素
- 左氧氟沙星
- 米诺环素
- 磺胺甲噁唑和甲氧苄啶
- 四环素

抗惊厥药物

- 苯巴比妥
- 苯妥英（补充维生素 B_{12} 须与服用抗惊厥药物间隔至少 2 小时）
- 扑米酮

抗痛风药

- 秋水仙碱

抗代谢药

- 甲氨蝶呤

抗病毒药

- 膦甲酸
- 拉米夫定
- 司他夫定
- 齐多夫定
- 齐多夫定和拉米夫定

降压药

- 甲基多巴

降胆固醇药

纤维酸类降胆固醇药：

- 氯贝丁酯
- 依折麦布
- 非诺贝特
- 吉非罗齐

胆汁酸螯合剂药物：

- 消胆胺
- 考来替泊
- 考来维仑

糖尿病药物

- 格列美脲

- 格列吡嗪
- 格列本脲
- 二甲双胍格列本脲
- 二甲双胍
- 二甲双胍和西格列汀
- 吡格列酮
- 罗格列酮

避孕药 /HRT 药物

- 雌二醇
- 结合雌激素
- 炔雌醇（用于多种避孕药中）
- 炔诺酮

用于治疗乳腺癌的非甾体芳香酶抑制剂

- 阿那曲唑

帕金森病药物

- 左旋多巴 / 卡比多巴

精神类药物

- 氯丙嗪
- 氟奋乃静
- 氟哌啶醇
- 硫利达嗪

选择性雌激素受体调节剂（SERMS）

- 雷洛昔芬
- 他莫昔芬
- 托瑞米芬

其他

- 酒精
- 任何有益菌的药物盗匪
- 雌激素过多症
- 胃酸过少（胃酸水平过低）
- 幽门螺杆菌感染
- 钾补充剂和药物（微型钾 / Micro-K、缓释钾 /Slow-K）
- 主要吃素或纯素饮食

请常备这些盘中餐以补充维生素 B$_{12}$

主要为动物性食物：牛肝、牛肠、鲷鱼、鹿肉、虾（熟食）、扇贝、鲑鱼、牛肉、羊肉、鳕鱼、牡蛎、沙丁鱼、蛤蜊、比目鱼、酸奶、牛奶、蓝纹奶酪和鸡蛋。

其他来源：螺旋藻、啤酒酵母粉、豆豉、味噌和豆腐。

超低成本有效改善健康的方法

一般保健剂量：每天 250~500 微克。

抵御药物盗匪与素食主义者剂量：每天补充 1 000~5 000 微克甲钴胺（1~2 个月后减小剂量），搭配复合 B 族维生素可全方位为身体带来益处。你可以选择口服制剂或舌下含服制剂，也可以自行注射或由护士进行注射。

仅供参考

维生素 B_{12} 的最佳形式是甲钴胺，也被称为"维生素 B_{12} 的甲基化形式"。甲钴胺为维生素 B_{12} 的活性形式，可以进入大脑和神经系统，有助于治疗各种神经系统疾病。

许多选购维生素 B_{12} 补充剂的人都会错误地购买了氰钴胺素产品。氰钴胺素产品并不天然，而是半合成产品。通常情况下，人们认为它是安全的，全世界数百种补充剂中都含该形式的维生素 B_{12}。顾名思义，氰钴胺的化学结构上附着有一个水溶性氰基，而甲钴胺则带有一个甲基。这是两者非常重要的区别之一。身体储存的维生素 B_{12} 以腺苷钴胺形式存在，而非甲钴胺或氰钴胺形式。甲钴胺中的甲基有助于降低同型半胱氨酸水平，而同型半胱氨酸水平高会增加患心脏病的风险。此外，甲钴胺是唯一可以帮助身体生成重要的抗抑郁和止痛化学物质 S-腺苷 $-L-$ 蛋氨酸（S-adenosyl-L-methionine, SAMe）的营养素形式。

还记得我说过缺乏维生素 B_{12} 的人看起来像患有阿尔茨海默病吗？ 2010 年 1 月发表的一项研究发现，阿尔茨海默病患者大脑中的 SAMe 水平较低。SAMe 补充剂在任何药店或保健食品店均有销售，不过当体内有甲钴胺时，身体也可以自行产生这种令人惊奇的物质。事实上，维生素 B_{12} 保护神经元的能力也可能得益于体内 SAMe 的增加。

氰钴胺产品风靡美国，非常受欢迎。既然你在读我的书并想听听我的意见，那么我会温柔地向你推荐甲钴胺产品（好吧，也许我有点儿像在推销，但我真的很在乎这一点）。甲钴胺更容易被身体吸收，也能更好地被组织储存。你要拿好放大镜，看清楚产品标签上写的是甲钴胺，而非氰钴胺。请务必这样做，因为肝脏在处理氰基物质时简直费了老劲了。肝脏和肾脏必须进行耗时且费力的化学反应才能处理好氰化物分子，并将氰钴胺转化为甲钴胺。不过，别惊慌。即使你服用的是劣质的氰钴胺产品也不会死于氰化物中毒——因为剂量还不够大。

胃肠道产生的内因子决定了身体对维生素 B$_{12}$ 的吸收程度。内因子是胃中某些细胞分泌的蛋白质，可以帮助人类的肠道吸收维生素 B$_{12}$。许多人没有足够的内因子来吸收食物或补充剂中的维生素 B$_{12}$。这就是要保持胃肠健康的重要原因之一（有关这方面的更多信息，请阅读第 17 章有关益生菌的内容）。选择注射维生素 B$_{12}$ 的人几乎只会注射氰钴胺，而非甲钴胺。我也不推荐注射氰钴胺。你如果想获得甲钴胺注射剂，必须询问医生（好吧，你需要尽可能多地咨询医生！）。在美国，医生必须打电话给当地的复方药店，要求他们制作甲钴胺注射剂，之后患者才能拿到该注射剂。

在美国，复方药店可为所在地区具有整体意识的医生提供药剂配方，并负责生产优质、纯净的注射用甲钴胺。老实说，他们知道自己在做什么。你可以通过黄页查找复方药店，如果找不到，请登录国际复方药剂师学会或美国专业复方配制中心的官方网站查询。

你如果对注射行为有阴影，或者单纯不想选择注射这种麻烦的操作，那么可以选择口服甲钴胺补充剂；这类补充剂在保健食品店有销售。我的观点是：在服用氰钴胺之前，你可以先使用任何剂型的甲钴胺。有研究对这两种形式的维生素 B$_{12}$ 进行了对比，服用甲钴胺的效果一骑绝尘。这些研究所得出的结论均是明确且无可争议的。服用天然甲钴胺的人会表现出更专注的注意力，更高的警觉性，更好的睡眠质量——这让他们在第二天更加神清气爽。

甲钴胺补充剂可能更贵，但在我看来这完全是值得的。甲钴胺注射剂的产品价格一般在 45 美元（约合人民币 327 元）左右，而非 15 美元（约合人民币 109 元）。这些都不是能够分期付款的东西。口服甲钴胺补充剂每瓶的价格为 10~20 美元（约合人民币 73~145 元）。

即使服用了剂量非常大的甲钴胺，其对身体产生毒性的概率也很低。而服用氰钴胺补充剂时，身体更容易出现因过量服用而产生副作用的情况。这是因为身体必须对氰钴胺进行更复杂的处理，并且，随着时间的推移，微量的氰化物分子会累积在身体中并导致轻微的视力损伤。

无论出于何种原因，你如果必须服用氰钴胺，那么服用时间最好控制在几个月或更短的时间之内，尤其是在你服用的剂量相对较大时。服用大剂量的维生素 B_{12}（甲钴胺或氰钴胺）会使所有 B 族维生素的比例失调。有些人天生体内就含大量的维生素 B_{12}。通常来说，患有二尖瓣脱垂或类风湿关节炎的人体内的维生素 B_{12} 和（或）钴水平就相对较高，因此对这类人群来说，服用大剂量的维生素 B_{12} 补充剂是有害的。对精神分裂症患者来说，服用大剂量的维生素 B_{12} 补充剂也不是明智之举，除非医生建议。

武装身体的营养安全系统

医学专家认为，如果胃肠道恰好缺乏内因子，那么口服再多的维生素 B_{12} 补充剂也于事无补。身体不能正确制造或使用内因子会导致维生素 B_{12} 缺乏病（出现恶性贫血）。因此，为了打造万无一失的安全系统，请确保服用的补充剂为100% 甲钴胺补充剂，以让维生素 B_{12} "绕过"被消化道吸收这一过程。有三种方法可以做到这一点：

1. 舌下含服甲钴胺片剂（维生素 B_{12} 从口腔直接进入血液）。

2. 肌内注射甲钴胺注射剂（维生素 B_{12} 从肌肉直接进入血液）。

3. 服用与内因子结合的复方甲钴胺补充剂（如果身体无法自行合成内因子，那么服用这种补充剂就可以让身体更好地吸收维生素 B_{12}）。

第 15 章
烟酸

烟酸是第三种被发现的 B 族维生素，也被称为"维生素 B_3"，它可以扩张血管和毛细血管。毛细血管是身体最细小的血管，它们可为皮肤和其他血管难以到达的身体部位提供营养。有些毛细血管非常狭窄，血细胞必须排成一排，像列队一般流过。这些血管如果常年堵塞就会完全封闭。烟酸出现并对毛细血管进行拓宽时，会有更多的血液流入。像我这样研究健康的书呆子将这一过程称为"血管扩张"。当血管扩张时，你的皮肤会变成粉红色，全身发热，出现刺痛感。

烟酸可以扩张动脉并加速血液循环，有助于降低血压和胆固醇水平，同时也可为心脏提供更多血液。研究成果证实，烟酸可以帮助治疗一些疾病。

1987 年，第一种他汀类降胆固醇药洛伐他汀被引入美国市场。当然，它让制药商赚得盆满钵满，但一种简单的营养素——烟酸，也有能力完成目标，也许会完成得更好。现在，我要告诉你一件恼人的事情，我相信它同样也会让你感到不安，尤其当你的胆固醇水平很高的情况下。早在 1994 年，医生就知道烟酸的降胆固醇效果比他汀类降胆固醇药更好。他们一直知道！

在一项发表于《内科学文献》（ *Archives of Internal Medicine* ）的小型头对头研究中，研究人员将烟酸降胆固醇的效果与洛伐他汀进行了比较，结果发现烟酸的效果优于该药物。在这项为期 26 周的随机安慰剂对照研究中，烟酸使高密度脂蛋白水平提高了 33%，而洛伐他汀仅提高了 7%。更重要的是，研究还证实了烟酸可以同时降低脂蛋白（a）[lipoprotein（a），Lp（a）] 以及纤维蛋白原（这两种物质是心脏病发作的重要危险因素）的水平，低密度脂蛋白水平也有一定程度地下降。

烟酸具有提高高密度脂蛋白水平的能力，这一点最为重要，因为这是人们希望他汀类药物所起到的功能。

烟酸降低脂蛋白（a）水平的能力也很重要。虽然医生并不经常谈起它，但比起人们常常关心的低密度脂蛋白水平，脂蛋白（a）水平的升高会使人更容易患心脏病，其影响是低密度脂蛋白的 10 倍。相较于服用他汀类药物，补充烟酸更能保护心脏和循环系统。这确实令人难以置信，我敢打赌大多数读这本书的人从来没有听说过烟酸的效果可能比他汀类药物的更佳。

烟酸降低纤维蛋白原水平的能力同样不可小觑。纤维蛋白原是一种使血液变得黏稠和凝块的物质，纤维蛋白原水平高会导致脑卒中。

为什么不使用烟酸来降低胆固醇水平呢？一方面，这种营养素的天然形式无法获得专利，因此制药商无法从中赚取大额利润。一些制药界的聪明人找到了一种方法，即为处方药的缓释制剂申请专利。这种药物非常有效，且价格相当实惠，但其中所含的烟酸与自然界中发现的天然烟酸存在区别。

烟酸有一个令人讨厌的副作用。当按照降低胆固醇水平所需的治疗剂量补充烟酸时，该营养素会在体内转化成活性化合物烟酰胺。在该转化过程中，血管会扩张（这是一件好事）。当血管扩张时，你会出现潮热——身体发热、发红。

服用大剂量的普通烟酸（非缓释制剂）1 小时内，你的脸可能变得跟甜菜一个颜色。这种反应被称为"烟酸潮红"。如果你属于超级敏感体质，你会感到自己像个炮仗！更年期女性可能对此表示同情，因为她们一直在与潮热（更年期潮热）做斗争。有些人发现服用一颗阿司匹林胶囊（81~325 毫克）或布洛芬胶囊就可以减轻烟酸引起的刺痛、发热。你可以在补充烟酸前大约 30 分钟服用阿司匹林，以最大限度地减轻潮热！

由于这个烦人的副作用，我一直建议患者要在医生的监督下补充烟酸，尽管这种营养素的补充剂不仅价格便宜，而且在美国的各大健康食品店中均有销售。

烟酸还被常用于治疗心脏病，也经常作为懂行的医生常推荐补充的营养素。服用正确形式的烟酸可作为一种治疗高胆固醇的既定自然疗法。

你如果想将烟酸用于治疗高胆固醇（或作为他汀类药物的替代品，或作为他汀类药物的辅助治疗药物），请与医生讨论。除非医生要求如此，否则请勿在服用他汀类药物的同时补充大剂量的烟酸来降低胆固醇水平，因为胆固醇对身体很重要。惊喜吧！人需要胆固醇来保持健康、快乐和强壮，但我觉得许多健康专业人士将降低胆固醇水平到不健康的程度奉为使命。

我认为补充烟酸很有效！服用药物亦是如此，将非处方补充剂与处方药相结合会让检查结果的数值以肉眼可见的速度下降。烟酸可以增强他汀类药物的药效，两者搭配服用已是众所周知的事情。我只是不想让你在没有医嘱的情况下使用该药物组合。无论选择哪种治疗方式，你都需要在医生的监督下进行。一些制药商会将烟酸与他汀类药物结合起来。美国市场上有两种将烟酸与他汀类药物结合的药物：复方烟酸 / 辛伐他汀缓释片和烟酸洛伐他汀片。烟酸与他汀类药物的组合效果如此之好，以至于制药商都想从中获利！

烟酸可以帮助治疗许多其他与血液循环有关的疾病。一项 1988 年发表于《英国临床实践杂志》（*British Journal of Clinical Practice*）的研究表明，烟酸有助于缓解间歇性跛行，这种症状体现在腿部沉重、疼痛、有烧灼感或抽筋，通常在行走时发生，休息时消失。这是血液流动不畅的表现。补充烟酸可缓解该症状，因为它可以更好地促进血液循环。在这项研究中，患者服用的剂量非常大，每天服用 2 次，每次 2 000 毫克，远超我所推荐的剂量。你如果出现间歇性跛行，请及时询问医生是否应该根据这一研究结果慢慢增加到该剂量。医生知道什么最适合你。

烟酸的好处不局限在心脏和循环系统。研究表明，这种 B 族维生素对缓解许多其他疾病都有帮助。在一项对 80 名严重痛经的女性进行的重要小型研究中，烟酸似乎可以缓解痛经。在这项研究中，女性从月经前 7~10 天开始，每天服用 2 次烟酸，每次 100 毫克，在痛经严重期间每天服用若干次相同的剂量。大约 90% 的女性表示此举缓解痛经效果显著。

在这项研究中，研究人员使用了一种特殊形式的烟酸。在这里，你需要了解一个新名词——六烟酸肌醇酯。不用读出来，认识就行，以便你在保健食品店阅读标签时找到它。这种形式的烟酸不会让脸部出现潮红。自然界中并不存在这种形式的烟酸。它是将六个烟酸分子连接到一个肌醇大分子之上形成的，因此被称为"六烟酸肌醇酯"。身体需要时间来分解这种紧密的分子，因此，从各方面看，它都属于缓释型物质。说得更直接一点儿，这种形式的烟酸分子需要大约6~10小时才能被完全释放，而普通烟酸（潮红型）可以在30分钟~1小时内被身体吸收。

烟酸的作用与镇静剂类似，但效果更温和。一些研究表明，烟酸的作用与苯二氮草类药物，如地西泮、阿普唑仑、劳拉西泮相似。意大利的医生甚至会使用烟酸来帮助人们戒掉这些会使人成瘾的药物。由于烟酸的作用在一定程度上与这些药物相似，所以可以减轻戒断反应。如果你容易感到焦虑或抑郁，你可能需要在治疗方案中添加小剂量的烟酸补充剂。先别太兴奋，婚姻问题或与孩子的分歧并不能靠补充烟酸来解决。但如果你本就是一个多虑的人，那么它可以为你带来一丝心灵上的平静。

烟酸可以通过扩张微小的毛细血管增加流向眼睛和大脑的血流量，所以这种强大的B族维生素还可以帮助治疗常见的视力障碍——黄斑变性。它还对阿尔茨海默病早期阶段的治疗有帮助。

烟酸，拥有多个名称的营养素

我希望科学界的人士可以将烟酸简单地称为"维生素B_3"，虽然叫法简单，但这一营养素的作用绝对不简单。除了功效，各种各样的名字也是它为众人所知的原因。接下来我会带你简单了解烟酸在产品标签上的各种名称，这样你便可以知悉自己买的是什么，以及它可以帮助你治愈哪些症状。烟酸有两种基本形式：

1. 烟酸，又称尼克酸。

2. 烟酰胺，烟酸的酰胺形式。"酰胺"只是一个化学术语，它表示分子的一款代谢方式。该化合物具有生物活性。在理想状态下，身体可将烟酸转化为烟酰胺。

现在我们一起慢慢思考。从上面第一条可以清楚地看出，烟酸又称尼克酸。因此，烟酸的酰胺形式（烟酰胺）也可以被称为"尼克酰胺"。这种名称差异也造成了一系列的不统一。你会在产品标签上看到烟酰胺或尼克酰胺。

请仔细看以下的内容。烟酰胺在体内发生化学反应时会生成一种重要的副产品（代谢物），名为"烟酰胺腺嘌呤二核苷酸"（nicotinamide adenine dinucleotide），它在产品标签上的缩写为 NAD。你也可以看到 NADP 这种缩写；"P"代表磷酸盐（phosphate）。你也会看到 NADH（nicotinamide adenine dinucleotide，还原型辅酶 1。不要问我为什么后面加了一个"H"，我已经开始头痛了）。有时，你还会在产品标签上看到用诸如 NAD、NADP 或 NADH 来表示"还原型辅酶 1"（也被称为还原型烟酰胺腺嘌呤二核苷酸）的缩写！

我说过它们就应该单纯地被叫作维生素 B_3，对吧？

我没在开玩笑，你可以找到各种含烟酸的产品，但至于在产品标签上用什么名称来表示烟酸，是由烟酸的类型和生产商决定的。

请紧跟我的思路，接下来的内容会稍微复杂一些。此前我提过，烟酸存在一种变体，名为"六烟酸肌醇酯"，该形式的补充剂也在市场上流通！六烟酸肌醇酯本身就是身体必需的化合物（有些人缺乏该物质）。摄入这种形式的烟酸会给身体带来益处，因为肌醇（即"维生素 B_8"）是一种不错的抗抑郁物质！我认为烟酸的众多名称简直是在混淆视听，这是事实！你如果数一下，就会发现——好家伙，烟酸可能有 9 个不同的名称！

某些形式的烟酸在体内的作用很有限。例如，通常情况下，补充烟酰胺或尼克酰胺并不会引发臭名昭著的潮热，也不会像补充烟酸那样降低胆固醇水平。但烟酰胺确实可以为身体提供能量，并保护胃肠道，尤其是保护胰

> 腺。烟酰胺会进入身体的能量产生路径，帮助身体产生 ATP，从而帮助所有细胞进行呼吸和能量代谢。烟酰胺这个角色非常重要。

还有证据表明，补充烟酰胺有助于治疗关节炎。这种形式的烟酸也有益于 β 细胞功能的保持和提升。β 细胞会驻留在胰腺中并产生胰岛素。这意味着烟酰胺可以提高胰岛素的分泌量，提高细胞对胰岛素的敏感性（它会增强胰岛素的效果）。长话短说，烟酰胺可以保护你免受胰腺外分泌功能不全和糖尿病的侵害，所以它有助于糖尿病的预防和治疗。它对预防和治疗 1 型和 2 型糖尿病都有益。互联网上找到研究均表明补充烟酸可以提高血糖水平，但这一结论目前还存在争议，你可以服用小剂量的烟酸补充剂，并进行及时监测自己的血糖水平。有关糖尿病的更多信息，请阅读我的另一本书《无须进行药物治疗的糖尿病》。

烟酸补充剂通常用来帮助身体排毒。由于可以增加毛细血管的血流量，所以补充烟酸有助于清除脂肪细胞和脂肪组织中积聚的有毒物质。释放毒素会出现瘙痒感，这是正常现象（当然，如果你想要为细胞排毒并将所有废物排出体外，那么最好的选择是关注自己的饮食，并确保食用 / 饮用大量新鲜的农产品、水果和自制果汁，因为吃得好才能提高身体各个系统的运转效率。最重要的是，要减少反式脂肪的摄入量。没错，这意味着不吃炸鸡和薯片）。

严重的烟酸缺乏病又被称为"糙皮病"，表现为腹泻、食欲不振、肌肉无力、疲劳、易怒、皮肤粗糙 / 干裂、眼睛红肿 / 疼痛、头痛、情绪不稳、舌头发炎、抑郁、焦虑和记忆力减退。持续缺乏烟酸一段时间后，人可能出现慢性腹泻、脱水、阿尔茨海默病、皮炎和其他皮肤问题。经常饮酒或服用烟酸药物盗匪的人可能出现这些症状或疾病。

缺乏烟酸时，身体也可能缺乏维生素 B_2、维生素 B_6 和其他 B 族维生素。B 族维生素家族团结一致，成员之间可以相互协作。这就是为什么在补充一种 B 族维生素的同时，最好服用复合 B 族维生素补充剂。

正如我提到的，烟酸也被称为"尼克酸"。有些人听到这个词时会持谨慎态度，认为它会像香烟中的尼古丁一样伤身，但事实并非如此。补充烟酸不会出现与尼古丁相同的危险。而在过去，烟酸也被广泛称为"尼克酸"；术语的更改有助于化解人们对这个方面的担忧。

香烟中的尼古丁是"烟酸杀手"。它会与烟酸争夺细胞的"爱"与"情"，所以吸烟会给身体带来灾难性影响。更具体一些，尼古丁看起来与烟酰胺非常相似，它会欺骗细胞，干扰身体对烟酰胺的吸收和利用。从细胞饥饿的角度来看，吸烟会导致细胞缺乏烟酰胺。

大多数专家认为缺乏烟酸的情况很罕见，但我认为这种情况完全可能很常见。我认为在那些经常饮酒、吃加工食品、服用小剂量其他 B 族维生素（导致烟酸相对缺乏）补充剂的人群中，烟酸缺乏病很常见。他们可能存在基因问题，无法将烟酸激活为身体可用的活性形式，或服用了对烟酸有药物盗取影响的药物。你会发现很多人都可能缺乏烟酸。如果你想知道我会挑选哪种类型的烟酸，我会建议你补充烟酰胺或其代谢物 NADH。如果你只是想降低胆固醇水平，我建议你服用普通烟酸，从小剂量开始慢慢加大剂量以适应面部潮红，这种影响会随着时间推移而消退。

过量补充烟酸（对你来说太多可能对其他人来说还不够）可能影响身体控制血糖的能力（一些研究已证明补充烟酸会导致血糖水平升高），增加痛风发作的风险，损害肝脏，并提高同型半胱氨酸水平。同型半胱氨酸是一种可导致心脏病的炎症化学物质。需要明确的是：补充正确剂量的烟酸可以帮助心脏病的预防和治疗，但如果过量补充，心脏病可能恶化。这就是 1996 年发表于《冠状动脉疾病》（*Coronary Artery Disease*）杂志上的一项研究所讨论的内容。所以，在补充烟酸前，与医疗行业从业人员讨论烟酸的治疗用途不失为一计良策。

烟酸的药物盗匪

阻酸剂

- 西咪替丁
- 埃索美拉唑
- 法莫替丁
- 兰索拉唑
- 尼扎替丁

- 奥美拉唑
- 泮托拉唑
- 雷贝拉唑
- 雷尼替丁

抗酸剂（该类药物都会改变肠道的 pH）

抗菌药（部分药物）

- 阿莫西林
- 阿奇霉素
- 头孢克洛
- 头孢地尼
- 头孢氨苄
- 环丙沙星
- 克拉霉素
- 多西环素
- 红霉素
- 异烟肼
- 左氧氟沙星
- 米诺环素
- 青霉素
- 磺胺甲噁唑和甲氧苄啶
- 四环素
- 甲氧苄啶

抗痛风药

- 丙磺舒

非甾体抗炎药（NSAIDs）

- 塞来昔布
- 双氯芬酸
- 依托度酸
- 布洛芬
- 吲哚美辛
- 酮洛芬
- 萘普生
- 舒林酸

抗结核药

- 乙胺丁醇
- 异烟肼
- 利福平

降胆固醇药

- 消胆胺
- 考来替泊

降压药

袢类利尿剂：

- 布美他尼
- 依他尼酸
- 呋塞米

噻嗪类利尿剂：

- 氢氯噻嗪，以及任何含氢氯噻嗪的药物（有数十种药物）
- 氯噻嗪

- 氯噻酮
- 甲氯噻嗪
- 美托拉宗

磺胺类利尿剂：

- 吲达帕胺
- 氨苯蝶啶和氢氯噻嗪

避孕药 /HRT 药物

- 雌二醇
- 结合雌激素
- 炔雌醇（应用于多种避孕药中）

泻药

用于治疗乳腺癌的非甾体芳香酶抑制剂

- 阿那曲唑

选择性雌激素受体调节剂（SERMS）

- 雷洛昔芬
- 他莫昔芬
- 托瑞米芬

磺胺类药物

其他

- 酒精
- 任何会消耗维生素 B_6 的物质（因为维生素 B_6 会将烟酸转化为烟酰胺，如果身体缺乏维生素 B_6，那么你也可能缺乏烟酸）
- 雌激素过多症
- 低蛋白饮食
- 尼古丁（吸烟）

请常备这些盘中餐以补充烟酸

奶油蘑菇、瘦牛肉、动物肝脏、鸡蛋、乳制品、鸡肉和其他家禽肉、野生鲑鱼、黄鳍金枪鱼、玉米糁、所有种类的坚果、花生酱和强化谷物。

请注意，身体会在食用富含色氨酸的食物后自然产生烟酸，并且自身细胞中产生的烟酸不会像服用烟酸补充剂那样使面部出现潮红症状。燕麦、巧克力、香蕉、乳制品、肉类（如火鸡、鱼）、鹰嘴豆、葵花子、南瓜子、坚果和螺旋藻中均含少量色氨酸。

超低成本有效改善健康的方法

如果烟酸摄入过量，身体就可能缺乏其他 B 族维生素。所以当补充单一 B 族维生素时，请同时服用复合 B 族维生素补充剂，这样其他 B 族维生素也能发挥作用。

一般保健剂量：每天 50~100 毫克。

抵御药物盗匪剂量：每天 100~1 000 毫克。

治疗剂量：每天 1 000~2 000 毫克，但请先咨询医生。

仅供参考

"烟酸"（niacin）这个词实际上出自英文词组 "NIcotinic ACid vitamIN"（我将字母 N、I、A、C、I、N 大写了，以便你清楚地看到藏在其中的 "niacin"）。

烟酸的特殊形式为防潮红烟酸，即烟酸肌醇酯，你在各大保健食品店均能看到它的身影。许多人说这种类型的烟酸对胃的刺激较小。烟酸也有对应的处方补充剂，如果你的胆固醇水平较高，医生可能为你开其中一种。请注意，服用处方型烟酸缓释制剂会造成肝损伤，因此，如果你正在服用该补充剂，请让医生大约每 6 个月为你进行一次肝功能检查。一开始最好服用较小剂量的烟酸，然后逐渐加大剂量。逐渐加大剂量会减轻烟酸导致的常见皮肤感觉异常。治疗剂量的差异很大，从 100~2 000 毫克不等，但通常在 1 000~2 000 毫克之间。你可以在服用烟酸处方补充剂（或非处方补充剂）前半小时服用阿司匹林或布洛芬。由于补充烟酸会增加血流量，因此你在服用烟酸补充剂期间应避免饮用热饮甚至摄入酒精，这也会减少面部潮红的程度。你如果需要服用胆汁酸结合树脂类药物（即考来替泊、考来烯胺，可用于降低胆固醇水平），请将服药时间与补充烟酸的时间间隔 6 小时或更长时间。

注意：补充烟酸会扩张动脉并增加血流量，使血压自然下降。你如果在服用治疗剂量的烟酸，请在躺下或坐姿起身时小心。服用这类补充剂可能造成头晕或昏厥。你可以缓慢起床，一两周后这种症状会减轻，因为身体已经习惯了治疗剂量。

你如果患有痛风，那么未经医生同意请不要补充烟酸，因为它会与尿酸争抢排出体外的通道。身体如果忙于清除烟酸，就可能出现尿酸积聚，引发痛风。这种情况很少见，但我希望你意识到这一点。还有一点：肝脏存在问题时请勿服用烟酸补充剂（尤其是烟酸缓释制剂），除非你得到医生批准，并对肝功能进行监测。肝功能障碍患者最好服用普通烟酸或烟酰胺补充剂（非缓释制剂）。

武装身体的营养安全系统

假设你没有吸收不良问题且胃中有足够的胃酸，烟酸便很容易通过胃肠道被身体吸收。能够改善胃肠道健康以及烟酸吸收情况的方法之一是确保体内拥有健康的天然有益菌（益生菌）以及"消化酸"。服用甜菜碱补充剂可增加"消化酸"，甜菜碱补充剂在各大保健食品店均有销售。

第 16 章
钾

　　身体永远不能缺钾。一旦缺钾，身体就可能出现全身性问题，尤其是肌肉和神经问题。不幸的是，身体很容易缺乏这种重要矿物质，尤其是在腹泻或服药时。钾缺乏病可能是一个慢性过程，要么是因为服用了药物盗匪，要么是因为营养不良、慢性疾病或慢性疼痛。其症状通常包括肌肉无力、疲劳、嗜睡、反射差、抽筋、心律失常，以及神经兴奋。在某些情况下，钾缺乏病症状显现的速度很快，患者会出现上述所有症状，甚至严重心律不齐 / 心动过速、意识模糊、高血压 / 低血压、呕吐、腹胀、瘫痪、有针刺感，以及晕厥。

　　针对这种重要矿物质的研究数不胜数。现已证实，钾水平低会增加高血压、心脏病，以及脑卒中死亡的风险。讽刺的是，许多降压药均在钾的药物盗匪名单之列，因为保持健康的血压需要钾！钾水平过低的其他症状和体征包括便秘、骨质疏松症、持续口渴和心脏不适。

　　钾对保持心脏健康和维持稳定的血压非常重要。它可以维持正常心率。这种矿物质被称为"电解质"，因为它有助于维持体内水和电解质平衡。它可以激发神经冲动帮助肌肉收缩。如果没有钾的帮助，肌肉便无法正常工作。也有观点称补充钾可以帮助戒酒，但这纯属无稽之谈。戒酒的人会在戒断期这个衰弱的阶段缺钾，因此他们需要在医生的指导下补充充足的钾。但钾补充剂并不能消除人对酒精的渴望，也不能缓解戒断症状。

除了降压药，一长串钾的药物盗匪还包括改善呼吸、减轻疼痛和促进生活规律的药物。

大多数成年人都可以从饮食中摄入足够的钾。你如果由于某种原因确实需要补充钾，请注意不要过量，因为这种矿物质在对心脏产生影响的同时，还会与许多处方药发生相互作用。例如，钾可能导致体内的阿米洛利（一种用于治疗水潴留和体液积聚的药物）水平出现危险的升高。在服用非处方钾补充剂时，此类问题极为罕见。但在服用处方钾补充剂时，这种情况极可能发生，处方钾补充剂剂量非常大，是非处方钾补充剂剂量的指数级倍。

医生有时会开出剂量相当大的钾补充剂，然后每隔几个月对患者的血液水平进行仔细监测。某些患者，例如慢性肾病患者，很可能需要补充更大剂量的钾。

钾会刺激消化道内脆弱的黏膜层。因此，同时服用钾补充剂与阿托品、颠茄或用于治疗骨质疏松症的药物等其他对胃有刺激性的药物，可能增加溃疡的风险。你如果在服用地高辛，请确保定期测量体内的钾水平，避免出现缺钾的情况（即"低钾血症"）。服用地高辛时出现低钾血症几乎是致命的。比起钾摄入过量，钾摄入过少导致的情况更糟，因为低钾血症可能导致心律失常。明白了吗？缺钾比钾过量更危险。而现实情况恰恰相反。

大量出汗或剧烈运动后的身体对钾的需求会增加。市场上那些补充钾的运动饮料均是为应对该情况设计的。在美国，药店会售卖每剂含最高 20 毫克当量，大约 1 500 毫克钾的钾补充剂。尽管补充剂的标签上钾的质量单位是毫克，但在实验室测试中，钾的测量单位通常为毫克当量。保健食品店出售的大多数钾补充剂的剂量为 99 毫克。为什么不是 100 毫克？你可以开动脑筋想一想。

各种类型的钾补充剂均为处方补充剂。这类药物应随餐用一杯水送服。但无论是补充大剂量的钾还是小剂量的钾，对胃的伤害都非常大，口服钾补充剂常常引起胃部不适。它会严重增加胃以及食管受刺激的风险，甚至可能在食管、胃或脆弱的肠黏膜上戳出微小的孔。服用液态形式的钾补充剂，且没有用充足的水稀释，似乎更容易出现溃疡。通常情况下，按处方服用缓释制剂也会导致溃疡。

使用非处方钾粉剂（钾粉）可解决口服钾补充剂引起的胃病，你可以在洗澡水中加入少许非处方钾粉剂。钾和镁一样可以直接透过皮肤被身体吸收。但要注意，钾粉只能按照标签上的指示小剂量使用。钾粉的剂量与泻盐不同，你可以将大量泻盐倒入浴缸，然后放松身心。但对钾粉来说，你只需要倒一茶匙或一瓶盖即可，这取决于产品标签上的说明。请你咨询医生以了解适合自己的剂量。

钾的药物盗匪

阻酸剂

- 西咪替丁
- 埃索美拉唑
- 法莫替丁
- 兰索拉唑
- 尼扎替丁
- 奥美拉唑
- 泮托拉唑
- 雷贝拉唑
- 雷尼替丁

止痛药

- 阿司匹林
- 布他比妥和阿司匹林
- 卡利普多和阿司匹林
- 酮洛芬
- 羟考酮和阿司匹林
- 水杨酸盐药物或草药

抗菌药（部分药物）

- 阿莫西林

- 阿奇霉素
- 头孢克洛
- 头孢地尼
- 头孢氨苄
- 环丙沙星
- 克拉霉素
- 多西环素
- 红霉素
- 异烟肼
- 左氧氟沙星
- 洛美沙星
- 米诺环素
- 莫西沙星
- 磺胺甲噁唑和甲氧苄啶
- 四环素

抗惊厥药物

- 普瑞巴林（非药物盗匪，服用该药物会提高钾水平）

抗酸剂

- 氢氧化铝和氢氧化镁
- 碳酸铝凝胶
- 氢氧化铝
- 碳酸钙
- 氢氧化镁
- 碳酸氢钠

抗痛风药

- 秋水仙碱

抗病毒药

- 地拉韦啶
- 膦甲酸
- 拉米夫定
- 奈韦拉平
- 齐多夫定
- 齐多夫定和拉米夫定

降压药

- 肼屈嗪

ACE 抑制剂：

- 依那普利和氢氯噻嗪
- 雷米普利

血管紧张素 Ⅱ 受体阻滞剂：

- 替米沙坦和氢氯噻嗪
- 缬沙坦
- 缬沙坦和氢氯噻嗪

钙通道阻滞剂：

- 硝苯地平
- 维拉帕米

袢类利尿剂：

- 布美他尼
- 依他尼酸
- 呋塞米
- 托拉塞米

噻嗪类利尿剂：

- 氢氯噻嗪，以及任何含氢氯噻嗪的药物（许多药物均含氢氯噻嗪）
- 阿替洛尔和氯噻酮
- 氯噻嗪
- 氯噻酮
- 甲氯噻嗪
- 美托拉宗

磺胺类利尿剂：

- 吲达帕胺
- 利尿剂、保钾利尿剂（疑似，但未确定）

支气管扩张药

- 沙丁胺醇

皮质类固醇药物

- 地塞米松
- 氢化可的松

- 甲泼尼龙
- 泼尼松龙
- 泼尼松

吸入性皮质类固醇药物：

- 布地奈德
- 氟替卡松

青光眼药物

- 乙酰唑胺

避孕药/HRT 药物

免疫抑制剂

- 环孢素
- 他克莫司

泻药

- 比沙可啶

长效 β 受体激动剂

- 沙美特罗

帕金森病药物

- 左旋多巴和卡比多巴

大便软化剂

- 多库酯钠和鼠李蒽酚

其他

- 酒精
- 含铯盐的补充剂
- 咖啡、茶，以及碳酸饮料（含咖啡因）
- 盐摄入过多
- 荨麻药草
- 白柳树皮

请常备这些盘中餐以补充钾

甜菜（煮）、西红柿汁、无花果、醋栗、种子、蘑菇、菠菜、莴苣、芹菜、芥菜、茴香、西蓝花、冬瓜、糖蜜、鲷鱼（烤）、鲭鱼、茄子、羽衣甘蓝、杏、马铃薯、葡萄干、生姜、山药、猕猴桃、辣椒（干）、赤豆、卷心菜、大麦、香蕉、橘子、牛油果、西瓜、菜豆、开心果、梅子和代盐。

超低成本有效改善健康的方法

尽管低钾血症（钾水平低）对心脏的危害远大于高钾血症，但你在服用处方药或患有慢性疾病时补充钾（提高钾水平）很容易引发麻烦。在这两种情况下，你如果觉得自己需要额外补充钾，那么你最好通过食用食物补充，或者在服用大剂量钾补充剂之前咨询医生。

一般保健剂量：每天 200~400 毫克，与食物和大量的水一起服用。

抵御药物盗匪剂量：每天 300~1 000 毫克（准确剂量请咨询医生）。

250 克橡子南瓜的钾含量：900 毫克。

1 根香蕉的钾含量：450 毫克。

250 克西瓜的钾含量：550 毫克。

125 克葡萄干的钾含量：550 毫克。

237 毫升佳得乐（一种运动饮料）的钾含量：30~40 毫克。

仅供参考

请勿压碎或咀嚼服用钾补充剂缓释制剂。在服用不同剂量的钾补充剂时都要搭配满满一杯水或果汁。最好全天分几次小剂量服用，而非一次性大剂量服用。无论本书给出的剂量是多少，都请务必按照标签说明的剂量服用。本书提供的剂量为一般剂量，但个人需求存在较大差异。

出现腹泻、恶心、胃痛、意识混沌等情况，则说明钾摄入过量。一些过量服用钾补充剂或肠道完整性较差的人，在服用钾补充剂后大便颜色会变深，且呈柏油状，这是消化道出血的征兆。如果出现这种情况，请立即停止服用钾补充剂并联系医生。钾摄入过多的其他警示信号包括：心跳缓慢、有麻木感、焦虑、疲劳、腿部沉重、手 / 脚 / 嘴唇刺痛。

武装身体的营养安全系统

体内的蛋白质也会随着钾的流失而流失。你如果想改善这种多种营养素同时流失的情况，可以食用一款含这两种成分的自制冰沙。这款冰沙既美味又健康！只需要将下列配料丢入搅拌机中搅拌即可。

- 1 根香蕉（或 5 个去核杏子）
- 250 毫升橙汁（尽可能鲜榨）
- 125 克新鲜或冷冻草莓（或覆盆子）
- 1 勺乳清蛋白粉（或火麻 / 大米蛋白粉）

第 17 章
益生菌

你应该听说过"益生菌"这个词，或者在酸奶包装上看到过"活性活菌"的字样。这些都是食品和营养品标签上的常用术语，用于描述保持消化道健康所需的活菌。你可能还没有意识到自己的肠道中存在有益菌。它们并非与生俱来。

现在我们回顾一下。事实上，你出生时的免疫系统功能很弱，你的体内根本不存在细菌。你第一次进食——喝母乳以及后来吃其他的食物时，你也会摄入有益菌，这些细菌会附着在肠壁上并开始繁殖、生长。它们可以帮助你建立强大的免疫系统。

在童年，健康的有益菌群会自然而然地在你的肠道中安家落户。一个年轻成年人的肠道中应该生活着数以万计的有益菌。你的肠道菌群就像指纹一样；地球上没有任何两个人拥有完全相同的肠道菌群。有益菌可以保护身体免受有害菌的侵害。令人震惊的是，正常情况下，一个健康肠道的肠道菌群的重量大约有 1.36 千克。2009 年，一项美国亚利桑那大学医学院发表于《进化生物学杂志》（*Journal of Evolutionary Biology*）的研究发现，部分有益菌群会生活在阑尾中，而阑尾一直被认为是无用器官。没有阑尾的人需要保持警惕，要努力建立并维持一个恒定的"菌群营"，因为它们已经失去了阑尾这个生活场所。

有益菌遍布肠道表面，对健康的方方面面产生影响。肠道内有足够多有益菌的人患胃灼热、胃胀气、腹泻和便秘的可能性较低。好消息是，如果肠道中出于某种原因并没有这些快乐的"露营的细菌",或者发生了什么事情(稍后我会详细介绍)将它们完全清除了,那么你可以通过服用益生菌补充剂来补充。这种补充剂适合任何肠胃不适人群服用。如果大家要选择一种每天服用的补充剂,我认为每个人都应该选择益生菌补充剂。

益生菌补充剂含多种不同的有益菌,这些有益菌一般来自两个菌群:乳酸杆菌或双歧杆菌。这两个菌群可增加免疫球蛋白 A 的分泌量,调节免疫反应,这表示它们可增强身体抵御病原体的能力。它们还能减少体内危险的炎症化学物质,生产抗菌物质,改善肠道黏膜状况(可防止食物过敏),调节基因表达,并在减少病原体黏附的同时防止病原体感染肠道。

我为什么要在讨论肠道中的"蠕虫"的时候向你科普这些科学知识呢?因为我希望你在向保健医生表达自己补充益生菌的愿望和原因之前掌握足够多的信息。这些有益菌对慢性疾病患者来说非常重要;几乎所有可以吃的东西,从食物到药物,都会杀死有益菌。恢复最佳健康状态的关键是恢复这些对身体友好的微生物。让自己的肠道菌群蓬勃、健康地发展,远胜过向体内输送身体可能根本无法识别的益生菌补充剂。

想要更多了解这一重要话题,请阅读道格·考夫曼(Doug Kaufmann)的著作。道格·考夫曼是美国电视节目《了解病因》(*Know the Cause*)的主持人,也是许多益生菌主题书籍的作者,其作品包括《真菌与健康问题的联系》(*The Fungus Link to Health Problems*)以及《传染性糖尿病》(*Infectious Diabetes*)。他在书中写明了改变哪些生活方式有助于恢复健康。只要见到道格,只需要一分钟,你就会明白这个人是一个真正关心你健康,并希望让你的生活变得更美好的人。看看他在节目中的表现,你就明白我的意思了。他的网站上有些我们一起录制的电视节目,我现在也在他的节目中进行医疗知识科普。

为了完成这本书,我采访了道格·考夫曼,他用火灾(就是那种烧毁森林的火灾!)比喻肠道遭受到的伤害,请跟随他的思路走,这绝对是观察自己肠道状况的绝佳方式:

"当恢复被火灾烧毁的自然森林地貌时,植树造林是必要的景观恢复过程。

随后，为了挽救森林本身的地貌以及野生动物，森林管理员会迅速种植新的当地的树木和植物。在这一过程中，森林和动物中那些缺损的部分会被成功修复。

"那么在经历类似的毁灭性灾难之后，为什么没有人想到去恢复肠道的'地貌'呢？肠道中的抗生素或者说抗菌药就如同一场森林火灾，因为无数的生命形式（细菌）都会被摧毁。在我看来，抗生素通常是有害菌的副产品，也被称为'霉菌毒素'。很长一段时间内，我都认为服用抗生素对肠道造成的损害往往会在停用抗生素后的很长一段时间内再次侵袭患者。

"医生如果能够意识到在开每种抗生素处方时必须同时服用益生菌补充剂的重要性，就可以避免摄入霉菌毒素所导致的严重的系统性疾病。你如果曾经服用过抗生素，而现在又出现了各种症状和／或疾病，那么就应该进行为期 30 天的补充益生菌和无谷物饮食试验。这么看来，人体也需要通过'造林'来重返'绿色'！"

作为药物，抗生素能拯救生命，但它们往往也是最恶劣的药物盗匪，它们会侵蚀有益菌。如果你曾经服用过抗生素，那么你的有益菌阵营就可能已经阵亡，因为抗生素曾像机关枪一样在肠道中开火。但这并非停止服用抗生素的借口。你如果无法自行抵御危险的感染，自然需要借助抗生素的力量。但我个人认为，所有抗生素的所属类别都应更名为"普通且愚蠢的药物"（Normalfloricus stupidicus）。我之所以说它们愚蠢，是因为它们无法区分"好人"和"坏人"，它们会"杀死"眼前的一切，甚至是正常的飞虫。这就是为什么许多人每次服用抗生素之后都会腹泻、痉挛、出现念珠菌性阴道炎或股癣。

在需要服用抗生素的同时也应该补充益生菌，以补充被药物盗匪偷走的益生菌。虽然我知道抗生素也会侵蚀益生菌补充剂所含的有益菌，但我仍建议你在服用抗生素期间补充益生菌。这样做可以在肠道中加入新的有益菌，大大减轻药物治疗对肠道的副作用。基本上来讲，你只是在进行损害控制。这样做会让你在服用抗生素的第 10 天排出更软的粪便，而非在第 4 天出现可怕的痉挛和腹泻。

我建议你每天至少补充 2 次益生菌，如果你喜欢，也可以多补充几次。如果你每天服用 2 次，那么第 1 次要早上服用抗生素 4~6 小时后服用，第 2 次要在晚上服用最后一次抗生素 2 小时后服用（如果你晚上需要服用抗生素的话）。

关于乳酸杆菌 GG 株（一种特殊菌株）补充剂的研究表明，服用这种补充剂可减轻由服用抗生素引起的腹泻。不过我建议你每天都补充益生菌，而不仅是在服用抗生素期间。

身体需要正常的菌群来帮助自己消化和吸收食物。拥有大量有益菌的人免疫系统功能会更为强大，因为这些小伙伴可以中和许多危险的致癌物质。当你的肠道拥有健康的"有益菌阵营"时，危险的有害菌便无法轻易占领你的肠道。没有足够多的有益菌会导致白色念珠菌过度生长、肠道菌群失调、大肠埃希菌 / 寄生虫和其他有害蠕虫的繁殖。缺乏有益菌的人经常出现酵母菌感染、尿路感染、皮肤问题、股癣、肠易激综合征、嗳气、腹泻、胃灼热，以及慢性疲劳。

大多数体内没有充足有益菌的人在进食后都会感到胀气、腹胀或痉挛。我提到胀气了吗？是的，我多次提起过！人们往往对这些症状习以为常，并将其归结为肠易激综合征，或者遗传问题。因此，我想在此强调一下益生菌的重要性。拥有健康的肠道菌群可以让你感到肠胃更好，在某些情况下，还可以缓解上面提到的肠道症状以及便秘。

请记住，不仅下方列出的药物盗匪会造成肠道菌群失衡，压力、疾病、食用垃圾食品 / 含糖食品、摄入酒精和喝咖啡同样会使肠道菌群往错误的方向发展。

健康食品店中最受欢迎的益生菌补充剂是乳酸菌和双歧杆菌补充剂。它们可以帮助身体制造 B 族维生素，如生物素、叶酸、维生素 B_6、维生素 B_{12}、烟酸。它们还能提高镁、铁、铜、锰等矿物质的生物利用率。其中添加的矿物质也非常重要，可以改善情绪、提高免疫力、改善精力、稳定血压和调节心律。有益菌还有助于肠道维持健康的 pH，健康的 pH 会维持在 5.5~6.5 之间，呈微酸性。微酸性环境有利于有益菌的生长，并可以驱除有害菌。这意味着有益菌会处于健康的生长和繁殖环境中。有益菌可以帮助身体处理雌激素和甲状腺素，进而间接有助于缓解更年期症状和预防乳腺癌。

在挑选补充剂时，你需要了解产品标签上的术语。保健品中的活菌量通常以菌落形成单位（colony forming units, CFU）表示。常见剂量为每天摄入 100 亿~

400 亿 CFU，更为常见的剂量为 10 亿 ~50 亿 CFU。但剂量也并非越大越好，因为谁都不希望出现不良反应。益生菌补充剂通常含 5~15 种不同的友好菌株。你可能在产品标签上看到以下名称：嗜酸乳杆菌、副干酪乳杆菌、鼠李糖乳杆菌、乳双歧杆菌、双歧杆菌等。CFU 是一个营销概念。对我来说，CFU 并不重要，重要的是你服用的益生菌是有生命力的活菌。

益生菌的药物盗匪

这份药物盗匪清单可以写满一本书。几乎所有可以吃的东西（加工食品、酒精和药物）都会破坏肠道菌群，所以为了节省篇幅，我只总结说明了一下补充益生菌是康复的基础。请服用高品质的益生菌补充剂来增强自己的免疫系统功能，并帮助消化系统处理每天摄入的其他营养素和维生素。

非处方药

几乎所有

处方药

几乎所有

其他

• 雌激素过多症

• 许多草药产品会破坏胃肠道的完整性

• 处方叶酸补充剂、处方 ω-3 脂肪酸补充剂、处方 B 族维生素和维生素 C 补充剂和产前营养品

• 某些含维生素 K_1 的复合维生素

* 如果我把所有益生菌的药物盗匪都列出来，这份名单能达到数百页。

请常备这些盘中餐以补充益生菌

在之前的大多数章节中，我都提供了一份食物清单，但在补充益生菌方面，这有点儿复杂。在此，我会与你分享几种最重要的食物——康普茶和开菲尔。

喝康普茶是一股健康新潮流。你可以在一些健康食品店订购该茶。对我来说，喝康普茶就像喝醋或气泡苹果汁一样，你可以试着习惯它的味道。它属于发酵茶，富含益生菌。康普茶比开菲尔效果更胜一筹，因为它还含一些健康的有机酸、维生素、矿物质、酶，以及所有的 B 族维生素。它能为身体提供能量，帮助身体处理脂肪和碳水化合物。它还含维生素 C，维生素 C 是一种强大的免疫系统功能促进剂。

研究表明，喝康普茶对有害菌（如大肠埃希菌）能起到类似服用抗生素的作用。如果你有白色念珠菌病或过敏症，那么我建议你不要喝这种饮料，因为我无法预测你的身体在面对康普茶中的多种细菌和酵母菌时会出现什么反应。其他人可以随时喝康普茶，但要注意，它会提升精力。这是好事。

开菲尔是一种发酵乳，跟康普茶一样属于发酵食品；食用发酵食品对身体有益。你可以把它想象成液体酸奶。它含酶和大量有益菌，有利于肠道生态系统的繁荣。你可以在任何时间饮用开菲尔，也可以空腹饮用。

说到酸奶，你已经了解到了，正确形式的酸奶充满健康的有益菌。那什么是"正确形式的酸奶"呢？最好是自制的或从农贸市场买来的。有时，商店出售的酸奶会含有益菌，但也可能含添加剂或色素。许多此类产品都添加了糖和类似糖的配料。这意味着里面的益生菌很可能失活，因为果味添加剂和人工甜味剂可能杀死有益菌。你如果想在酸奶里加入水果，最好先将新鲜的有机蓝莓或草莓洗净，然后自行添加。

商店出售的酸奶只要标有"活菌培养"以及"原味"字样——不含人工甜味剂、添加糖、色素或水果果粒/果酱——即可。我真的不怎么愿意推荐加工酸奶，因为我知道你会直奔商店买一大桶撒着糖粉的双倍布朗尼焦糖香蕉酸奶。请务必购买原味酸奶，这一点很重要，因为你也希望自己购买的酸奶含活的益生菌，而非被糖和香料杀死的益生菌。更别提用巴氏灭菌法处理过的酸奶了，在巴氏灭菌的条件下，所有的活菌都会被一举消灭。今天我们不讨论这些。相信我。原味酸奶比加工酸奶好，服用补充剂比喝加工酸奶更胜一筹。我更倾向于购买原味酸奶或开菲尔，因为它们肯定含真正活着的活性菌。德国酸菜，最好是有机生酸菜，是另一种健康的选择。

超低成本有效改善健康的方法

一般保健剂量：每天 100 亿~400 亿 CFU，空腹服用。尽可能在服药 4 小时后、用餐 2 小时后服用。许多人发现睡前服用益生菌补充剂的效果最佳。

抵御药物盗匪剂量：每天空腹服用益生菌补充剂 1~3 次。

仅供参考

补充益生菌几乎不存在过量问题，但你如果出现胀气或其他肠道症状，那么则可能补充过量了。请记住，这些补充剂的作用是缓解肠道问题，而非引起肠道问题。出现任何不适都可能与有害菌的死亡反应有关。不适的持续时间应该不会超过 3 天。

并非所有益生菌补充剂的效果都一样，有些产品含淀粉、麸质、膳食纤维和益生元，可能让少数敏感体质人群感到不适。益生元之间也存在差别。基本上来讲，它们只是有益菌的食物。益生元是一种不可消化的物质，可以刺激某些菌群（如双歧杆菌和乳酸杆菌）的生长。在有益生元的情况下，益生菌会茁壮成长，因此一些补充剂会采用两者结合的配方。尽管如此，有些人依然会由于对益生元敏感，而在服用后感到不适。这种不适是服用的益生菌而非体内存在的天然益生菌造成的——每个人都有独特的菌群指纹。因此，如果对你的原生有益菌阵营来说，你服用的益生菌是外来者，那么你的免疫系统就会觉醒并开始攻击你的身体，来摆脱这些危险的新来的肠道细菌。因此，你最好服用益生菌（和益生元）补充剂，让自己的肠道阵营蓬勃发展，将更多的有益菌收入麾下。这总比吃一大堆外来的"肠道蠕虫大杂烩"要好。

武装身体的营养安全系统

大多数人认为只要服用益生菌补充剂就万事大吉了，他们会从商店货架上的几十种益生菌补充剂中随意挑选一种。但菌株也很重要，因为你有一个"菌株指纹"。所以，你如果想为自己的身体打造一个良好的安全系统，就要学会精挑细选。更具体来说，你如果正在努力抑制过敏反应以及哮喘发作，那么可以选择含罗伊氏乳杆菌的产品。如果你患有白色念珠菌病或肠道菌群失调，经常出现酵母菌感染，那么含布拉氏酵母菌的产品就是你最好的选择。根据一篇2010年发表在《世界胃肠病学杂志》（*World Journal of Gastroenterology*）上的综述文章，布拉氏酵母菌也被强烈推荐用于预防抗生素相关性腹泻和旅行者腹泻。如果你的问题是幽门螺杆菌（可导致溃疡）过度生长，那么含唾液乳杆菌的产品应该能救你于水火。如果你患有自身免疫性疾病，对你来说最好的益生菌补充剂可能为含太平洋螺旋藻的产品。

要谨慎购买益生菌补充剂，因为如果你服用的不是活的益生菌，那么你可能无法获得最佳疗效，尽管一些以色列研究人员的研究表明，即使摄入的是死亡的乳酸菌，对某些人来说也是有益的。益生菌补充剂对储存环境非常挑剔。它们很脆弱，对热、光、氧气浓度和噪声非常敏感。

第18章
维生素 B$_6$

  维生素 B$_6$ 是人快乐的秘诀！这种营养素也被称为"吡哆醇"，在提高情绪、改善睡眠和滋养整个神经系统方面扮演着重要角色。它能够提高血清素、GABA 和多巴胺的水平，这三种物质是可以让大脑快乐的化学物质，有助于保持积极的情绪、放松的身心，以及良好的睡眠质量。事实上，维生素 B$_6$ 是身体内最重要的 B 族维生素之一，因为它能帮助身体制造红细胞，为身体提供能量。如果你被诊断出患有缺铁性贫血，那么你的贫血很有可能是缺乏维生素 B$_6$，而非人们常误以为的缺铁导致的。

  补充维生素 B$_6$ 还可以滋养神经。可笑的是，补充过量的维生素 B$_6$ 会损害神经。这种营养素通常被推荐用于治疗周围神经病变，即治疗与糖尿病和带状疱疹相关的神经损伤。有时，医生也会推荐补充这种营养素（同时配合物理疗法）以辅助治疗腕管综合征（从事重复性运动工作的人可能患上的一种腕部疼痛病症）。

  维生素 B$_6$ 的功效不仅限于此。维生素 B$_6$ 能够较好地舒缓神经和整个中枢神经系统。因此，一些医生会建议 PMS 症状强烈以及在月经前后情绪波动大的女性补充维生素 B$_6$。我经常推荐 PMS 患者补充维生素 B$_6$，许多患者均表示她们的乳房胀痛症状得到了缓解，情绪也得到了改善。

  你如果想体验一下维生素 B$_6$ 对 PMS 症状的缓解作用，根据研究成果，我建议你在月经来潮前 2 周每天服用 50~100 毫克的维生素 B$_6$ 补充剂。如果你有乳房疼痛症状，我一定要提一下天然黄体酮霜以及碘补充剂，这两种保健品可用于缓解乳房疼痛。使用剂量适当且优质的保健品，可减少患乳腺癌的风险。该类保健品在健康食品店均有销售。

维生素 B_6 对乳房健康的影响也得到了科学研究验证，主要有以下几个。最明显的是补充维生素 B_6 有助于降低同型半胱氨酸水平，后者是一种已知的致癌化学物质。众所周知，同型半胱氨酸水平高会导致雌激素诱导的乳腺癌以及其他大多数癌症。2003 年，美国哈佛大学的研究人员在《国立癌症研究所杂志》（*Journal of the National Cancer Institute*）上发表的一项研究认为，高维生素 B_6（和叶酸）饮食可在一定程度上预防乳腺癌。对此我并不感到惊讶。毕竟这些 B 族维生素有助于制造 DNA，即人的遗传密码。这项研究对 121 700 名女性护士进行了追踪，并对她们 1976 年至 2003 年的生活方式风险因素进行了调查。研究人员发现，摄入较多维生素 B_6，以及血液中维生素 B_6 水平较高的女性乳腺癌的发病率较低。

人的性激素——雌激素、孕激素和睾酮受维生素 B_6（和叶酸）影响。在体内维生素 B_6 充足的情况下，它们不太可能水平过高或有毒副作用。在预防这些激素引起的疾病（如乳腺癌和前列腺癌）方面，维生素 B_6 发挥着重要作用。想要了解如何保护自己免受这些疾病的侵害，请参阅我的电子书《乳腺癌的防护》（*Breast Cancer Protection*）。服用维生素 B_6 补充剂只是众多减少患病风险的方法之一。

补充维生素 B_6 还可以降低同型半胱氨酸水平，间接保护心脏。同型半胱氨酸会损害"供养"心脏的动脉，加速血液凝结成血块并堵塞动脉。对任何患有心脏病或动脉粥样硬化的人来说，维生素 B_6 的作用都举足轻重。

服用消耗这种营养素的药物盗匪会使人更容易患上心脏病。每周吃几次美味的牛排很享受吧？请听好了，分解肉类和乳制品中的蛋白质需要维生素 B_6。摄入的动物蛋白越多，摄入的维生素 B_6 也应越多。

维生素 B_6 为水溶性维生素，它可以进入体内许多水基细胞，但无法进入脂肪组织。与其他 B 族维生素一样，它无法储存在体内，因此你需要确保每天从

食物和 / 或补充剂中摄入足量的维生素 B₆。

如果缺乏这种重要的营养素，人就会出现虚弱、精神错乱、抑郁、失眠、PMS 等症状。孕妇会因为缺乏维生素 B₆ 出现恶心的症状。

与烟酸一样，维生素 B₆ 也是一种温和的镇静剂。因此，如果体内缺乏该营养素，你可能感到烦躁、紧张或夜不能寐。所有这些症状都会让你在第二天倍感疲惫。当然，你也会出现持续性失眠。这将成为一个恶性循环。

缺乏维生素 B₆ 也可能导致贫血。请记住，维生素 B₆ 可以帮助身体制造红细胞。一些缺乏维生素 B₆ 的人会出现皮肤问题，出现皮损或脂溢性皮炎。有些人还会出现口痛、舌疮、舌头变色等症状。

由于维生素 B₆ 有助于身体制造红细胞，因此维生素 B₆ 不足会导致缺铁性贫血，而缺铁性贫血是导致甲状腺功能减退症的主要元凶。甲状腺功能减退症是糖尿病的诱因之一。现在你明白我为什么要写这本书了吧。补充一种营养素就可以让你免受多年的病痛以及药物的折磨。

维生素 B₆ 的药物盗匪

阻酸剂

- 西咪替丁
- 埃索美拉唑
- 法莫替丁
- 兰索拉唑
- 尼扎替丁
- 奥美拉唑
- 泮托拉唑
- 雷贝拉唑
- 雷尼替丁

抗酸剂

- 氢氧化铝和氢氧化镁
- 碳酸铝凝胶
- 氢氧化铝
- 碳酸钙
- 氢氧化镁
- 碳酸氢钠

抗菌药（部分药物）

- 阿莫西林
- 阿奇霉素

- 头孢克洛
- 头孢地尼
- 头孢氨苄
- 环丙沙星
- 克拉霉素
- 多西环素
- 红霉素
- 异烟肼
- 左氧氟沙星
- 洛美沙星
- 米诺环素
- 莫西沙星
- 磺胺甲噁唑和甲氧苄啶
- 四环素

抗惊厥药物

- 苯妥英

巴比妥类药物

降压药

- 肼屈嗪

  ACE 抑制剂：
- 依那普利和氢氯噻嗪

  袢类利尿剂：
- 布美他尼
- 依他尼酸
- 呋塞米

- 托拉塞米

  磺胺类利尿剂：
- 吲达帕胺

  噻嗪类利尿剂：
- 氢氯噻嗪，以及任何含氢氯噻嗪的药物（数十种药物含氢氯噻嗪）
- 氯噻嗪
- 氯噻酮
- 甲氯噻嗪
- 美托拉宗

支气管扩张药

- 沙丁胺醇
- 沙丁胺醇和异丙托溴铵
- 环丝氨酸
- 茶碱

抗心力衰竭药

- 地高辛

螯合剂

- 青霉胺

降胆固醇药

- 消胆胺
- 考来维仑
- 考来替泊

糖尿病药物

- 二甲双胍
- 二甲双胍和西格列汀

避孕药 /HRT 药物

- 雌二醇
- 酯化雌激素
- 结合雌激素
- 炔雌醇
- 左炔诺黄体酮（多种避孕药中均含左炔诺黄体酮）

MAOI［参阅第 2 章"单胺氧化酶抑制剂（MAOI）和贯叶连翘"小节的完整列表］

非甾体抗炎药（NSAIDs）［该类药物会消耗将维生素 B$_6$ 转化为 5'- 磷酸吡哆醛（pyridoxal 5'-phosphate, P5P）所需的其他营养素，例如锌，并且还会消耗其他 B 族维生素，例如维生素 B$_{12}$ 和叶酸，以及维生素 C］

- 阿司匹林
- 双氯芬酸
- 布洛芬
- 萘丁美酮
- 萘普生

用于治疗乳腺癌的非甾体芳香酶抑制剂

- 阿那曲唑

帕金森病药物

- 左旋多巴和卡比多巴（与维生素 B$_6$ 分开 4~6 小时服用，或询问医生是否可在服药期间服用维生素 B$_6$ 补充剂）

选择性雌激素受体调节剂（SERMs）

- 雷洛昔芬
- 他莫昔芬
- 托瑞米芬

其他

- 酒精
- 铝中毒
- 白色念珠菌过度生长
- 螯合疗法
- 雌激素过多症
- 蛋白质摄入过多
- 维生素 B$_2$ 的药物盗匪（激活维生素 B$_6$ 需要维生素 B$_2$）
- 缺锌
- 锌的药物盗匪（激活维生素 B$_6$ 需要锌）

请常备这些盘中餐以补充维生素 B$_6$

芽菜、菠菜、甜椒、芜菁菜、大蒜、黄鳍金枪鱼（烤）、花椰菜、芥菜、豆类、香蕉、生芹菜、卷心菜、芦笋、西蓝花、姜黄（蒸）、羽衣甘蓝、抱子甘蓝、西瓜、鳕鱼（烤）、甜菜和坚果。

超低成本有效改善健康的方法

B 族维生素之间相互依存。换句话说，B 族维生素的比例很容易失去平衡。补充过量的维生素 B$_6$ 会导致身体缺乏其他 B 族维生素。因此，在补充单一 B 族维生素的同时，最好同时服用复合 B 族维生素补充剂，使其他 B 族维生素也能发挥作用。

一般保健剂量：每天 10~25 毫克（如果与活性 P5P 一同服用，剂量为每天 5~15 毫克）。

抵御药物盗匪剂量：每天 50 毫克，分 1~2 次服用（与 P5P 一同服用时，剂量为每天 15~30 毫克，分 1~2 次服用）。

仅供参考

维生素 B$_6$ 可让人精力充沛，因此晨间服用的效果要优于夜间服用。商店里那些注明添加了维生素 B$_6$ 的食品，其中添加的多为盐酸吡哆醇，这也是大多数补充剂中主要的维生素 B$_6$ 类型。可以直接进入身体的活性维生素 B$_6$ 为 P5P，你可从植物性食物中获得这种物质。它可在其他微量营养素和矿物质的帮助下在肠道中转化为维生素 B$_6$。

大多数人只需要补充普通维生素 B$_6$ 即可。身体可将其活化为可用的形式，即 P5P。维生素 B$_6$ 补充剂很易得，平均每天只需要花几美分就可以通过服用补充剂补充足够的维生素 B$_6$。P5P 形式的维生素 B$_6$ 补充剂比较难找，你可以咨询健康领域的专业人士，选购安全、可靠的 P5P 形式的产品。

维生素 B₆ 可通过尿液排出体外（与其他 B 族维生素一样），但也存在摄入过量的可能。梦境真实或做噩梦是补充了过量维生素 B₆ 的一种表现。其他症状包括手、胳膊或腿有麻木感、刺痛感，以及出现其他神经方面的问题。任何一种新出现的神经方面的问题都可能表明身体摄入了过多的维生素 B₆。如果产生了这些副作用，那么你就需要换一种维生素 B₆ 补充剂或减小剂量。补充维生素 B₆ 的最佳方法是每天服用少量维生素 B₆ 补充剂并搭配服用复合 B 族维生素补充剂，这样就能保证身体获得全面的 B 族维生素。

武装身体的营养安全系统

提升维生素 B₆ 安全系统安全系数最重要的方式之一，就是控制肠道内酵母菌的水平。这里的酵母菌主要指白色念珠菌；但如果胃肠道功能不佳，其他数十种酵母菌也可能大肆繁殖。酵母菌与维生素 B₆ 有什么关系呢？它们会产生一种叫作"乙醛"的神经毒素，这种毒素不仅会清除维生素 B₆，还会消耗另一种物质（α- 酮戊二酸），而这种物质恰恰可以将维生素 B₆ 活化为 P5P。为了控制酵母菌的繁殖，请尽量少吃糖，服用健康的益生菌补充剂和补充一种名为"布拉氏酵母菌"的友好酵母菌，如果医生同意，你还可以搭配服用一点儿锌补充剂。

第 19 章
维生素 B₂

你是否发现过自己在服用多种维生素几小时后的尿液颜色呈荧光黄？这种颜色来自维生素 B₂。除了可以成为 12 岁的孩子的有趣谈资，这种现象对身体并无伤害。发生这种现象是因为维生素 B₂ 是一种染料。它的拉丁文名称 "riboflavin" 源自 "核糖"（ribose）和 "黄"（flavus）。事实上，在一些食品中，包括婴儿食品、奶酪和谷物，它可被用作着色剂。作为着色剂使用时，它被称为 "E101"；"E" 代表 "欧洲"（Europe）。由于在紫外线下维生素 B₂ 确实会发出荧光，因此各个行业的工程师都用它来检测泄漏。不过不用担心，即使你的身体中有它，你也并不会在黑暗中发出荧光。事实上，它是一种非常重要的营养素。

作为 B 族维生素的一员，维生素 B₂ 与其他 B 族维生素有协同作用。它会促进身体产生能量。维生素 B₂ 可增强线粒体功能。请记住，线粒体是每个细胞中的微小发电站，可产生 ATP（能量）。维生素 B₂ 还可以提高甲状腺素水平，进而影响新陈代谢，帮助身体燃烧热量。你如果确诊患有甲状腺功能减退症，那么维生素 B₂ 在你体内转化为身体可用形式的过程便会出现问题，请咨询医生，了解如何服用这种重要的 B 族维生素。

如果你在早餐、午餐和晚餐出现压力性情绪化进食，那么补充这种营养素就可以帮助你应对压力；它还可以保护神经。压力过大和缺乏维生素 B₂ 的人可能出现磨牙现象。补充这种营养素会帮助人改善磨牙现象，因为它可以增强肾上腺功能，并进而让身体产生抗应激激素，帮助人应对生活中发生的任何事情。

维生素 B_2 是制造谷胱甘肽（一种强大的自由基清除剂）所必需的营养素。医生可以通过测量红细胞中的谷胱甘肽还原酶活性来评估身体的维生素 B_2 水平。另一种评估方法是测量微量营养素水平。女性尤其会面临缺乏维生素 B_2 的风险，因为维生素 B_2 的药物盗匪包括雌激素药物，如避孕药和 HRT 药物。

对超重或经常感到疲倦的女性，补充维生素 B_2 的效果尤为突出，尤其是那些患有偏头痛的女性。这很令人难以置信，因为人们在研发偏头痛药物上花费了数百万美元，而这些药物也只能对问题进行暂时性缓解，并不能解决问题。增强大脑中的线粒体功能是维生素 B_2 发挥作用的一种方式。线粒体是身体的"发电厂"，因为它们可以产生能量并燃烧脂肪和糖。维生素 B_2 是两种重要辅酶——黄素腺嘌呤二核苷酸（flavin adenine dinucleotide, FAD）和黄素单核苷酸（flavin mononucleotide, FMN）的原体。选购维生素 B_2 补充剂时，你可以经常在产品标签上看到这两种化合物的身影，所以请试着了解它们。它们可以维持生命，是线粒体能量产生链（即所谓的"呼吸链"）必不可少的动力原料。换而言之，除非有足够的维生素 B_2 转变为 FAD 和 FMN，否则身体就无法开始产生能量。缺乏维生素 B_2 会使大脑缺乏氧气和能量。如此一来，偏头痛就会发作，你不得不打电话给老板，告诉他／她你现在生不如死，没法上班。

维生素 B_2 在治疗偏头痛方面的潜在益处早已不是医学界的秘密。早在 1998 年，一项随机安慰剂对照试验就补充 B 族维生素对常年患有偏头痛的人的影响进行了观察。研究人员每天给参与者服用 400 毫克维生素 B_2 补充剂，持续 3 个月。之后，研究人员得出结论，服用维生素 B_2 补充剂组在减少偏头痛次数方面明显优于安慰剂组，尽管需要服用近 3 个月才能达到最佳效果。

2004 年，另一项发表于《欧洲神经病学杂志》（*European Journal of Neurology*）的研究也发现，补充维生素 B_2 有助于降低偏头痛的频率。该研究旨在调查维生素 B_2 的预防作用。参与者每天补充 400 毫克维生素 B_2，研究人员对偏头痛频率、持续时间和强度进行评估，研究抗偏头痛药物的需求。6 个月后，参与者的偏头痛频率减少了一半，药物需求量也从平均每月 7 粒减少到平均每月 4.5 粒。研究人员得出结论："在预防偏头痛方面，维生素 B_2 是安全且耐受性良好的药物替代品。"

没有什么比慢性头痛更糟糕的了。毕竟，头是人的"主板"，如果这则"小道消息"能帮你回归轻松的生活，我也就心满意足了！维生素 B_2 补充剂很便宜且维生素 B_2 广泛存在于食物中。你唯一要记住的是，如果过量摄入某种 B 族维生素，体内 B 族维生素的比例就会失衡，并可能导致身体缺乏其他维生素。在补充维生素 B_2 时，你可能需要搭配服用复合 B 族维生素补充剂。请务必阅读其他章内有关 B 族维生素的内容，对各种营养素缺乏病的症状进行了解，预防 B 族维生素比例失衡。

缺乏维生素 B_2 的人更容易出现偏头痛。我记得有一天晚上，我在药店为一位名叫爱丽丝的女士调配处方药舒马曲坦，这是一种有助于缓解偏头痛的药物。我把这个小秘密告诉了她，推荐她补充维生素 B_2。爱丽丝听取了我的建议，立即买了一瓶。我还告诉她要戒无糖饮料，因为里面含人工甜味剂，其中一些可能引起偏头痛。

不久之后，我收到了爱丽丝发来的一封致谢邮件。7 年来，她第一次连续 6 天没有出现偏头痛，并且整个人更有活力了。用她的话说："我现在可以再次充分享受生活了。这么多年过去了，我觉得我重新认识了我的孩子们。我能更加关注他们，和他们一起玩耍了，这都是因为你的建议。"

帮助别人真的是一件让人愉悦的事情，知道这位女士无须每个月服用舒马曲坦的感觉真好。

然而，补充维生素 B_2 的好处还不止于此。补充维生素 B_2（和生物素）有助于养成光亮的头发、细腻的肌肤，以及坚固的指甲。补充维生素 B_2 对孕妇也有好处，因为维生素 B_2 有助于胎儿正常发育，防止孕妇抽筋。孕期缺乏维生素 B_2 会使孕妇出现子痫前期的风险增加 5 倍。5%~8% 的孕妇均患有子痫前期，这会导致孕妇和胎儿出现高血压。产前维生素补充剂中均含维生素 B_2，因为它可以预防该种情况的发生。如果你是孕妇，你可以询问药剂师以确保自己服用的补充剂中有维生素 B_2，还可以询问妇产科医生自己是否需要额外补充维生素 B_2（补充比处方补充剂剂量更大的维生素 B₂）。

身体需要维生素 B₂ 来帮助消化食物，激活其他 B 族维生素，如维生素 B₆ 和烟酸。你如果是肉食爱好者，则需要额外补充维生素 B₂ 来消化膳食中的脂肪和蛋白质。维生素 B₂ 有助于制造红细胞，因此，如果体内的维生素 B₂ 被耗尽，你可能患上缺铁性贫血并出现疲劳症状。我认识很多缺铁的人，他们即使连续服用数月的铁补充剂也无济于事，这挺有趣的。据我所知，这些人要么患有肠易激综合征（不能通过肠道吸收营养素），要么缺乏维生素 B₂（这是最重要的）！因此，如果你发现自己出现了典型的缺铁症状，或者确定自己在吸收铁方面存在困难，请务必看仔细了。你需要询问医生是否可以服用以下我所推荐的更大剂量（如抵御药物盗匪剂量）的维生素 B₂ 补充剂以及铁补充剂。

维生素 B₂ 缺乏病并不常被提及，因为其症状很难确定，而且很容易被药物掩盖。例如，有些人对四肢的触觉（感受触摸、温度、振动或四肢所摆放的位置）的敏感性会下降。这种感受非常微妙，并不会引起人们的注意，因为他们接受了自身陷于怪异的情况中（这并不会引起疼痛）。在老年人以及患有厌食症、贪食症、艾滋病、炎症性肠病、慢性腹泻、乳糜泻、糖尿病和心脏病的人中，维生素 B₂ 缺乏病相当常见。当然，你在很努力地补充其他 B 族维生素时，也可能缺乏维生素 B₂（这可能在数月或数年内被忽视）。

如果你的眼睛出现流泪、视疲劳或充血症状（并非熬夜所致！），那么你很可能缺乏维生素 B₂。缺乏维生素 B₂ 会导致流泪、眼内或眼周出现瘙痒感 / 烧灼感、出现视野模糊、眼睛对光敏感。如果出现该类症状，人们可能认为这只是宿醉或极度疲惫，因为你双眼血丝满布。

缺乏维生素 B₂ 也会对皮肤产生影响。维生素 B₂ 缺乏病患者的舌头或嘴角会出现溃疡，甚至开裂。皮肤可能开始出现干燥或脱皮现象，这些现象可能发生在皮肤的任何位置。患维生素 B₂ 缺乏病会较常出现皮肤发红以及皮疹。有时皮疹会出现在尴尬的地方，如腹股沟。有些人会服用维生素 B₂ 补充剂来缓解红斑痤疮，因为维生素 B₂ 可以改善皮肤的色泽和新陈代谢，有助于防止脓疱的形成。

维生素 B$_2$ 的药物盗匪

阻酸剂

- 西咪替丁
- 埃索美拉唑
- 法莫替丁
- 尼扎替丁
- 奥美拉唑
- 泮托拉唑
- 雷贝拉唑
- 雷尼替丁

抗酸剂

- 氢氧化铝和氢氧化镁
- 碳酸铝凝胶
- 氢氧化铝
- 碳酸钙
- 氢氧化镁
- 碳酸氢钠

抗菌药（全部，这里仅列举部分药物）

- 阿莫西林
- 阿奇霉素
- 头孢克洛
- 头孢地尼
- 头孢氨苄

- 环丙沙星
- 克拉霉素
- 多西环素
- 红霉素
- 左氧氟沙星
- 米诺环素
- 磺胺甲噁唑和甲氧苄啶
- 四环素

抗惊厥药物

- 苯巴比妥

三环类抗抑郁药物

- 阿米替林
- 地昔帕明
- 多塞平
- 丙咪嗪
- 去甲替林

抗代谢药

- 甲氨蝶呤

止吐药

- 异丙嗪

抗病毒药

- 地拉韦啶
- 膦甲酸
- 拉米夫定
- 奈韦拉平
- 齐多夫定
- 齐多夫定和拉米夫定

降压药

袢类利尿剂：

- 布美他尼
- 依他尼酸
- 呋塞米
- 托拉塞米

保钾利尿剂（可能，但未经证实）

磺胺类利尿剂：

- 吲达帕胺

噻嗪类利尿剂：

- 氢氯噻嗪，以及任何含氢氯噻嗪的药物（数十种药物含氢氯噻嗪）
- 氯噻嗪
- 氯噻酮
- 甲氯噻嗪
- 美托拉宗

抗癌药物

- 阿霉素

避孕药 /HRT 药物

- 雌二醇
- 雌二醇和睾酮
- 结合雌激素
- 炔雌醇（应用于许多避孕药中）
- 左炔诺黄体酮（应用于许多避孕药中）
- 炔诺酮（应用于许多避孕药中）

用于治疗乳腺癌的非甾体芳香酶抑制剂

- 阿那曲唑

精神类药物

- 氯丙嗪
- 氟奋乃静
- 氟哌啶醇
- 硫利达嗪
- 三氟拉嗪

选择性雌激素受体调节剂（SERMS）

- 雷洛昔芬
- 他莫昔芬
- 托瑞米芬

磺胺类药物

其他

- 酒精

- 厌食症
- 雌激素过多症
- 大剂量的任何其他 B 族维生素补充剂

请常备这些盘中餐以补充维生素 B$_2$

乳制品、瘦肉、牛肝、克里米尼蘑菇、菠菜、芦笋、甜菜、芥菜、西蓝花、羽衣甘蓝、萝卜叶菜、鸡蛋、全谷物、酸奶、青豆、卷心菜、草莓、花椰菜、羊奶、覆盆子、抱子甘蓝、西葫芦、豆豉、李子、大豆（煮熟）和杏仁。

超低成本有效改善健康的方法

除非医疗行业从业人员另行推荐，你可以服用包含以下剂量维生素 B$_2$ 的复合 B 族维生素补充剂。B 族维生素具有协同作用，单独补充一种 B 族维生素很容易打破它们之间的平衡。

一般保健剂量：每天 50~200 毫克维生素 B$_2$ 5'- 磷酸盐（riboflavin 5'-phosphate, R5P）。

抵御药物盗匪剂量：每天 200~400 毫克。

偏头痛剂量：通常每次 200 毫克，每天 2 次，连服 60 天，然后减少至每天 25~50 毫克的保健剂量。

仅供参考

维生素 B$_2$ 补充剂可空腹服用，但大多数人会随餐服用 B 族维生素补充剂，以求最大限度地吸收营养素同时减轻肠胃不适。喜欢剧烈运动或生活压力较大的人可能需要服用剂量更大的维生素 B$_2$ 补充剂。如果你的遗传多态性（某种缺陷）无法帮助身体将维生素 B$_2$ 激活为身体可利用的形式（R5P），那么你需要补充该营养素的活性形式。你如果怀疑自己存在这种遗传缺陷，可以接受基因检测。在商店里买到的维生素补充剂只有在身体对其进行了一些处理后其中的维生素才具有活性。这一简单的过程会被遗传多态性阻止。我说这些是因为在购买维生素 B₂（或辅酶 Q10、维生素 B₆ 或叶酸）补充剂时，你通常面临着两种选择：你可以购买这些营养素的前体补充剂，然后让身体将其转化为所需的营养素，也可以购买身体所需的营养素的补充剂（通常剂量小于前体补充剂）。第 8 章中有这样的例子：辅酶 Q10 及其活性形式泛醇已得到了广泛应用。同样，维生素 B₂ 在体内被激活时，会转化为 R5P；你也可以购买 R5P 这种已被激活的形式的补充剂。

补充维生素 B₂ 也有益于改善视力，但补充过多可能适得其反，导致白内障或夜间视力不佳。补充了过量维生素 B₂ 其他可能的反应包括有瘙痒感、麻木感、灼烧感、刺痛感和眼睛对光敏感。

武装身体的营养安全系统

维生素 B₂ 会在肠道内被激活并转化为 R5P，然后被身体吸收。因此，拥有健康的肠道对改善和维持这一重要 B 族维生素的水平大有裨益。服用益生菌补充剂可以帮助肠道保持健康状态。此外，没有足够的"消化酸"，身体就无法将维生素 B₂ 激活为 R5P，"消化酸"在健康食品店会以补充剂的形式出售（盐酸甜菜碱或甜菜碱补充剂）。你可以通过胃泌素测定（一种血液测试）确定自己有没有足够的胃酸。

B 族维生素之间相互依存，这也导致体内 B 族维生素的比例很容易失去平衡。如果补充了过多的维生素 B₂，身体就可能缺乏其他的 B 族维生素。因此，在服用单一 B 族维生素补充剂时，可同时服用复合 B 族维生素补充剂以补充其他 B 族维生素。

第 20 章
硒

硒是一种微量矿物质，因其对甲状腺的影响为人所知。甲状腺素有助于调节新陈代谢，这意味着它会对体重、精力，以及情绪产生巨大影响。一个拥有"快乐"的甲状腺的人就是快乐的人，而且身材纤细。但硒的作用不止于此。缺硒会导致心脏病、黄斑变性、白内障、疲劳、免疫力低，以及频繁感染。缺硒还会导致高密度脂蛋白水平与低密度脂蛋白水平的比例下降。补硒可以增加抵抗病原体的细胞的数量，同时抑制身体分泌引发炎症、引起疼痛的化学物质，保护并增强免疫系统功能。与它的"表亲"锌一样，硒可以保护前列腺，提高精子数量，并帮助男性解决生育问题。

FDA 设定的硒的每日摄入量为 70 微克，但大量研究表明，多摄入一点儿硒是有好处的，特别是对有甲状腺问题或免疫功能较差的人来说。一些研究表明，硒水平正常的人患癌症、心脏病和甲状腺疾病的概率较低。类风湿关节炎患者如果缺硒，就似乎更容易出现关节疼痛、僵硬、有炎症、肿胀和活动能力丧失的情况。有乳糜泻、克罗恩病或肠易激综合征等消化道问题的人体内的硒通常会很快被耗尽。

大量研究指出了硒对甲状腺疾病的影响。这一点不足为奇，因为在人类所有器官中，每克器官中硒浓度最高的器官就是甲状腺。大多数人并没有意识到身体需要硒来产生强大的抗氧化剂——谷胱甘肽。身体在没有硒的情况下很难合成谷胱甘肽过氧化物酶，这种酶可以中和体内危险的炎症物质和致癌化学物质，这些化学物质就像子弹一样在体内乱窜，而这种酶可以保护身体免受其害。这就是硒有利于增强免疫系统功能的原因。它滋养甲状腺并产生化学物质，为细胞提供优质的管家服务。

缺硒时，许多自身免疫性甲状腺疾病会恶化。免疫系统对甲状腺发起的错误攻击可能导致人患上桥本氏病。这是一种自身免疫性甲状腺功能减退症，患者的甲状腺会被自身的免疫系统缓慢破坏。医生可测量甲状腺过氧化物酶（thyroid peroxidase, TPO）抗体水平确定甲状腺被破坏的程度；TPO 水平越高，甲状腺被破坏得就越多。研究表明，补硒对 TPO 抗体水平高的桥本氏病患者（以及采用无麸质饮食的人）有益。你可以在每天早上补充大约 200 微克硒；连续补充 3 个月可以显著降低攻击甲状腺的 TPO 抗体的水平。2002 年，一项发表于《临床内分泌与代谢杂志》（*Journal of Clinical Endocrinology and Metabolism*）的研究发现，在缺硒发生率较高的地区，甲状腺炎的发病率也较高。这是因为缺硒时，身体内仅有较少的硒可转化为谷胱甘肽过氧化物酶（清理自由基的"人员"）。研究人员表示："即使是轻微的缺硒也可能导致自身免疫性甲状腺疾病的发病和持续。"

硒是一种强抗氧化剂，常用于治疗癌症。一些研究表明，硒摄入量较高的人死于肺癌、结肠癌、直肠癌和前列腺癌的概率较低。然而，并非所有硒和癌症的相关性的研究成果都是积极的。2009 年 1 月，研究人员在《美国医学会杂志》上发表了一项名为"SELECT"的癌症研究数据，该数据一经发表便备受瞩目，SELECT 全称为"硒与维生素 E 癌症预防试验"（Selenium and Vitamin E Cancer Prevention Trial）。研究人员发现每天补充硒、补充维生素 E、两者一同补充和只服用安慰剂的人群罹患前列腺癌的风险并无显著差异。但这项研究充满局限性，又能得出什么有力的结论呢？比如研究人员本可以采用一种更好形式的硒，这种形式在之前的试验中已显示出临床益处。他们还可以招募相对缺硒的受试者，而非硒水平本就正常或较高的受试者。在我看来，这项试验的结论是模糊的。

如果你想补充硒，请务必按照标签上的说明服用，这是底线。标签上的剂量通常为每天 100~200 微克，你如果正在治疗像桥本氏病这样严重的疾病，或者抵御药物盗取影响，甚至缓解胰腺炎引起的疼痛，请咨询医生是否可以在短期（几个月）内补充更大的剂量，即每天大约 400~600 微克。补充硒可以阻止为肿瘤提供养料的血管生长。所以它可以将肿瘤"饿死"。你如果正在治疗癌症，就可以与医生讨论是否能服用硒补充剂。

需要强调的是，硒是一种强大的免疫系统增强剂。缺硒的人对包括病毒感染在内的感染的抵抗力较低。2004 年，英国利物浦大学进行的一项小型研究证明了这一点，该研究得出的结论是，增加硒的摄入量可以帮助身体清除脊髓灰质炎病毒。脊髓灰质炎与（人类感染的）猪流感是完全不同的感染，但我认为补充硒可以增加抗感染细胞（如攻击癌症细胞的自然杀伤细胞和抗感染的 T 细胞）的数量，并帮助身体对抗那些引起带状疱疹、单纯疱疹，以及其他类型的疱疹病毒感染。那么，硒为什么不能对抗流感呢？

2000 年，《传染病杂志》（*Journal of Infectious Diseases*）上发表了一项研究，该研究的主题是硒对 HIV 感染者的影响，其结论是补充微量矿物质可以增加有用的免疫系统化学物质（如白细胞介素 -2），抑制（或平息）具有神经毒性的化学物质（如白细胞介素 -8 和肿瘤坏死因子 -α）的产生。换句话说，硒可为艾滋病病毒感染者提供重要的保护。对需求量非常少的微量营养素来说，这是相当重要的作用！你应该遵守这一底线：如果感染了艾滋病病毒，你可以向医生询问是否可以服用硒补充剂。

无论你的免疫系统面临什么样的挑战，硒似乎都能帮助你更好地保护自己，这是重点。

曾有一篇文章对硒和其他抗氧化剂（如白藜芦醇、维生素 E、谷胱甘肽）补充剂及其对流行性病毒甲型 H5N1 流感病毒（也被称为"禽流感"）的影响进行了详尽的介绍。该文章的作者们在 2006 年的《医学假说》（*Medical Hypotheses*）中发表了他们的研究结果，并得出如下结论：

"这些过程中的关键介质有硒、维生素 E、谷胱甘肽 /NAC、白藜芦醇和槲皮素。在甲型 H5N1 流感病毒的整个持续期和恢复期，含这些营养素的补充剂可帮助患者存活下来，并减小出现重大并发症的可能性，还可为个人、政府、公共卫生/医疗/健康保险组织和企业提供一种成本相对较低的应对策略，为甲型H5N1流感病毒大流行做好谨慎、全面的准备。一些证据还表明，补充剂作为接种甲型 H5N1 流感病毒疫苗后和接受抗病毒治疗的辅助药物，同样具有疗效，应该对此进行相应的测试。"

　　这些作者认为，一些包括硒在内的营养素可以帮助某些人抵御流行病病毒。（人类感染的）猪流感病毒含源自禽流感病毒的遗传物质，如果该病毒肆虐，硒在一定程度上可以保护人们免受该病毒的感染。值得庆幸的是，2010 年春天，（人类感染的）猪流感已然平息，你无须对此过于担心；但世界上依然有大量具有传染性的生物体。我当然不会等待另一项研究告诉我硒对增强我的免疫系统功能有帮助。我要做的是直接接受这一观点。因为相对来说，我的身体比较健康且我不吃药，所以每年从秋季开始，我都会服用一瓶硒补充剂。当然，我不会一次吃掉一整瓶。我每天都会服用 1 粒胶囊（200 微克），直到瓶子见底。

　　服用硒补充剂可以为身体提供保护，预防被传染性病原体感染，这个作用也只是补充硒的好处的冰山一角。如果体内的硒不足，你会感到更加疲劳，低密度脂蛋白水平也会较高，血液会黏稠，你会精神不佳、感到焦虑和抑郁。硒是一种强大的抗氧化剂，可以清除自由基，因此我建议有细胞损伤的人补充硒。

　　我读过一份关于美国人的健康和营养调查，调查的结论是大多数美国人均可以从饮食中获取足够的硒。对此我保持异议。你可能并没有意识到这一点——过去人们从饮食中摄入的硒要比现在多得多。这是因为过去用于种植食物的土壤含充足的硒（以及许多其他重要矿物质）。但由于工业化、化学品（如杀虫剂）的使用，以及其他因素，现在的土壤几乎不再含诸多生命赖以生存的矿物质，比如硒。因此，你即使并没有服用下表中的药物盗匪，也可能出现营养素消耗殆尽的情况。

硒的药物盗匪

阻酸剂

- 西咪替丁
- 埃索美拉唑
- 法莫替丁
- 兰索拉唑
- 尼扎替丁
- 奥美拉唑
- 泮托拉唑
- 雷贝拉唑
- 雷尼替丁

抗酸剂

- 氢氧化铝和氢氧化镁
- 碳酸铝凝胶
- 氢氧化铝
- 碳酸钙
- 氢氧化镁
- 碳酸氢钠

抗抑郁药物，包括三环类药物以及 SSRI 类抗抑郁药物（部分药物）

- 阿米替林
- 地昔帕明
- 氟西汀
- 去甲替林
- 帕罗西汀
- 舍曲林
- 曲唑酮

皮质类固醇药物（所有）

- 倍他米松
- 可的松
- 地塞米松
- 氟轻松
- 氯倍他索
- 莫米松
- 甲泼尼龙
- 泼尼松龙
- 曲安西龙

吸入皮质类固醇药物：

- 布地奈德
- 氟尼缩松
- 氟替卡松
- 氟替卡松和沙美特罗

避孕药 /HRT 药物

- 雌二醇
- 结合雌激素
- 炔雌醇

用于治疗乳腺癌的非甾体芳香酶抑
制剂

- 阿那曲唑

选择性雌激素受体调节剂（SERMS）

- 雷洛昔芬
- 他莫昔芬
- 托瑞米芬

磺胺类药物

- 磺胺类药物、吲达帕胺和一些
  治糖尿病药物，但这只是一种
  猜测，因为这些药物已被证实
  会消耗许多其他矿物质

其他

- 酒精
- 烧伤患者面临硒（和维生素 E）
  消耗的风险
- 乳糜泻、克罗恩病或肠易激综
  合征
- 雌激素过多症
- 进行过胃旁路手术
- 采用无麸质饮食
- 重金属毒素（几乎可以肯定此
  处包括所有重金属）：镉（吸
  烟摄入）、汞（通过某些海鲜、
  环境化学品和汞合金摄入）

请常备这些盘中餐以补充硒

硒的食物来源包括核桃、金枪鱼、旗鱼、鲱鱼、虾、软体动物、大豆、玉米、小麦、大米、鸡肉、鸡蛋、奶酪、牛肉、燕麦片和蔬菜。巴西坚果每克的硒含量最高，可以每天吃一小把。

超低成本有效改善健康的方法

一般保健剂量：对柠檬酸硒或吡啶甲酸硒补充剂来说，100 微克，每天 1 次。

抵御药物盗匪剂量：100~200 微克，每天 1~3 次。

仅供参考

你可以在全天任何时段服用硒补充剂，但你如果每天仅服用 1 次（而非 2~3

次），那么请在早上服用，这样更有利于硒发挥作用，帮助身体产生让人充满活力的甲状腺素。尽管一些专家认为硒与氨基酸结合后会更好被身体吸收，但上述类型的硒补充剂的吸收率都很不错。你如果想要服用硒与氨基酸结合的补充剂，可以试着找一下硒代蛋氨酸或硒代半胱氨酸补充剂。硒代蛋氨酸是硒的有机形式，比无机形式的亚硒酸盐更容易被身体吸收。一项临床试验发现，硒代蛋氨酸的吸收率比亚硒酸盐高近 20%。

硒在食物中存在的天然方式为硒代蛋氨酸，我格外偏好这种形式的硒。另一种与酵母结合的形式也具有很高的生物利用率——你会发现这类补充剂的标签上写着"富硒酵母"（Seleno-Excell）的字样。请记住，富硒酵母粉实际上只是在富硒肉汤中繁殖的啤酒酵母制成的硒补充剂。富硒酵母粉可以服用，但要注意，无论标签上写的什么，它都有可能含麸质。因为几乎所有类型的啤酒酵母粉都含麸质。

对某些人来说，每天补充超过 300~500 微克的硒可能有害，因为它们会刺激身体产生过多的甲状腺素。你如果开始出现脱发、恶心、呕吐、腹部痉挛或心动过速的症状，就表明你摄入了过量硒。这种情况很少见。对某些人来说，补充过量的硒（硒中毒）会表现为神经损伤、指甲上出现斑点、恶心和呕吐。

武装身体的营养安全系统

为了确保从食物中获取足够的硒，摄入足够的维生素 B_6 非常重要，尤其是 P5P，即维生素 B_6 的活性形式。服用维生素 B_6 补充剂后，身体会将其转化为 P5P。你可以服用某些含有 P5P 的复合营养素补充剂。身体需要 P5P 作为辅助因子以从食物中获取硒。维生素 B_6 还可以帮助硒更好地在体内发挥作用。

硒还可与维生素 E 产生协同作用。因此，你如果要打造最严格的安全系统，就请确保身体获得足够的天然维生素 E 和维生素 B_6。你可以通过吃大量的绿叶蔬菜来补充维生素 B_6，通过吃坚果来补充维生素 E，或者只服用标有"天然维生素 E"的补充剂。

第21章
维生素 B_1

维生素 B_1 也被称为"硫胺素"，它是第一个被科学家发现的 B 族维生素。与所有其他 B 族维生素一样，同时补充维生素 B_1 和其同族维生素比单独补充的效果更好。维生素 B_1 为水溶性的维生素，无法被储存在细胞中，因此你每天都必须补充。缺乏维生素 B_1 会导致足癣，有饮酒习惯或患有慢性腹泻的人更容易有这种皮肤问题。人们通常认为维生素 B_1 缺乏病患者的症状为衰老所致，而非营养不良。

在分解碳水化合物、脂肪和蛋白质的消化过程中，维生素 B_1 很重要。因此，它在维持体重、降低血糖和胆固醇的水平方面发挥着重要作用。因此，维生素 B_1 对所有年龄段的人来说都非常重要。

虽然这种重要的营养素有助于预防和治疗多种疾病，但我要先澄清一些误解。有人认为补充维生素 B_1 可以驱虫。有些形式的维生素 B_1 确实会通过皮肤排出体外，而这些残留物显然也会驱除昆虫。从理论上来讲，如果体内的维生素 B_1 储备充足，那么你被咬的可能性确实会比较小。嗯。不过，如果我去亚马孙河流域旅行，而那里的昆虫有小汽车那么大，那么我根本不会指望补充维生素 B_1 能帮我赶走它们。不过，我会把写着这个信息的纸片放入后备箱，就放在一个大苍蝇拍旁边。

一些被误导的人还认为维生素 B_1 可以预防晕动病，比如晕船。这让我想起了自己曾经乘坐皇家加勒比国际游轮的经历。与我同桌的一位客人一直说她因为船体摇晃而感到头晕（实际上游轮航行得很平稳）。吃晚饭时，她向我咨询健康问题。最后，在吃芝士蛋糕时，我建议她第二天晚上晚餐前不要再喝 2 杯半的赤霞珠葡萄酒，也不要在吃甜点时喝弗兰吉利科利口酒了，因为这些东西往往让人感到船体在摇晃。对她来说，补充维生素 B_1 只能帮助她补充被药物盗匪——酒精所偷走的营养素，并不能缓解晕船。

维生素 B_1 有什么作用呢？缺乏维生素 B_1 会导致黄斑变性、食欲减退、虚弱、消化不良、慢性便秘、体重增加困难、感觉异常（感觉身体发麻或有人用牙签到处戳你），还会导致抑郁、紧张、精神疲惫和失眠。如果长期缺乏维生素 B_1，肌肉就会受到影响，可能出现腿抽筋和全身肌肉无力的症状。

最后一个症状是一个大问题，因为心脏是一块肌肉，它的力量可不能被削弱。在缺乏维生素 B_1 的情况下，心脏会变得懒惰并不再正常跳动。这会导致心脏肥大（扩大），血液循环减慢。由于血液循环减慢，头皮的血液流动甚至会停滞，进而导致头发脱落，新头发的生长速度也会减慢。

缺乏维生素 B_1 的情况曾经相当罕见，越来越频繁地食用加工食品和精制白糖制成的糖果让这种情况变得越来越普遍，而这两种食品都无法为身体提供充足的营养。酒精是维生素 B_1 的最大药物盗匪，所以那些在晚餐时享用葡萄酒的人很可能缺乏维生素 B_1。

服用维生素 B_1 补充剂可让糖尿病患者受益匪浅。补充维生素 B_1 可以预防糖尿病性视网膜病变、视物模糊、动脉粥样硬化，以及斑块积聚。斑块积聚对糖尿病患者的影响尤为严重，这些黏稠的垃圾会挤压通往心脏、四肢和眼睛的动脉。

当然，补充维生素 B_1 也会让患有心脏病的人受益，因为补充维生素 B_1 不仅可以让胆固醇水平回归正常，而且还具有轻微的利尿作用，这两者都对身体有益。你如果需要服用这种补充剂，请务必在早上服用，这样你就不会在半夜三更跑去卫生间了。

你很快就会发现，在我列出的维生素 B_1 药物盗匪中，一些心脏病药物是维生素 B_1 的药物盗匪。显然，任何服用这些药物的人都面临更高的缺乏维生素 B_1

的风险。一项研究发现，98% 服用袢类利尿剂呋塞米（每天大约 80 毫克）的充血性心力衰竭患者会缺乏维生素 B₁。根据这项研究，所有服用袢类利尿剂的心力衰竭患者都需要补充维生素 B₁。

所有 B 族维生素都可以保护神经、改善神经系统功能。维生素 B₁ 可以帮助身体减轻麻木感和刺痛感（周围神经病变）、烧灼感、四肢疼痛、压痛，以及头痛。如果体内的维生素 B₁ 不足，你就可能出现上述所有症状，还会干感到疲劳、抑郁，以及记忆力减退。

你如果有饮酒的习惯，请务必补充维生素 B₁，因为酒精会大肆掠夺这种营养素。长期饮酒者容易出现营养不良，进而出现更明显的维生素 B₁ 缺乏病症状。这部分听起来很疯狂：长期饮酒者经常出现精神错乱、步态蹒跚、视力障碍等症状。这听起来不就是喝了几杯啤酒后的表现吗？但对长期饮酒者来说，即使在清醒的情况下，他们也会出现这些神经系统紊乱症状（这些症状被合称为"韦尼克脑病"）。补充维生素 B₁ 可以缓解这些症状。就是这么简单，但也是事实。身体缺乏维生素 B₁ 就很难分解酒精并将其排出体外。因此，缺乏维生素 B₁ 是导致严重宿醉的一个危险因素。

维生素 B₁ 真的可以治疗宿醉吗？当然可以。比起橙汁和可生食鸡蛋等"解酒帮手"，维生素 B₁ 的解酒效果要好得多。接下来我要分享的这项研究非常了不起。实验室小鼠被注射了致死量的乙醛（乙醛是酒精的代谢副产品之一）。然后，其中一些老鼠被注射了抗氧化剂维生素 B₁、维生素 C 和 L- 半胱氨酸混合物。你猜怎么着？被注射抗氧化剂混合物的老鼠并没有死亡。我的家庭成员之一正在与酒精做斗争，这对爱着他的我们来说也是一个挑战，所以我强烈建议你不要饮酒。我知道有些人会忽略这个建议。你如果选择继续饮酒，可以在饮酒前服用 200 或 250 毫克维生素 B₁ 补充剂，然后在睡前再服用 100 毫克，搭配 1 000 毫克维生素 C 和 600 毫克 NAC 补充剂，第二次服用的补充剂可以清除体内的乙醛。请注意，乙醛会导致胰腺炎。

有记忆力问题是否会使你担心自己可能患上了阿尔茨海默病？如果是，那么服用维生素 B₁ 补充剂就是你的上上策。维生素 B₁ 可以通过模仿乙酰胆碱（脑细胞中一种重要的记忆分子）来帮助你提高记忆力。它可以增强记忆力和注意力，还可以减少患阿尔茨海默病的风险。维生素 B_1 可以帮助乙酰辅酶 A 生成乙酰胆碱，乙酰辅酶 A 可直接进入三羧酸循环，改善身体的能量代谢。换句话说，缺乏维生素 B_1 会导致线粒体功能障碍。这意味着身体会一直处于筋疲力尽的状态！

维生素 B_1 在消化过程中发挥着重要作用。因此，服用维生素 B_1 补充剂通常也对患有胃肠道疾病（不能正确吸收营养素）的人有利。这里说的胃肠道疾病包括肝功能不佳、肠易激综合征、克罗恩病或乳糜泻。做过胃绕道手术的人体内的维生素 B_1 经常会被消耗殆尽，因为他们的胃肠道吸收能力较差。

节食也会导致体内的维生素 B_1 不足。一名女性如果为了自己在第 10 次高中同学聚会上看起来更瘦，连着几天挨饿节食，她就很可能带着维生素 B_1 缺乏病参加这次活动。长期节食或干脆不吃东西（比如患有慢性胰腺炎的人因为疼痛而吃不了太多或根本不吃东西）也是一个问题。乙酰胆碱水平低会导致厌食症。因此，服用维生素 B_1 补充剂可能对患有此类疾病的人有帮助（请记住，维生素 B_1 会在体内模仿乙酰胆碱）。即便补充了大剂量的维生素 B_1，维生素 B_1 摄入过量的情况也比较少见，但也不是不可能。出现了头痛、颤抖、烦躁、脉搏加快或失眠的症状，或血液检测结果显示游离型 T_3 水平低于正常水平，就说明你摄入了过量的维生素 B_1。

维生素 B_1 的药物盗匪

阻酸剂

- 西咪替丁
- 埃索美拉唑
- 法莫替丁
- 兰索拉唑
- 尼扎替丁
- 奥美拉唑
- 泮托拉唑
- 雷贝拉唑
- 雷尼替丁

抗酸剂

- 氢氧化铝和氢氧化镁
- 碳酸铝凝胶
- 氢氧化铝
- 碳酸钙
- 氢氧化镁
- 碳酸氢钠

抗菌药（这里只列举部分药物，但所有抗菌药均为药物盗匪）

- 氨基糖苷类抗菌药
- 阿莫西林
- 阿奇霉素
- 头孢克洛
- 头孢地尼
- 头孢氨苄
- 环丙沙星
- 克拉霉素
- 多西环素
- 红霉素
- 左氧氟沙星
- 米诺环素
- 青霉素
- 磺胺甲噁唑和甲氧苄啶
- 四环素

抗惊厥药物

- 苯妥英（用药时间与服用维生素 B₁ 补充剂的时间间隔至少 4 小时）
- 唑尼沙胺

抗病毒药

- 地拉韦啶
- 拉米夫定
- 奈韦拉平
- 膦甲酸
- 齐多夫定
- 齐多夫定和拉米夫定

抗心力衰竭药

- 地高辛

降压药

袢类利尿剂：

- 布美他尼
- 依他尼酸
- 呋塞米
- 托拉塞米

保钾利尿剂（可能，但尚未确定）

磺胺类利尿剂：

- 吲达帕胺

噻嗪类利尿剂：

- 氢氯噻嗪，以及任何含氢氯噻嗪的药物（数十种药物含氢氯噻嗪）

- 氯噻嗪
- 氯噻酮
- 甲氯噻嗪
- 美托拉宗

支气管扩张药

- 茶碱

避孕药 /HRT 药物

- 雌二醇
- 结合雌激素
- 炔雌醇（应用于多种避孕药中）

用于治疗乳腺癌的非甾体芳香酶抑制剂

- 阿那曲唑

选择性雌激素受体调节剂（SERMS）

- 雷洛昔芬
- 他莫昔芬
- 托瑞米芬

磺胺类药物

其他

- 酒精
- 槟榔（也被称为"仁榔"）
- 咖啡
- 雌激素过多症
- 阻止身体激活维生素 B_1 的遗传问题
- 生贝类或生海鲜（如贻贝、牡蛎或海鲜刺身）
- 茶（因为茶含单宁，所以即使是无咖啡因的茶也是维生素 B_1 的药物盗匪）
- 烟草（尼古丁）
- 槲皮素和芦丁（两种流行的膳食营养素）
- 作为食品防腐剂的亚硫酸盐

请常备这些盘中餐以补充维生素 B_1

生菜、芦笋、菠菜、葵花籽、黄鳍金枪鱼、芹菜、青豆、西红柿、茄子、芥菜、抱子甘蓝、卷心菜、西瓜、胡萝卜、南瓜、西蓝花、玉米、羽衣甘蓝、菠萝、燕麦、橙子、豌豆、花生、扁豆和全麦。

超低成本有效改善健康的方法

如果补充了过量的维生素 B₁，你体内就会缺乏其他 B 族维生素。请记住，在服用单一 B 族维生素补充剂时，同时服用复合 B 族维生素补充剂是明智之举，这样可以让其他 B 族维生素发挥作用。

一般保健剂量：每天 5~10 毫克。

抵御药物盗匪剂量：每天 20~50 毫克。

饮酒者和心脏病或糖尿病患者剂量：每天 50~250 毫克（服用补充剂前请咨询医生）。

仅供参考

癌症患者和正在接受化疗的患者应该遵循非常低的剂量标准。维生素 B₁ 补充剂有时会用于对抗如白血病患者和病程发展快的癌症患者出现的维生素 B₁ 缺乏病，但剂量较小，因为一些研究发现每天摄入超过 3 毫克的维生素 B₁ 可能适得其反，加速某些患者的肿瘤的生长。但是该方面目前尚无定论，因为化疗本身就会导致身体缺乏维生素 B₁。因此，我的建议是你要先咨询医生，看维生素 B₁ 补充剂是否适合自己服用，如适合，请遵医嘱。

此外，你还会发现许多含苯磷硫胺的维生素 B₁ 补充剂。这是维生素 B₁ 的脂溶性合成形式，也被称为 "S- 苯甲酰基硫胺 -O- 单磷酸酯"。这种物质是维生素 B₁ 的原体，在改善营养不足方面效果显著。临床研究表明，补充苯磷硫胺可以预防晚期糖基化终末产物（advanced glycation end product, AGE），AGE 通常会导致与年龄相关的疾病，如糖尿病、阿尔茨海默病、白内障、心脏病和脑卒中。如果你想逆转糖尿病病情或将异常的血糖水平恢复正常，那么你最佳的治疗选择之一就是降低 AGE 水平。简而言之，维生素 B₁，更具体地说是苯磷硫胺，似乎有抗衰老功效。

武装身体的营养安全系统

食物越精致，身体可获得的维生素 B_1 就越少。如果采用典型的美国饮食，那么根本不需要多长时间，大约 3~4 周后你体内的维生素 B_1 就会被耗尽！请记住，这是一种水溶性维生素，它无法被储存在体内。你必须不断补充这种营养素。从食物中获取营养素总是比服用补充剂好，但对某些人来说，服用补充剂是必要的。

要打造最严格的安全系统，并从食物中最大限度地获得维生素 B_1，你就一定要食用糙米（不是白米）、全麦面包（不是白面包）等食物。服用少量补充剂比服用大剂量补充剂的效果更好。身体只会吸收所需的物质，其余物质会被排出体外。

服用任何大剂量其他 B 族维生素补充剂会导致身体相对缺乏维生素 B_1，所以这类人群必须补充维生素 B_1。B 族维生素以家族形式存在（被称为"B 族维生素"），所以补充大剂量的某种 B 族维生素会使其水平在身体中相对其他 B 族维生素来说更高。这种比例上的失衡过程甚至不会引起你的注意，因为该过程很慢，可能持续数周或数月，而这期间的你只是会一直认为自己这段时间丧失了理智、总是丢三落四，你甚至可能出现感觉异常，浑身刺痛。这并不罕见，因为很多人会服用大剂量的甲钴胺补充剂治疗脱髓鞘或缓解疲劳。有的人会服用大剂量的叶酸（或 5-MTHF）补充剂来改善雌激素代谢情况或预防心脏病。有些人会服用大剂量的维生素 B_6 用于治疗腕管综合征。依我看来，在提高某种特定 B 族维生素水平的同时，你很可能出现相对缺乏维生素 B_1 的情况，这会让你感到非常不适。

第22章
维生素 C

维生素 C 是一种强大的抗氧化剂，可以保护身体免于咳嗽或感冒而著称。在 20 世纪 70 年代，两届诺贝尔奖获得者莱纳斯·鲍林（Linus Pauling）成功将这种营养素扬名于世。它真的有效吗？许多专家是这么认为的，我也是其中之一。

说到维生素 C 的好处，预防和治疗感冒只是冰山一角。它可以清除自由基，即那些损害身体细胞的自然产生的分子。研究表明，补充维生素 C 可以增强身体对感染和癌症的免疫力。还有更大的惊喜——维生素 C（也被称为"抗坏血酸"）不仅仅有益于免疫系统。

维生素 C 对心脏非常重要，它可以保护心脏瓣膜、动脉和毛细血管，确保有充足的血液进出心脏。

请相信我，维生素 C 可以作为一种天然胆固醇水平降低剂，它就像弱他汀类药物一样。2008 年，一位研究人员在《脊椎按摩医学杂志》（*Journal of Chiropractic Medicine*）上发表了一篇评论，对 13 项不同研究的数据进行了分析。他得出的结论是："每天补充至少 500 毫克维生素 C，连续补充至少 4 周，可以显著降低血清中低密度脂蛋白和甘油三酯的水平。"低密度脂蛋白和甘油三酯都是导致心脏病的元凶。2008 年的另一项研究发现，补充维生素 C 可以降低 C 反应蛋白（C-reactive protein, CRP）水平，对 CRP 水平高的人来说，服用他汀类药物也有同样的效果。CRP 水平高是患心血管疾病风险——比如心脏病的一个强有力的标志。因此，如果补充维生素 C 可以降低 CRP 水平，我就会向所有超重者、糖尿病患者或有患心脏病风险的人推荐这种营养素。

鉴于心脏病是美国人的"头号杀手"，在此，我再对心脏病赘述一下：除了补充维生素 C，补充虾青素也是一种不错的选择，后者是一种相对较新的抗氧化剂，也有降低 CRP 水平的效果。尽管制药商知悉补充天然维生素 C 已被证实可以有效降低低密度脂蛋白水平，但他们不会告诉你，你看到只是他们所生产的药物的广告，不是吗？马蒂亚斯·拉特（Matthias Rath）博士是一位特别关注维生素 C 对心脏健康的影响的医生。你可以花点儿时间看看他的文章。

维生素 C 还具有抗癌特性。柑橘类水果富含维生素 C——给你另一个理由大快朵颐柑橘类水果。艾萨克·埃利亚兹（Isaac Eliaz）博士在该方面涉猎颇深。他是综合医学领域的先驱、研究员、临床医生，也是数十项研究的作者，你可以阅读一下他的研究成果。

埃利亚兹博士一生都致力于战胜癌症和其他疑似无法被治愈的疾病。你可以称他为健康界的"福尔摩斯"——只要将放大镜替换成显微镜即可。埃利亚兹博士研发了一种名为"改性柑橘果胶"（Modified Citrus Pectin, MCP）的创新产品。它就像用胶囊包裹着的柑橘皮。柑橘皮富含各种多糖。多糖是长链糖，非常有益于健康，例如可以让你远离癌症、为身体排毒、吸收对身体有害的重金属。

我对埃利亚兹博士进行了采访，以了解维生素 C 和 MCP 等抗癌补充剂的重要性。他说："尽管癌症诊断让人头皮发麻，但我向你保证，你不需要独自与之抗争。有安全高效的自然疗法可以为你的其他治疗方案添砖加瓦。"他应该很了解这类补充剂的功效。其中一种治疗方案便是由他制定的。

补充维生素 C 还有利于保持牙龈和牙齿健康，并帮助烧伤伤口、瘢痕的愈合。当你沉迷于垃圾食品无法自拔时，这种维生素对你也很有帮助。例如，你如果打算吃热狗、培根或博洛尼亚香肠，最好增加维生素 C 的摄入量（比如喝鲜榨橙汁、吃卡姆果，你甚至可以在食物上挤几滴柠檬汁）。当然，我希望你不吃这些食物，你如果坚持要吃，那么请至少在吃加工肉类之前几分钟补充一些维生素 C。维生素 C 有助于中和这些食物中的亚硝酸盐和硝酸盐，避免它们附着于健康细胞上，损害 DNA（可能导致癌症）。补充维生素 C 只能帮你中和一点儿这些食物带来的伤害，但总比什么都不做要好。

是我的朋友"健康护林员"迈克·亚当斯（Mike Adams）教给了我这个技巧。他鼓励人们通过食用天然食物、摄入植物化学物质和服用优质补充剂来保持健康，他还发布了一些内容丰富的文章和播客来激励读者和听众。最近他推出了一个全面而便捷的数据库，可以帮助人们找到当代知识最渊博的医疗保健作家所写的有趣书籍。

说到不健康的嗜好，就必须要提到吸烟。吸烟者通常需要补充更多的维生素 C，因为尼古丁是维生素 C（以及烟酸）的药物盗匪。

研究表明，补充维生素 C 可以有效预防白内障。维生素 C 也是一种不错的美容补充剂，因为它可以帮助身体制造胶原蛋白，也似乎可以减少老年斑的出现。

补充维生素 C 可以增加铁的吸收率，并增加铁的作用时间。可以说，富含维生素 C 的食物可以预防易感人群（例如月经量多的女性或出现慢性失血的女性）患缺铁性贫血。研究发现，怀孕期间患有子痫前期的女性体内维生素 C 的水平较低。由于维生素 C 多集中在肾上腺，因此补充维生素 C 对保持精力至关重要。这就是为什么缺乏维生素 C 的人会感到虚弱、疲倦，并且经常会被感染。补充维生素 C 还可以减少体内的铅（一种重金属）。

补充这种营养素还可以让人保持心情愉快，因为它会激活大脑中产生积极情绪的化学物质，例如血清素和多巴胺。在缺乏维生素 C 时，人们常常感到沮丧和疲倦，因此，你在承受很大压力时一定要补充维生素 C。

缺乏维生素 C 会导致身体容易出现瘀伤、牙龈出血、流鼻血，以及因毛细血管破裂漏血而导致的黑眼圈。严重缺乏维生素 C 的人会患上维生素 C 缺乏病。他们还更可能患上胆结石，但摄入过量的维生素 C 会增加患肾结石的风险。这是铁律。

许多药物都会盗取体内的维生素 C，尤其是阿司匹林，以及避孕药、类固醇药物、止痛药和抗抑郁药物。

　　组胺水平较高的人（例如过敏的人）可以体验到补充大剂量的维生素 C 所带来的抗组胺作用，这种感觉非常美妙。这些人会因充血而难以入睡，因此晚上增加维生素 C 的摄入量可能是个好选择。请你咨询医生，确定自己能否在睡前服用 1 000~2 000 毫克的较大剂量的维生素 C 补充剂以代替使用鼻喷雾剂、吸入器和服用药丸。这种方法不会一下子起效，但几周后，你会发现自己抽鼻子次数减少了。

维生素 C 的药物盗匪

阻酸剂

- 西咪替丁
- 埃索美拉唑
- 法莫替丁
- 兰索拉唑
- 尼扎替丁
- 奥美拉唑
- 泮托拉唑
- 雷贝拉唑
- 雷尼替丁

止痛药

- 阿司匹林
- 阿司匹林与双嘧达莫
- 卡立普多与阿司匹林
- 美索巴莫和阿司匹林
- 羟考酮和阿司匹林

抗酸剂

- 氢氧化铝和氢氧化镁
- 碳酸铝凝胶
- 氢氧化铝
- 碳酸钙
- 氢氧化镁
- 碳酸氢钠

抗菌药（部分药物）

- 阿莫西林
- 阿奇霉素
- 头孢克洛
- 头孢地尼
- 头孢氨苄
- 环丙沙星
- 克拉霉素
- 多西环素
- 红霉素

- 左氧氟沙星
- 米诺环素
- 磺胺甲噁唑和甲氧苄啶
- 四环素

抗炎药（大部分）

- 双氯芬酸
- 依托度酸
- 布洛芬
- 吲哚美辛
- 酮洛芬
- 萘普生
- 舒林酸

抗病毒药

- 地拉韦啶
- 膦甲酸
- 拉米夫定
- 奈韦拉平
- 齐多夫定
- 齐多夫定和拉米夫定

巴比妥类药物

- 戊巴比妥
- 苯巴比妥
- 司可巴比妥

降压药

袢类利尿剂：

- 布美他尼
- 依他尼酸
- 呋塞米
- 托拉塞米

保钾利尿剂：

- 阿米洛利
- 螺内酯
- 氨苯蝶啶

磺胺类利尿剂：

- 吲达帕胺

噻嗪类利尿剂：

- 氢氯噻嗪，以及任何含氢氯噻嗪的药物（数十种药物含氢氯噻嗪）
- 氯噻嗪
- 氯噻酮
- 甲氯噻嗪
- 美托拉宗

皮质类固醇药物

- 地塞米松
- 氟轻松
- 甲泼尼龙
- 泼尼松龙
- 泼尼松

- 曲安西龙

吸入性皮质类固醇药物：

- 布地奈德
- 氟尼缩松
- 氟替卡松

避孕药/HRT 药物

- 雌二醇
- 炔雌醇（应用于多种避孕药中）
- 结合雌激素
- 左炔诺黄体酮（应用于大多数避孕药中）

用于治疗乳腺癌的非甾体芳香酶抑制剂

- 阿那曲唑（瑞宁得）

选择性雌激素受体调节剂（SERMS）

- 雷洛昔芬
- 他莫昔芬
- 托瑞米芬

其他

- 酒精
- 尼古丁产品（香烟、雪茄、咀嚼烟草、尼古丁贴片）

请常备这些盘中餐以补充维生素 C

卡姆果、甜椒（尤其是红甜椒）、欧芹、西蓝花（蒸）、花椰菜、草莓、柠檬汁、生菜、抱子甘蓝、木瓜、羽衣甘蓝、萝卜叶菜、猕猴桃、橙子、西红柿、葡萄柚、覆盆子、芦笋、芹菜（生）、菠萝、西瓜、蔓越莓、西葫芦、蓝莓、胡萝卜、大蒜、杏、牛肝、红薯、李子、洋葱和土豆（烤制，带皮）。

超低成本有效改善健康的方法

一般保健剂量：100~300 毫克，一天可分为两剂或三剂补充（而非一次性大剂量补充），这样就能保持全天候补充维生素 C。

抵御药物盗匪剂量：300~2 000 毫克，一天可分为两剂或三剂补充。

仅供参考

维生素 C 是一种人类需要但无法自身制造（很不幸）的水溶性维生素。令人惊讶的是，人类并不像某些动物那样自己制造维生素 C，而必须通过食物或补充剂摄入维生素 C。维生素 C 含量最丰富的食物是柑橘类水果和其他水果、蔬菜。

维生素 C 补充剂会以下形式之一或以组合形式出售：

- **抗坏血酸或抗坏血酸盐；**
- **抗坏血酸钠；**
- **抗坏血酸钙**（有些人认为它比天然维生素 C 起效更快）。

一些食物是天然的维生素 C 补充剂，例如针叶樱桃（一种形似樱桃的水果）或玫瑰果。

如今市面上充斥着多种形式的维生素 C 补充剂，每种补充剂都声称自己在某些方面优于其他补充剂。最常见的维生素 C 补充剂类型是抗坏血酸。你无法仅凭这个术语判断该补充剂属于天然食物还是实验室合成产品。根据我读过的研究报告，从天然食物中提取的维生素 C 和人工合成的维生素 C 具有相似的积极功效。但我认为还有更好的维生素 C 形式。

如果你出现胃部不适、腹泻、胀气和腹胀或肾结石，就表明你补充了过量的维生素 C。体内铜水平越高，身体对维生素 C 的需求就越大。家里使用铜管道的人体内往往会积聚矿物质。缺锌的人体内铜水平可能相对较高，而锌、铜这两种矿物质的比例应该保持平衡。请阅读第 24 章了解更多有关锌的信息。

孕妇应避免服用剂量非常大（每天超过 1 000 毫克）的维生素 C 补充剂，因为它会增加子痫前期的风险。

武装身体的营养安全系统

维生素 C 是一种强大的抗氧化剂。毫无疑问，它可以在细胞中发挥积极作用，消除自由基。要打造最严密的安全系统，你最好同时补充维生素 C 和另一种被称为"硫辛酸"的天然营养素。α-硫辛酸（或称"R-硫辛酸"）补充剂在各大保健食品店均有销售。维生素 C 和硫辛酸被称为"活力二人组"，为什么呢？通常情况下，只需要补充 1 次维生素 C 即可将身体中的毒素清理干净，之后维生素 C 会附着于其他物质之上被排出体外。当硫辛酸也参与其中时，它会让维生素 C"再生"，并再进行一轮循环，清除额外的危险毒素。这才是真正的协同作用。

第 23 章
维生素 D

维生素 D 是当今最令人着迷、最受关注的营养素之一。虽然我不想让自己听起来不太正常，但维生素 D 确实可用于制作诱杀老鼠的诱饵。别慌。对人类来说，要达到致命效果，你必须一次吞下 200 瓶维生素 D 补充剂。补充维生素 D 尽管对动物有毒，但对人类来说很安全。它不仅安全，而且攸关性命。

一旦进入体内，维生素 D 就会转化为一种强大的激素，这种激素会影响体内 2 000 多个基因。研究发现，缺乏维生素 D 可导致至少 17 种癌症，以及脑卒中、心脏病、糖尿病和慢性疼痛。

要有阳光！

阳光会刺激身体产生维生素 D。没有太阳，我们都会死。所以我想知道到底是谁在妖魔化阳光？可能那些人有东西（比如防晒霜）要卖给你？

每天接受 30 分钟的阳光照射可获得 10 000~20 000 IU 的维生素 D。请将此数字刻在脑海中，因为几分钟后我将告诉你如何通过口服补充维生素 D。我并非建议你口服大剂量的补充剂，而是想让你看看那些指导原则中推荐的剂量有多可笑。

阳光可促进身体生产维生素 D，而维生素 D 可以让你免受癌症的侵害。而防晒霜的危害又是什么呢？根据一项 2008 年发表在《环境健康展望》

（*Environmental Health Perspectives*）上的研究，小剂量的防晒霜（低于游泳者通常使用的剂量）可能在短短 4 天内杀死珊瑚。受测试的流行品牌均含以下四种成分：对羟基苯甲酸酯、肉桂酸酯、二苯甲酮和樟脑衍生物。某些防晒霜甚至可能破坏珊瑚礁脆弱的生态环境。人们涂着防晒霜在珊瑚礁旁浮潜，而防晒霜则会将使藻类休眠的有毒物质释放到水中。

　　流行的防晒霜中使用的一些化学成分甚至没有经过安全性测试或获得 FDA 批准，现在有证据证明它们致癌。它们可直接通过皮肤被身体吸收，化学物质会从皮肤进入血液。这些话听起来是不是有点儿刺耳？不好意思，你想知道那些治疗皮肤癌的广告与获取足够的维生素有什么关系吗？某些防晒霜会阻挡阳光，导致身体缺乏维生素 D，进而增加人罹患皮肤癌的风险。事实上，现在的情况是维生素 D 缺乏病以及高得惊人的癌症发病率正在美国蔓延。这之间存在联系吗？

　　身体需要这种维生素，它会在体内转化为激素。它可以帮助人保持健康、预防癌症并提高胰岛素敏感性（这意味着减少患 2 型糖尿病的风险）。在我的专栏中，这个话题已经被讨论很长时间了，可直到最近，它才出现在主流媒体上。大量精心设计的临床试验表明，维生素 D 缺乏病真实存在，分布范围广，而且非常危险。我对维生素 D 补充剂行业不感兴趣。我只想让你免受癌症侵害，而维生素 D 是实现这一目标的关键。身体可获取的维生素 D 的形式也很重要。

　　在美国，佝偻病（一种维生素 D 缺乏病）曾经很少见，现在却引发了强烈关注，这令人震惊，但也是事实。在我看来，这在一定程度上是由于人们对阳光的恐惧以及使用富含化学物质的防晒霜造成的。

　　那么，为什么 40 岁人群的每日维生素 D 推荐剂量为 200 IU，而 65 岁人群的每日维生素 D 推荐剂量仅为 40 IU 呢？如果按照 100% 的剂量补充维生素 D，是不是就不会患上维生素 D 缺乏病和佝偻病？有可能，但这么做肯定不会有利于健康。之前我让你在脑中刻下了一组数字。你还记得在阳光下晒 30 分钟能获得多少维生素 D 吗？答案是 10 000~20 000 IU。因此，即使你每天通过口服补充400~600 IU 维生素 D，也远远达不到大多数人从自然曝晒中获得的维生素 D 的量。但是有些人将防晒霜涂满全身，总在室内工作，或者生活在阳光照射时间不长的地区，所以这些人可能都缺乏维生素 D，这一点毋庸置疑。

近年来，科学杂志上出现了许多令人震惊的头条文章。2009 年 9 月，《心血管护理进展》(*Progress in Cardiovascular Nursing*) 的头条文章写道："美国维生素 D 缺乏病：'健康杀手'大流行。"2008 年 2 月 20 日《美国医学会杂志》的另一篇头条文章写道："缺乏维生素 D 或影响心脏健康。"这篇文章的主要观点为：美国有数百万人缺乏维生素 D，而缺乏维生素 D 会导致许多破坏性后果，比如心脏病发作、免疫力低，以及与心脏有关的糖尿病并发症。此外，由于维生素 D 是一种免疫增强剂，如果想增强免疫系统功能，补充维生素 D 必不可少。

你如果正在服用会消耗维生素 D 的药物，或者是素食主义者，则有更大的概率缺乏维生素 D。深色皮肤的人体内所储存的维生素 D 较少，因为深色皮肤需要更多阳光来生成维生素 D。有些人由于遗传问题无法充分利用这种营养素，因此需要在治疗过程中补充维生素 D。患有肝脏疾病或肾脏疾病的人也无法适当地利用维生素 D。

维生素 D 会在肝脏和肾脏中被一些化学反应激活。维生素 D 的活性形式为二羟胆钙化醇，简称为"钙三醇"。肾功能正常的人可以不断将维生素 D 转化为钙三醇。钙三醇是一种激素，可对维持体内数百种化学反应产生巨大影响，主要影响之一是对免疫系统的作用。

如今，乳腺癌、前列腺癌、结肠癌和多发性骨髓瘤的发病率并未下降。目前的研究表明，维生素 D 在抵抗这些癌症以及其他许多癌症的过程中具有保护身体的作用。

维生素 D 可帮助身体吸收饮食中的钙和磷。如果没有维生素 D，骨骼就无法获得充足的重要矿物质，人就会患上佝偻病。补充维生素 D 对保持骨骼强壮至关重要。如果摄入不足，骨骼就会变软，人患骨质疏松症的风险会增加。因为维生素 D 会与钙产生协同作用，缺乏维生素 D 会导致缺钙。你可以阅读第 7 章，了解更多与缺钙相关的症状。

儿童缺乏维生素 D 就会出现膝外翻、弓形腿、脊柱弯曲或牙齿问题。一些前沿研究表明，成人缺乏维生素 D 可表现为骨质疏松症、季节性情感障碍

（seasonal affective disorder, SAD，一种抑郁症）、风湿痛、肌肉无力、听力减退，甚至患癌，尤其是结肠癌、前列腺癌和乳腺癌的风险会更高。在我之前出版的《无须进行药物治疗的糖尿病》中，我也推荐读者补充维生素 D，因为维生素 D 可以减少人的渴求感、降低食欲并提高胰岛素敏感性。即使身体没有被药物侵蚀，补充维生素 D 对身体的益处也远超大多数人的认知。

维生素 D 的药物盗匪

阻酸剂

- 西咪替丁
- 埃索美拉唑
- 法莫替丁
- 兰索拉唑
- 尼扎替丁
- 奥美拉唑
- 泮托拉唑
- 雷贝拉唑
- 雷尼替丁

抗酸剂

- 氢氧化铝和氢氧化镁
- 碳酸铝凝胶
- 氢氧化铝
- 碳酸钙
- 氢氧化镁
- 碳酸氢钠

抗菌药（这里仅显示部分例子）

- 阿莫西林
- 阿奇霉素
- 头孢克洛
- 头孢地尼
- 头孢氨苄
- 环丙沙星
- 克拉霉素
- 多西环素
- 红霉素
- 左氧氟沙星
- 米诺环素
- 磺胺甲噁唑和甲氧苄啶
- 四环素

抗惊厥药物

- 卡马西平
- 乙琥胺
- 加巴喷丁

- 苯巴比妥
- 苯妥英
- 扑米酮
- 丙戊酸

抗真菌药

- 酮康唑

抗结核药

- 乙胺丁醇
- 异烟肼
- 利福平

巴比妥类药物

- 含布他比妥的药物

降压药

钙通道阻滞剂：

- 地尔硫䓬
- 非洛地平
- 维拉帕米
- 氨氯地平
- 硝苯地平
- 维拉帕米

保钾利尿剂（这些药物不是药物盗匪，以下为示例）：

- 曲安奈德（可能提高维生素 D 水平）

降胆固醇药

- 消胆胺
- 考来替泊
- 纤维酸药物（服用该类药物会消耗辅酶 Q10 和维生素 E，这两种营养素均为脂溶性维生素，所以该类药物也可能消耗维生素 D）
- 氯贝丁酯
- 吉非罗齐
- 非诺贝特
- 他汀类药物（一些研究表明服用他汀类药物会导致身体缺乏维生素 D，进而导致肌肉疼痛和痉挛。你如果需要服用他汀类药物，请让医生每年对你进行 2 次维生素 D 水平检测）
- 阿托伐他汀
- 氟伐他汀
- 洛伐他汀
- 匹伐他汀
- 普伐他汀
- 瑞舒伐他汀
- 辛伐他汀
- 依折麦布辛伐他汀
- 辛伐他汀和烟酸

皮质类固醇药物

- 地塞米松
- 氢化可的松
- 甲泼尼龙
- 泼尼松

吸入性类皮质类固醇药物：

- 布地奈德
- 氟尼缩松
- 氟替卡松

含镁的泻药（例如柠檬酸镁、氧化镁乳和刺激性泻药）

脂肪酶抑制剂

- 奥利司他

用于治疗乳腺癌的非甾体芳香酶抑制剂

- 阿那曲唑

选择性雌激素受体调节剂（SERMS）

- 雷洛昔芬
- 他莫昔芬
- 托瑞米芬

其他

- 酒精
- 缺乏阳光
- 肝损伤或肾脏损伤
- 吸收不良，如乳糜泻、克罗恩病、肠易激综合征或胰腺外分泌功能不全
- 矿物油
- 蔗糖聚酯（常作为"轻"焙薯片中脂肪的替代品）
- 非处方饮食辅助剂和脂肪阻断剂（例如芸豆提取物或淀粉中和剂）

请常备这些盘中餐以补充维生素 D

野生冷鲜海产品，包括鲑鱼、鲭鱼、金枪鱼、沙丁鱼、鳕鱼和大比目鱼；牛奶；肝脏；蛋黄；维生素 D 强化麦片。

超低成本有效改善健康的方法

晒太阳：在不涂防晒霜的情况下每天外出 15~30 分钟（不要在正午时分）。

理性看待阳光，你可以在清晨或傍晚的安全时段享受阳光照射。

如果你要避免晒太阳，请你每天补充 4 000~5 000 IU 的维生素 D。想要从强化牛奶中获得等量的维生素 D，你必须每天喝 40~50 杯牛奶，这肯定无法实现。你最好补充一些维生素 D_3（又称"胆钙化醇"）。

一般保健剂量：每天 1 000~5 000 IU。

抵御药物盗匪剂量：每天 5 000~10 000 IU。

抵抗癌症或自身免疫性疾病剂量：你要先咨询医生，但我建议你每天可服用 10 000~15 000 IU 维生素 D 补充剂，连服 2 个月后减小剂量。

仅供参考

你要选择的标签上名称为"维生素 D_3"或"胆钙化醇"的补充剂。请避免服用维生素 D_2（又称"麦角钙化醇"）补充剂。维生素 D_2 常见于某些补充剂和含维生素 D 的处方药中，是一种药物，而非天然维生素 D，其效果只能有天然维生素 D 的一半。身体并不能完整识别维生素 D_2，也无法轻易吸收它。

维生素 D 处方药的化学名称为度骨化醇。这是一种实验室制剂。处方药中的大多数维生素 D 都不是天然形式的维生素 D_3，这很令人火大。因此，从科学角度来讲，这些甚至不算适合人体吸收的营养素。维生素 D 天然存在于海产品，如鲑鱼、鳕鱼和大比目鱼中。而鱼油则是维生素 D 的最佳来源。

你可以通过服用许多非处方药获得真正的维生素 D_3，维生素 D_3 可被身体轻易接受并吸收，因为这种形式的维生素 D_3 与身体制造出来的相同。通过晒太阳补充维生素 D，则不存在摄入过量的问题，但你要小心被晒伤。食用富含维生素 D 的食物并不会出现摄入过量维生素 D 的情况。

有些人会一次性补充大剂量的维生素 D，但是这对他们来说是相对安全的。例如多发性硬化症患者通常缺乏维生素 D，为了防止疾病复发，改善神经健康，一些医生会建议这些患者每周补充 50 000 IU 维生素 D。大多数医生开的维生素 D 处方药均含维生素 D_2 而非天然维生素 D_3。我必须强调一下，维生素 D_2 并非身体利用自然阳光制造出来的；身体制造的是维生素 D_3。维生素 D_2 处方药要比

维生素 D_3 补充剂贵得多，而任何保健品商店均销售维生素 D_3 补充剂。在身体将维生素 D_2 转化为可用形式的过程中，会消耗大约一半的处方剂量。

肾功能受损的人可能也缺乏维生素 D，因为该类人群不能有效地将这种营养素活化为骨化三醇（一种强效激素）。有时医生会为这些人开大剂量的维生素 D 处方药，用于提高他们体内的维生素 D 水平。但具体问题需要具体分析，有些肾病患者需要完全避免服用维生素 D 补充剂。如果你患有肾脏疾病，那么你是否补充维生素 D 完全取决于肾内科医生，因为他对你的肾脏功能了如指掌。

补充维生素 D 对糖尿病患者也有益处，因为补充维生素 D 可提高胰岛素敏感性并减少患胰腺癌的风险。

如果医疗行业从业人员通过血液检测确定你的身体缺乏这种重要的营养素，他就可能要求你在一定时间内补充大剂量的维生素 D。请勿自行服用大剂量维生素 D 补充剂。维生素 D 会储存在脂肪细胞和组织中，长期累积可能引起问题。

对很多人来说，每天补充 2 000~5 000 IU 维生素 D 较合适。事实上，许多了解营养研究最新进展的医生现在都建议按照该剂量补充维生素 D。每天补充的维生素 D 一旦超过 15 000 IU，你就会处于摄入过量的边缘——除非血液检测结果显示你的身体缺乏维生素 D，且医生建议你在一定时间内补充该剂量的维生素 D。

请注意，无论是哪种维生素 D 补充剂，最好都随餐服用，且最好在早餐时服用。为什么呢？早上服用补充剂可将维生素 D 活化过程与身体的自然生物节律同步。毕竟，早起的身体已经做好利用早晨阳光的准备，而阳光会刺激天然维生素 D 的产生。虽然过量补充维生素 D 不是一件容易的事，但不告知你过量补充维生素 D 的警示信号，那就是我的失职了。过量的维生素 D 会导致过量的钙在血液中积聚，进而引起虚弱、精神错乱、头痛、恶心／呕吐、便秘／腹泻、口干／口中有金属味等症状。其他症状还包括心律不齐、口渴和食欲减退。

特别注意： 服用某些药物会增加维生素 D 的活性，并可能导致维生素 D 摄入过量。例如，雌激素药物、异烟肼、氢氯噻嗪或其他噻嗪类利尿剂。更年期女性如果同时服用钙补充剂（每天 1 000 毫克）和维生素 D 补充剂（每天 400 IU）

会增加几年内患肾结石的风险——这一点得到了著名的 WHI 项目的研究的证明，但是这一问题到底是营养素本身导致的还是服用劣质的营养素补充剂导致的还尚未可知。

武装身体的营养安全系统

一些补充维生素 D 的人会突然出现腿抽筋和肌肉疼痛。该情况也可能是缺镁导致的，当维生素 D 水平升高时，镁缺乏病就会显现出来。换句话说，维生素 D 缺乏病会掩盖镁缺乏病。因此，当体内的维生素 D 水平随着服用补充剂而升高，镁缺乏病的症状就会浮现出来，出现腿抽筋、肌肉疼痛，可能还会出现轻微心悸。不要气馁，不要惊慌。请记住，身体需要补充维生素 D 来减少患癌风险以及患其他严重疾病的风险。

身体对维生素 D 的正常利用需要辅助因子的帮忙。这些辅助因子包括维生素 A、维生素 K_2、硼、锌和镁。其中，镁的重要地位不可撼动。那你需要做些什么呢？如果我是你，我会通过食用天然食物增加镁的摄入量，因为天然食物中的镁吸收率很高。我不会服用镁补充剂，但我会补充螺旋藻（因为它天然就含镁；见第 12 章）。镁是构成叶绿素分子的关键矿物质，而叶绿素广泛存在于绿色蔬菜中；这就是绿叶蔬菜是镁的优质来源的原因。在大快朵颐地享用绿色蔬菜的同时补充维生素 D，可以打造最严密的安全系统。食用富含镁的食物后，抽筋现象应该会停止。别忘了，你还要继续补充维生素 D。

第 24 章
锌

人的视觉、听觉、味觉和性生活都需要锌的参与。锌可以激发大约 100 种酶的活性，参与体内多种维持生命的生化反应。要想维持强大、健康的免疫系统，帮助伤口快速愈合，补充这种抗氧化剂是必须的。我发现这种矿物质非常容易流失。它会通过汗液、粪便、尿液、头发、皮肤、精液和经血流失。

如果你经常患上消化系统疾病，补充锌就对你有益。通常情况下，患有乳糜泻、克罗恩病、溃疡性结肠炎或肠易激综合征的人都会缺锌。阻酸剂是一种药物盗匪。它们会降低体内的锌水平。真是讽刺！服用阻酸剂是为了解决消化问题，而身体则需要锌的帮助来抵御肠道感染并保持肠道内壁健康。

在保持男性和女性的生育能力方面，锌同样扮演着重要角色。你如果出现生育问题，就可能需要服用锌补充剂。身体需要锌来制造 DNA。成年男性比成年女性需要多三分之一的锌，因为这种矿物质有助于睾酮的产生。性活跃的男性比喜欢躺在床上看电视的男性需要更多的锌。我读过的一篇文章称，锌在精液中的水平是在男性血液中的 100 倍。还有证据证明锌对前列腺有保护作用；它有助于预防和缓解良性前列腺肥大（通常被称为"前列腺增生"）的症状。

这种重要的矿物质还可以帮助杀死细菌和病毒。众所周知，它是一种免疫保护剂，可增强各种免疫成分——T 细胞、自然杀伤细胞和白细胞介素的活性。没有足够的锌，人就会经常感冒和感染。这也就是为什么人宜在感冒初期补充锌。

显然，锌可以附着在引起普通感冒的病毒上，并在其繁殖之前将其消灭。这样就不会让身体被全面感染，并且可以将感冒的痛苦时间缩短至 3 天。锌甚至可以帮助人避免感染 H1N1 病毒。

2009 年 6 月的《免疫与衰老》(*Immunity and Ageing*) 杂志上刊登了一篇文章，其中提道："很显然，衰老过程中的免疫功能变化与锌缺乏同时发生，包括胸腺和胸腺激素活性下降、辅助性 T 细胞 1/ 辅助性 T 细胞 2 的平衡向辅助性 T 细胞 2 漂移、接种疫苗后的反应减轻，以及先天性免疫细胞功能受损。许多研究证实，锌水平会随着年龄的增长而下降。大多数研究并未将大多数老年人列为缺锌人群，但即使轻微缺锌也会对免疫功能产生影响。"

这一点非常重要。许多人没有意识到，随着年龄的增长，无论是否服药，体内的锌水平都会下降。这在一定程度上可以解释为什么年老体弱者更容易被感染。由于锌在前列腺中发挥着重要作用，因此缺锌可能导致众多老年男性出现前列腺问题。2008 年，另一项发表于《分子医学》(*Molecular Medicine*) 杂志的重要研究也证明了锌在免疫功能中发挥的作用。研究人员发现，锌能够在平息炎症反应的同时增强免疫细胞的反应。研究还发现锌能够清除自由基，这说明锌在抑制氧化应激反应以及炎症致痛物质的产生方面发挥着重要作用。

胰岛素和甲状腺素的分泌都需要锌的参与，因此缺锌会导致糖尿病以及甲状腺功能减退症，即甲状腺素分泌过少。值得注意的是，糖尿病患者通常会出现后一种情况。2009 年，在一项发表于《糖尿病研究综述》(*Review of Diabetic Studies*) 的研究中，研究人员得出结论：服用锌补充剂可降低出现微量蛋白尿的 2 型糖尿病患者血清中的同型半胱氨酸水平，提高维生素 B_{12} 和叶酸的水平。这说明出现微量蛋白尿（肾脏疾病的一种症状）的糖尿病患者可以通过补锌来提高维生素 B_{12} 和叶酸的水平。不仅如此，锌还能降低同型半胱氨酸水平，而同型半胱氨酸是一种会诱发心脏病的危险化学物质。尽管锌被认为是"微量元素"，但它对人体的影响一点儿也不微小——补锌会对健康产生巨大收益。你是不是现在就产生了吃牡蛎的冲动？ 6 个牡蛎含 77 毫克锌。

锌可以与维生素 A 产生协同作用，缺乏其中的一种也会导致身体缺乏另一种。这就是为什么一些缺锌的人会出现视力问题、黄斑变性并最终失明（有关缺乏维生素 A 的更多症状，请参阅第 5 章）。肝脏和胰腺疾病也与锌水平较低有关。

总之，缺锌会对全身产生负面影响，可能导致听力下降、前列腺问题、性功能障碍、频繁感染、视力低下、夜盲症、指甲出现白斑、肌肉萎缩等。

许多地区土壤中的重要矿物质（如锌）已经枯竭，这使矿物质匮乏问题愈演愈烈。事实上，这种情况相当普遍。通常来说，老年人、饮酒者和肝肾疾病患者会缺锌。素食主义者比非素食主义者更容易缺锌。因此，我建议主要吃素的人和纯素食主义者补充锌。此外，患有与吸收不良有关的疾病的人群，比如出现念珠菌过度生长、患乳糜泻 / 克罗恩病 / 肠易激综合征的人应该补充锌。

锌的药物盗匪

阻酸剂

- 西咪替丁
- 埃索美拉唑
- 法莫替丁
- 兰索拉唑
- 尼扎替丁
- 奥美拉唑
- 泮托拉唑
- 雷贝拉唑
- 雷尼替丁

抗酸剂

- 氢氧化铝和氢氧化镁
- 碳酸铝凝胶
- 氢氧化铝

- 碳酸钙
- 氢氧化镁
- 碳酸氢钠

抗结核药

- 乙胺丁醇
- 异烟肼
- 利福平

抗病毒药

- 地拉韦啶
- 依曲韦林
- 膦甲酸
- 拉米夫定
- 奈韦拉平
- 齐多夫定

- 齐多夫定和拉米夫定

降压药

- 可乐定
- 肼屈嗪
- 甲基多巴
- 莫昔普利

ACE 抑制剂：

- 贝那普利
- 卡托普利
- 依那普利
- 依那普利和氢氯噻嗪
- 福辛普利
- 赖诺普利
- 莫昔普利
- 喹那普利
- 雷米普利
- 群多普利

血管紧张素Ⅱ受体阻滞剂：

- 坎地沙坦和氢氯噻嗪
- 厄贝沙坦和氢氯噻嗪
- 缬沙坦和氢氯噻嗪

袢类利尿剂：

- 布美他尼
- 依他尼酸
- 呋塞米
- 托拉塞米

保钾利尿剂：

- 阿米洛利（该药物非药物盗匪，但可能增加锌水平）
- 氨苯蝶啶和氢氯噻嗪

磺胺类利尿剂：

- 吲达帕胺

噻嗪类利尿剂：

- 氢氯噻嗪，以及任何含氢氯噻嗪的药物（数十种药物含氢氯噻嗪）
- 氯噻嗪
- 氯噻酮
- 氯沙坦和氢氯噻嗪
- 甲氯噻嗪
- 美托拉宗

螯合剂

- 青霉胺

降胆固醇药

- 消胆胺
- 依折麦布

纤维酸类药物：

- 氯贝丁酯
- 非诺贝特
- 吉非罗齐

皮质类固醇药物

- 倍他米松
- 地塞米松
- 甲泼尼龙
- 泼尼松龙
- 泼尼松
- 曲安西龙

吸入性皮质类固醇药物：

- 布地奈德
- 氟尼缩松
- 氟替卡松

避孕药/HRT 药物

- 雌二醇
- 雌二醇和睾酮
- 结合雌激素
- 炔雌醇（存在于许多避孕药中）
- 左炔诺黄体酮（用于避孕）
- 炔诺酮（许多避孕药均含该物质）

用于治疗乳腺癌的非甾体芳香酶抑制剂

- 阿那曲唑

选择性雌激素受体调节剂（SERMS）

- 雷洛昔芬
- 他莫昔芬
- 托瑞米芬

其他

- （过量）补充钙
- 酪蛋白（乳制品中的蛋白质）
- 用螯合疗法去除重金属
- 巧克力（因为其铜含量相对较高）
- 咖啡、茶和苏打水（含咖啡因）
- （过量）补充铜
- 雌激素过多症
- 富含铜的食用色素
- 重金属（可以肯定几乎所有重金属都包含在内）
- 镉（因吸烟产生）
- 汞（来自某些海鲜、环境化学品和汞合金）
- 吸烟（因为香烟含镉，这是一种有毒的重金属）

请常备这些盘中餐以补充锌

牡蛎、牛肉、羊肉、螃蟹、鸡肉、龙虾、蘑菇、菠菜、夏季南瓜、芦笋、甜菜、羽衣甘蓝、牛奶、奶酪、酵母、全谷物、味噌、虾、枫糖浆、西蓝花、豆类、青豆、酸奶、坚果、南瓜子和芝麻。

超低成本有效改善健康的方法

为减轻胃部不适或腹泻，请与食物一起服用锌补充剂。

一般保健剂量：女性每天补充 5~15 毫克；男性每天补充 10~25 毫克。

抵御药物盗匪剂量：每天 15~25 毫克。

仅供参考

锌与其"姊妹矿物质"铜同为大脑神经递质，会对情绪产生影响。身体有着精密的系统来调节这些微量元素，它们一旦失去平衡，代价将会是牺牲健康和积极的情绪。铜锌比例远比两者各自的水平更有临床价值。如果锌水平过高，身体则相对缺铜。铜水平过高，血液中的锌水平就会降低，进而引发严重的 PMS、恐慌症、焦虑症、注意缺陷多动障碍、自闭症、精神分裂症、躁狂症、抑郁症、人格改变，甚至出现幻觉。

当我在讲座上讲到女性雌激素过多或服用避孕药会导致体内铜水平过高（缺锌），进而导致严重的 PMS 和情绪变化时，她们多半目瞪口呆。此处应该有一声"原来如此！"，因为许多人都通过服用精神类药物治疗这类疾病。许多医生从未考虑过探寻这类疾病背后潜在的铜锌失衡问题，而这种失衡可以通过微量元素检测发现。在服用营养素补充剂时，你要确保锌或铜不过量补充。你有时会发现一些保健品会以适当的比例搭配这两种重要的矿物质。

如果出现恶心、胃部不适、关节疼痛、低血压、尿潴留、腹泻、口中有金属味等症状，就说明锌摄入过量了。

武装身体的营养安全系统

补充营养最好的方式是从饮食中获取营养素。蛋白质对提高锌的吸收率非常重要。特别是蛋氨酸和半胱氨酸，补充这两种氨基酸能够提高锌的生物利用率。你可以通过食用动物蛋白或饮用乳清蛋白粉、火麻蛋白粉、大米蛋白粉或蛋清蛋白粉制成的蛋白质奶昔轻松获取这两种氨基酸。食用面包也能起到一定作用。由于全谷物中植酸（一种限制锌吸收的物质）含量相对较高，所以全谷物产品和植物蛋白中获得的锌相对较难被身体吸收。发酵过的全麦面包比未发酵的面包含更多可被身体吸收的锌。你如果喜欢吃牡蛎，那就请尽情享用吧！牡蛎的营养价值远高于牛肉（每 28 克牛肉含约 6 毫克锌，而每 28 克牡蛎含 12~13 毫克锌）和杏仁（每 28 克杏仁含约 1 毫克锌）。

第三部分

充分利用补充剂

Getting the Most from Your Supplement

第25章
如何挑选优质保健品？

我和我丈夫均从事医疗保健行业。我是一名药剂师兼作家，热衷于研究自然医学。我丈夫山姆是一名脊骨神经科医生。我们拥有大约40年的临床经验。我们都拥有全科医生执照，在药物被过度利用和有的医生乱开处方方面有共识。

在撰写本书时，我们都认为自己在职业生涯中经常被问到的首要健康问题是："如何挑选一款好的复合维生素补充剂？"面对现实吧：你需要一而再再而三地再怎么强调保持良好的营养状况以及服用健康补充剂对保持健康的影响都不为过，而人们对正宗、纯正的补充剂的需求也达到了前所未有的高度。因此，我决定增加这一章，帮助穿梭于药店和保健品商店的你挑选最适合自身需求的优质保健品。

面对令人眼花缭乱的各种营养素补充剂，作为读者的你可能感到畏惧和困惑。我和我丈夫都是"互联网高手"，浏览过大量宣传虚假信息和销售劣质补充剂的网站。我们还浏览过另一些网站，它们声称会对产品进行测试并发布报告，认为某些专有品牌比其他品牌更好。但是，我们发现这些所谓的"更好的品牌"都是补充剂公司花钱为自己的品牌打广告。那么，你怎样才能确定哪些补充剂值得信任，哪些公司值得信赖呢？

我将帮助你梳理补充剂行业中的信息和骗局。在本章中，你将了解到补充剂行业中最糟糕的销售伎俩，这样你就可以避开——不，是逃离——劣质的营养素补充剂。我的目标是教会你阅读补充剂的标签。

你需要服用补充剂吗？

有选择就有后果。例如，选择吸烟、饮酒，或者每天躺在沙发上看电视而不锻炼，最终都会付出代价。而吃太多甜食、油炸食品和油腻汉堡的人呢？不健康的饮食确实会增加你对补充剂的需求。不过我要把话说清楚。即使是世界上最好的复合营养素补充剂也无法弥补不良饮食对身体造来的伤害。毕竟，它只是一种补充剂，而非治疗坏习惯的良药。你可以选择少吃加工食品和油腻食品，多吃"兔子食品"。

新鲜的蔬菜和水果都含营养素。但在我看来，这些食物中的营养素含量不足以促进健康、逆转病情或中和你在工业化世界中遇到的所有毒素。这是为什么呢？因为如今的食物生长在缺乏矿物质的土壤中，并且充斥着杀虫剂等化学品。

许多群体会对营养素有特殊需求，例如怀孕、哺乳期或备孕的女性需要更多地补充某些营养素，以确保她们的宝宝有一个美好的开端。还有老年人。由于老年人体内营养素和健康的激素的水平下降了，他们尤其需要补充营养素。

你在一生中会服用各种药物，一辈子都不断受到非天然化学物质的侵袭。许多药物都是药物盗匪，它们可能正在慢慢偷走你的生命。所以问题不是"我是否需要补充营养素？"——当然需要！真正的问题是："哪些才是能满足我个人需求的最佳补充剂？"

你为什么需要补充营养素？

有一种惯常的说法是，"如果吃得好，身体就会自动从食物中获得所需的所有维生素和矿物质"。当然，你需要吃得健康。但即使每小时都食用新鲜的水果和蔬菜，身体仍然只能从这些食物中获取一小部分所需的营养。请记住，这些"新鲜"的水果和蔬菜通常种植在那些矿物质含量低、含大量农药的土壤中，上市后它们会在杂货店里一放就是好几天，之后又在冰箱里放置更长时间。你在食用前还会用微波炉加热或进行长时间的烹饪。最重要的是，在你食用时，食物中的维生素和矿物质含量已经大打折扣了。

不要忘记吃甜食带来的影响。食用含白砂糖（而非甜菊糖或龙舌兰甜味剂）的加工食品的人会流失一些 B 族维生素、锌、铬、镁和其他矿物质。没错，就是这样。白砂糖是矿物质的药物盗匪。你猜怎么着？身体长期缺乏某些矿物质就会出现血糖问题，与糖尿病不期而遇。你如果嗜甜如命，补充微量元素就是明智之举。而你对糖的渴望可能就是缺乏矿物质和 B 族维生素造成的。

话题回到营养素本身。它们到底是什么？

营养素本身并不能给身体提供能量。它们只会参与体内产生能量的化学反应。它们还能增强免疫系统功能，帮助身体生长，让人能够思考、做出行动并保持活力。多亏了营养素，你看到的世界才是彩色而非黑白的。多亏了营养素，你才能阅读。骨骼和牙齿需要某些维生素和矿物质才能保持坚固。营养素可以决定情绪和注意力状况，甚至可以帮助抵御癌症等重大疾病。

某些营养素会决定头发的颜色，并可能导致头发过早变白。有些维生素能让你在被小伤口割伤时不会因流血而死。维生素和矿物质也是辅助因子，这意味着它们可以帮助酶完成消化食物的工作。你可以把辅助因子想象成你的好伙伴。

这样的例子不胜枚举。如果你认为随随便便给身体补充点儿营养素就能获得良好的效果，那么我很高兴你读了这本书。正如你看到的那样，所有营养素都不一样，同一种营养素的不同形式对身体的影响也不同。想想汽车：它需要汽油才能运转良好。没有足够的燃料，它就会熄火。如果你服用廉价或劣质的营养素补充剂，你的身体状况就会变差。

再以银行业务为例。你如果现在不存点儿钱，以后需要用钱的时候就没钱了。营养素也是一样。你如果不储备充足的营养素，让细胞以最佳状态运行，那么你怎么能保持长久的健康呢？然而，许多营养素——尤其是水溶性维生素——并不能在体内长期储存。因此，你需要不断补充某些营养素。以钙为例，身体需要储存足够多的钙来终身保持骨骼和牙齿的强健。

我并非说维生素和矿物质是万能的，也不是说它们能百分之百地预防疾病。但补充它们无疑能给保持健康开一个好头。它们可以提供一些健康保障，帮助你应对糟糕的食品供应现状，抵御众多药物盗匪。营养素补充剂应被当作"健康拼图"中的一大块拼图碎片。

显然，并非只有我一个人这么想，据估计，有50%~60%的美国人都会服用营养素补充剂。现在，你已经认识到了补充营养素的重要性，接下来让我们来看一下如何挑选优质的营养素补充剂（以及草药）。

选择复合维生素补充剂是一项特殊的挑战。你会在这一过程充满困难和困惑，因为许多复合维生素补充剂的核心成分基本相同。它们似乎都含各种B族维生素、一些维生素A、维生素C、维生素D、维生素E，以及一些矿物质。在一个品牌接一个品牌的补充剂标签上，你看到的内容基本都一样。但你看不到标签上没有标注的内容。你可能不知道，有些营养素——比如锌和铜——需要以特定的比例相互平衡。它们对身体都非常有益，但需要以正确配比服用。服用配比不当的复合维生素补充剂可能使体内的化学反应朝着错误的方向进行。

当然，不仅是复合维生素补充剂，所有的保健品都会出现质量问题。在此我仅举一例：你不可能知道有些鱼油是从受污染水域捕获的鱼中提取的，这些水域含多氯联苯、重金属、放射性废料和其他毒素。标签上不会出现这些内容。

我觉得自己有责任与大家分享一下这个行业的一些秘密，帮助大家更好地了解保健品。你如果要花钱买保健品，那就买好的。

做出明智的选择

你需要一种全面的营养素补充剂来为身体提供能量，并为身体每分钟数百次的化学反应提供所需的营养。你需要一种值得信赖的补充剂，可以每天多次服用，就像每天多次进食一样。对许多每天服用1次复合维生素补充剂的人来说，这是个新鲜事。因为身体会吸收所需的某些营养素——水溶性维生素，然后把剩余物质排出体外。而脂溶性维生素（如维生素A、维生素D、维生素E和维生素

K）则不同，这些维生素可以在体内储存一段时间。因此，随身携带高质量的营养素补充剂对身体的整体健康和福祉来说无比重要。

以下的观点肯定会让你咋舌。因为这些观点很可能是针对你目前服用的多种维生素补充剂的质疑。我敢打赌，你服用的补充剂很可能并不符合以下所提的标准。虽然以下列出的大多数问题会使我放弃购买一些补充剂，但你很可能因为价格便宜而愿意尝试这些质量较差的补充剂。我只想确保你不会被补充剂行业中最糟糕的伎俩蒙蔽，这一点我会在研究一些相当常见但不太严重的问题之后再进行讨论。

这些伎俩很常见

以下是你应该了解到的维生素行业负面信息的总结，以及如何应对这些负面信息。

不要只吃 1 片。每天吃 1 片维生素补充剂能否补充所有营养素呢？复合维生素补充剂有时会提供每天只吃 1 次的全面片剂或软胶囊。这些承诺单剂可提供数十种营养素的补充剂不可能有良好的保健功效，否则它们的大小就得跟马吃的大药丸一样。如果你认为吃 1 粒药丸就可以补充保持最佳健康状态所需的全部营养素，那你就上当了。即使服用的是优质的复合维生素补充剂，你也可能需要每天服用 3~6 粒才能为身体提供全天候的顶级保护。

乐意付费。如果花 9.99 美元就能买到 1 000 粒药丸，那它们的品质能有多好？你买到的到底是大实惠还是大垃圾？当我看到一些无良的补充剂公司向最脆弱、最多病的群体——老年人下手时，我会特别恼火。这些公司生产劣质的补充剂，然后以低廉的价格出售。而老年人恰恰需要服用最好的补充剂，而非最便宜的补充剂！

请记住，补充剂的成本包括包装、运输、营销和分销。我不是数学天才，但如果一瓶复合维生素补充剂的成本只有 10 美元，那么能有多少钱可以投资在这瓶维生素的品质上呢？

注意添加剂。许多维生素都含硬脂酸镁（镁和硬脂酸的混合物），这是一种非活性植物或动物性物质，广泛应用于制作补充剂。这种物质的使用历史已有几十年，如果其含量未达到总含量的 1%，通常就不会在标签上表明。我想说的是，几乎所有的补充剂都含这种物质，我几乎每天都服用含这种物质的补充剂。

硬脂酸镁通常会被添加到配方中，使补充剂在制造过程中保持更好的流动性。有些公司坚持认为硬脂酸盐能保证封装效果，这一点我不同意。我认为不使用这种添加剂也能达到适当的封装效果。有些公司生产不含硬脂酸盐的补充剂。但使用硬脂酸盐会增加公司的利润，因为公司可以在更短的时间内生产出更多的产品。

即使是科学界的精英们也在争论这个问题，就像政治辩论一样。一些科学家坚持认为，硬脂酸镁在胃中遇到胃酸，并在消化过程中被搅动一段时间后，就会和其他营养素一起被分解。另一些科学家则认为，硬脂酸镁实际上会阻碍营养素在体内的正常分解和吸收。我也无法确定。

一项 1990 年发表于《免疫学》（*Immunology*）的研究表明，硬脂酸会抑制免疫系统功能，使人更容易受到感染。这项研究至今仍旧存在争议。许多科学家都认为硬脂酸是一种有毒物质，而其他人则认为它是一种无害的添加剂。这个问题应该会在我们的有生之年有个答案。

有些消费者对硬脂酸、硬脂酸镁和抗坏血酸棕榈酸酯等非活性成分非常敏感。补充剂公司通常会声称其产品为低过敏性或纯净产品，即使它们含添加剂。这令人非常困惑。

在我看来，这些特殊添加剂并不会损害我的健康。一些含硬脂酸镁的补充剂在配方上十分出色。不过，如果你对多种化学物质敏感，那么我建议你服用不含硬脂酸盐的补充剂。

注意过敏原。你的补充剂不含常见过敏原吗？只要有可能，你都想购买那些不含小麦、麸质、乳制品、玉米、酵母和大豆的补充剂。此外，补充剂还不应含人工色素、甜味剂和防腐剂。你应选购不含常见添加剂和过敏原的补充剂。

不要相信"100%"的说辞。有些补充剂可能说它能提供"100% 符合 RDI 的必需营养素"。我想说："那又怎样？"即使补充剂可以按照 RDI 提供 100% 的必需营养素，身体能够吸收的营养素仍然很少。

这些伎俩更恶劣。要小心！

补充剂行业的一些做法更令人担忧。以下我会介绍一下你可以如何保护自己。

"多"并不一定是"好"。你购买的产品是否标榜自己含一堆好东西，除了厨房水槽啥都有？尽管包装盒上有某些营养素宣传标语，但这些营养素的含量可能微乎其微。你必须意识到，有些营养素在其中可能仅是摆设。

注意剂型。你购买的补充剂是片剂、胶囊还是粉剂？许多片剂很难溶解，而且通常含黏合剂和防腐剂。胶囊（最好是植物胶囊）和粉剂中的营养素更容易被身体吸收。

选择生物活性配方。你购买的补充剂的配方是否采用了正确的营养素形式，即具有生物活性的形式？许多补充剂都含错误形式的营养素。出于成本考虑，补充剂公司可能使用活性较低的形式。例如，有些维生素会以两种形式生产，就像彼此的镜像，就像你的左手和右手那样。

如何才能知道哪种形式的营养素能够更好地被身体吸收呢？你需要自学才能回答这个问题，本书将帮你解答。以维生素 E 为例。身体需要天然的右旋维生素 E（右手）。这里我用"*D*"表示右旋维生素 E。因此，你希望补充剂为你提供的维生素 E 是"*D-α-* 生育酚"，而非实验室合成的"*DL-α-* 生育酚"，后者的生产成本更低。"*D*"形式的维生素 E 具有更高的生物活性。最佳品质的维生素 E 补充剂含 *D-α-* 生育酚，以及被统称为"混合生育酚和生育三烯酚"的其他 7 种维生素 E 变体。请记住，维生素 E 是一个由 8 种分子组成的"维生素家族"名称。因此，最好的补充剂配方中都含这 8 种成分。阅读标签，看看上面都有什么。对我来说，形式不对的维生素绝对会使我失望。

注意质量控制。补充剂能否经过测试并保证安全、纯净和有效？如果可以，标签上应该写明或者生产该补充剂的公司应该能够向你提供该方面的保证。测试不一定要由独立实验室来做。我见过一些独立实验室就做得很差，有些实验室的工作人员职业道德也成问题。

补充剂由谁生产？外包给出价最低的投标人，还是销售补充剂的公司自己生产？如果是公司生产，那么它是否遵循了 FDA 制定的生产规范，是否对原材料进行过检测。如果这些问题的答案都是肯定的，那么你可以提出另一个问题："你们是否对成品的纯度、标签效力和特性进行过检测？"我希望我购买的补充剂有良好的质量保证。你也要有这样的意识。

这些都是最糟糕的伎俩。快跑！

最后，维生素行业的几种做法需要你注意。

谨防虚假宣传。销售不安全或未经充分研究的独特营养素补充剂或草药产品属于欺诈行为。不幸的是，这种情况相当普遍。我以淫羊藿为例。许多男性会服用这种草药来提高性欲，因为他们认为服用该药物可以帮助他们勃起。我找不到任何一项设计完善的临床试验可以支持它对勃起功能障碍有帮助的说法，但它的名字听起来不错，不是吗？ 2004 年，《心理医学》（*Psychosomatics*）杂志上发表了一项研究，发现服用这种草药疑似会导致两个问题——心跳不规律 / 心动过速，以及激动 / 易怒（躁狂症）。

如何才能知道一家公司是否对其销售的补充剂进行了夸大宣传或虚假宣传？同样，你需要自学才能回答这个问题，不能仅仅把广告内容作为选购补充剂的决定因素。

检查溶解性。你购买的补充剂是否符合完全崩解的制药标准？如果符合，就意味着符合它美国药典（United States Pharmacopeia, USP）准则。有时补充剂公司会在瓶子上注明 USP。顺便提一下，USP 虽然被称为"美国处方集"，但它实际上只是一本很厚的"食谱"，仅为补充剂公司和科学家提供各种成分的生产和测试的具体指导，以及提供如何测试片剂崩解度的信息。USP 并不像有些人认为的那样可以保证补充剂的纯度或有效性。如需了解更多信息，请访问 USP 官方网站。

警惕问题成分。你购买的补充剂是否不含那些可能在组织中积聚并导致摄入过量的成分？例如，维生素 A 原体（视黄醇）会在组织中积聚，如果每天补充大量（超过 25 000 IU）视黄醇，就会出现这种情况。而 β- 胡萝卜素则不同。这种营养素会在体内形成维生素 A，它的转化是由身体控制的，因此它不会像维生素 A 原体那样在体内积聚。

另一个例子是铁。铁会随着时间的推移不断积聚，如果服用的剂量足够大，那么即使是单剂量也会损害身体。

有些补充剂更实用

我把最糟糕的伎俩留到了最后。我要教你如何成为最聪明的"健康拥护者"，做到我所提到的"善于补充营养"。如果你真的想改善自己的健康状况，为自己补充最好的维生素，请继续往下读。

补充剂最好完全不含玉米、小麦、麸质、大豆蛋白、酵母、牛奶 / 乳制品、糖、盐、人工色素 / 香料 / 防腐剂。人工甜味剂在我的配方清单上是绝对禁忌！我在许多绿色的饮料粉剂、液体补充剂和咀嚼片中都看到了人工甜味剂。你必须阅读标签，检查补充剂中是否含这些成分。请注意，有些补充剂营养丰富、成分天然，而有些则不然。

营养素只有在被身体激活后才能发挥作用

补充剂标签上的成分表总是令人印象深刻，但在被身体激活之前，你摄入的营养素毫无价值。例如，维生素 B_{12} 最好的形式为甲基维生素 B_{12}（甲基钴胺素），身体可以立即并最大限度地吸收、利用这样的维生素 B_{12}。你需要思考一个问题："我服用的补充剂中的营养素能否以健康、可被身体利用的形式提供营养？"

许多营养素都需要这种活化过程。有时是由胃酸激活，有时是由另一种营养素作为辅助因子激活。无论是哪种形式的营养素，在它被细胞吸收之前，身体都必须将它活化为可用形式。这个过程非常复杂，需要胃酸来促进身体对营养素的吸收，而你可能需要服用阻酸剂来抑制该过程产生的胃灼热。

你还需要一个强大、健康的肠道。肠道中友好的肠道菌群阵营可以制造某些营养素，如铁、辅酶 Q10、维生素 B_2、叶酸和维生素 K。长话短说，为了制造或充分利用营养素，身体需要进行分解、吸收、激活和微生物肠道制造等多个过程。

道理很简单。如果你有健康问题、有吃快餐的习惯、有肠胃问题或在正在服用阻酸剂，那么你可能无法有效激活或吸收所有营养素。这意味着身体无法从服用补充剂中获得应有的益处。也意味着你可能需要服用比其他人更大的剂量。最理想的做法是服用品质更好的补充剂，补充活化形式的营养素。这基本上意味着它们就像被处理好放入餐盘等待你直接食用的食物。

你如果出于治疗目的而选择补充某种营养素，那么你就需要了解该营养素的最佳形式。本书第二部分中的个别章节可提供该方面的信息。以维生素 B_6 为例，你要弄清楚维生素 B_6 在补充剂中是以其活性可用形式——P5P 存在，还是仅以盐酸吡哆醇的形式存在？吡哆醇补充剂很不错，我自己也服用过，但 P5P 补充剂的效果更好，因为它无须维生素 B_2 的参与就能被身体吸收。你要购买的维生素 B_{12} 补充剂含的是甲基维生素 B_2 配方，还是氰基维生素 B_2 配方？大多数品牌都含氰基维生素 B_2，它更难被身体利用，身体需要付出更多努力才能将其转化成为具有活性的、健康的、身体可以利用的维生素形式。

在第 9 章中，我详细介绍了叶酸。补充这种营养素能保护未出生的胎儿、保护心脏、防止 DNA 损伤，还具有一定的抗癌作用。你要确保摄入足够的叶酸，但也不能过量摄入。信不信由你，摄入过多会适得其反，还可能导致癌症。好东西吃多了就会产生反作用。因此，尽管我提供的信息可以作为指导，但你还是要按照医生批准的剂量补充叶酸。

问题的关键在于叶酸在被身体激活之前不具备活性。优质补充剂所含的叶酸形式是一种名为"亚叶酸"的活性辅酶形式或最活跃的 5-MTHF 形式。这些形式的叶酸更容易进入细胞,在体内可立即被利用。需要明确的是,叶酸并非一种有问题的成分。它非常安全。5-MTHF 的效果更好但比较难找。维生素 B_6 亦是如此。

谁想吃粉笔,然后捂着抽筋的腹部跑去拉肚子?

大多数营养素公司会使用最具价格竞争力的原材料来最大限度地提高产量。他们能买到最便宜的原料吗?偶尔会。你不仅仅需要关注营养素本身。补充剂中的黏合剂也可能存在问题。例如多种维生素,甚至单一补充剂中的大多数矿物质都会搭配廉价黏合剂而后制成混合物。这意味着维生素和矿物质要与另一种物质发生胶合作用,变成固体后再制成片剂或胶囊。混合物进入身体后会被分解成不同的成分。我关心的问题是,大多数公司都会选用最便宜的黏合剂。其中一些黏合剂会对健康产生负面影响。

例如,许多健骨药都含钙,但它们所使用的钙的形式非常廉价,而且会搭配碳酸盐。标签上会标明碳酸钙的字样,有时也会标明骨粉、牡蛎壳或白云石。这些形式的钙盐难以被身体吸收,因此只有很少量的钙会进入骨骼,而想要预防骨质疏松症,钙最需要去的部位就是骨骼。它们的分解也需要大量胃酸。许多人都存在胃酸分泌不足的问题,还有些人会服用阻酸剂来抑制胃酸分泌。

碳酸钙是最廉价的钙的形式,它与用于制作黑板粉笔的钙的形式类似。在购买钙补充剂时,你必须有购物的心态。当你购物时,你希望买到物美价廉的东西。这就是为什么你经常精心挑选一件衬衫或一条皮带以便搭配不同衣服。钙和其他矿物质也是一样。你需要的是可以在身体多个地方利用的钙。一些优质补充剂中的钙的形式可与身体所需的另一种营养素(通常是柠檬酸、苹果酸、天冬氨酸或葡萄糖酸等有机酸)通过化学反应进行结合。服用天冬氨酸钙补充剂,其中的钙会直接进入骨骼,而有机酸(天冬氨酸)则可以帮助身体产生能量。

选择配方合理的补充剂可以保证身体摄入的钙具有更高的生物活性以及生物

利用率。在补充剂中，最常见的钙的形式是柠檬酸钙，但即便补充这种形式的钙也会使某些敏感体质人群出现头痛和疲劳的问题。无论如何，柠檬酸钙比碳酸钙对身体更有益，因为它能更好地进入血液。

在购买镁补充剂时，你也会遇到同样的难题。它能否与氧化物结合？市面上大多数营养素补充剂都含氧化镁，但氧化镁会导致腹泻。更糟的是，它的分解需要借助细胞中珍贵的抗氧化剂。把抗氧化剂用在分解劣质补充剂上真是大材小用。你可以购买氨基酸螯合镁或螺旋藻，螺旋藻是一种富含这种珍贵矿物质的超级食物。你还会在标签上看到甘氨酸镁，这种形式的镁也同样有效。这些补充剂能为身体提供镁，而镁又能降低血压、改善情绪、提升精力、缓解肌肉酸痛。把钱用在刀刃上，就是持家有方了。你最好选购那些能给身体带来多种益处的矿物质补充剂。这样选购补充剂更聪明。

需要注意的是，有些人对任何形式的镁都很敏感，服用任何镁补充剂都可能出现腹泻。他们需要从超级食物或绿叶蔬菜中获取镁。

补充剂中还有什么？

还没完。我之前暗示过，你购买的补充剂包含的远不止营养素或草药。我们再来看看里面还有什么。

色素。令人震惊的是，FDA 批准的着色剂名单包含红甲虫碎末或粉末。没有哪家公司敢把这个写在补充剂的标签上。他们会将其伪装为"胭脂红""胭脂虫提取物""C.I. 75470""深红湖""天然红 4""E120"或"天然色素"。这些染料几乎为所有口红赋予了漂亮的粉红色或红色。是的，它们甚至是天然的。昆虫不天然吗？你还会在红色饮料、冰激凌、冰棒、糖果和酸奶的配料表中发现"胭脂红"。如果我想喝粉红色的酸奶，我会选择用草莓拌酸奶，谢谢！因为在我家，我赶虫子用的是扫帚而非勺子！

名为"FD&C"或"色淀"的人工色素也让人头皮发麻。令人称道的是，FDA已经禁用了其中一些人工色素。摄入柠檬黄（FD&C Yellow No. 5）、亮蓝

（FD&C Blue No.1）和靛蓝（FD&C Blue No.2）也存在问题，可能引发哮喘、荨麻疹或致命的过敏反应。科学家们在 1978 年就知道这一点了。一项发表于《临床过敏》（*Clinical Allergy*）的研究阐明了人在口服柠檬黄后可能发生的情况。在该研究中，122 名患者服用了这种色素，研究人员记录了那些令人不安的反应。以下为部分反应：虚弱、心悸、发热、视物模糊、流鼻涕、有窒息感和瘙痒感；炎症通路也明显被激活（而炎症通路会引起使身体不适的过敏反应，这是众所周知的事情）。我想不通的是，既然有天然色素，为什么生产商还要在食品中使用柠檬黄等人工色素。天然色素包括叶绿素、β- 胡萝卜素、葡萄皮、天然天青素、木槿、姜黄、红木和接骨木提取物。此外，自然中还存在许多其他天然色素。

确保补充剂对你有效

在购买补充剂时，你要如何确定其成分适合自己，且剂量正确呢？大多数消费者并不知道这些问题的答案。他们相信，如果某种成分出现在标签上，那么配方中就一定含大量的这种成分。对草药，人们也只是知道它们是从植物的正确部位提取而来的。不同草药含活性成分的部位不同。例如，锯棕的活性成分是从其浆果中提取的，而非根部；但生姜的活性成分来自根部。

比如，一种名为脱氢表雄甾酮（dehydroepiandrosterone, DHEA）的激素，身体能够产生这种激素，有些公司也会出售这种激素的补充剂。这些补充剂有时会被冠以"青春之泉"的称号。但你知道吗，有些补充剂声称其功效与 DHEA 类似，但它们只是含野山药。野山药确实可为身体合成 DHEA（和孕烯醇酮）提供原材料，但它的作用并不如 DHEA。而且这种合成过程必须在实验室环境中进行！

褪黑素并非一种草药，但它的来源很重要。有些"天然"褪黑素是从牛脑中提取的。许多人对这种形式的褪黑素过敏，在这种情况下，服用合成形式的褪黑素效果更好。

> 另一种非常流行的营养素补充剂甲基磺胺甲烷（methylsulfonylmethane, MSM）可用于治疗关节炎。不过，只有从二甲基亚砜（dimethyl sulfoxide, DMSO）中提取的 MSM 才能正常发挥疗效。
>
> 补充剂公司很清楚消费者一般都不怎么专业，因此他们经常罗列某些成分，即便该成分的含量微乎其微，或者提取自植物的错误部分。例如，劣质补充剂的标签上可能标明的是"银杏提取物"，而高品质补充剂则会自豪地标明"40 毫克银杏提取物（叶），标准化 24% 的杂苷。"
>
> 总之一句话：你要了解所服用的补充剂。然后再进一步自学，还要告知医生自己在服用何种补充剂，并找出是否有更好的选择来满足自身需求。

口味。味道有点儿像香蕉或泡泡糖的特殊香料可以帮助父母把原本难吃的药物送入幼儿口中。既然大自然提供了薄荷、柠檬、巧克力和香草等天然味道，我们为什么还需要人工香料呢？

甜味剂。我推荐的天然甜味剂包括甜叶菊、椰子蜜、未提炼的龙舌兰花蜜和糖蜜。但大多数补充剂并不会采用这些甜味剂。相反，它们会使用蔗糖、甘露醇、木糖醇、山梨醇等物质，以及实验室合成的甜味剂，如阿斯巴甜和三氯蔗糖。一些科学家认为摄入这些甜味剂会损害脑细胞、影响思维并导致偏头痛。甜菊苷是最近上市的甜味剂。它提取自甜叶菊的叶子。有关天然甜味剂的更多信息，请参阅《无须进行药物治疗的糖尿病》。

黏合剂。黏合剂（例如葡萄糖和聚乙二醇）可将所有各种成分粘在一起。顺便提一句，请扔掉一切含二甘醇（Diethylene glycol, DEG）的东西；这种物质可被用于制作防冻剂；因其具有毒性，FDA 召回了美国含 DEG 的止咳糖浆和牙膏。聚乙二醇被用于生产牙膏，防止牙膏糊化，并让牙膏保持光滑统一的形状。它还可用于生产泻药和促排便药物。

保湿剂。这种物质可用于防止皮肤失水或干燥。它们能让乳液和面霜涂抹在皮肤上时产生柔滑的手感。其中，名为丙二醇的保湿剂多用于生产油漆、工业防冻剂、药品、洗发水、沐浴露和除臭剂。一些研究表明，摄入丙二醇可能导致神经系统损伤、肾脏损伤、肝脏问题和皮疹。含这种物质的化学品安全说明书上均标有警告，提醒人们该化学品要避免与皮肤接触。也许是因为该物质会导致肝脏受损？所以，你在洗头时要确保不把它弄到皮肤上？是的，没错。我认为不用这些化学品是更好的选择。

润滑剂。最常见的润滑剂是硬脂酸盐，如硬脂酸镁。硬脂酸镁最常见于片剂，但很多胶囊也含硬脂酸镁。硬脂酸镁与营养素镁不同。硬脂酸盐有助于加快制成药片或胶囊的营养粉的流动。这能加快生产线的速度，但可能降低身体对补充剂或药物中活性成分的吸收率。

崩解剂。这些成分有助于药片分解。常见的崩解剂有十二烷基硫酸钠（sodium lauryl sulfate, SLS），该物质目前因可能导致肾脏、膀胱损伤和癌症而备受关注。这种化学物质多存在于室内清洁剂、发动机脱脂剂，以及个人护理产品和洗浴用品中。洗发水和肥皂通常都含 SLS。1983 年，美国毒理学会发表的《十二烷基硫酸钠安全评估最终报告》（*Final Report on the Safety Assessment of Sodium Lauryl Sulfate*）表示："SLS 由于其蛋白质变性的特性，会对细胞膜产生变性作用。使用较低浓度的 SLS，也可能出现高度皮肤渗透。"

你知道吗，SLS 在世界各地的临床试验中都有使用，用于诱发皮肤刺激进行研究。这也很有意思：用于皮肤的产品中 SLS 的浓度不应超过 1% 或 2%，但许多洗发水、香皂、沐浴露、面霜和乳液中的 SLS 浓度高达 10% 至 20%！

防腐剂。使用防腐剂有助于保持产品的新鲜度。一切含对羟基苯甲酸酯（对羟基苯甲酸甲酯、对羟基苯甲酸乙酯、对羟基苯甲酸丙酯、对羟基苯甲酸丁酯）的产品都需要获得你的关注。关于使用对羟基苯甲酸酯，科学界一直争论不休，因为一些研究人员依旧认为它们是安全的，尽管新的研究成果表明它们会扰乱人的激素水平，甚至会致癌。其他防腐剂，包括丁基羟基茴香醚、2,6- 二叔丁基对甲酚、山梨酸和山梨酸钾也常用于生产补充剂。这些防腐剂通常存在于维生素补充剂的原料中，但并没有在标签上标出。

氟化物。许多成分甚至在供水系统中都能看到它们的身影。给孩子们用含氟牙膏是为了保护他们的牙齿，预防龋齿。这倒提醒了我，不是所有牙膏都含氟吗？嗯，不是的，但大多数牙膏都含氟。从 1997 年 4 月 7 日起，FDA 要求所有在美国销售的含氟牙膏都必须在标签上标明有毒警告。它会告诫使用者："警告：请放在 6 岁以下儿童接触不到的地方。如果不小心吞下超过刷牙用量的剂量，请立即寻求专业帮助或联系毒物控制中心。"这种化学物质还存在于许多杀虫剂和木材防腐剂中。

仅从可信任的来源购买补充剂

现在的你要么困惑，要么不安。你可以说这是来自我的严厉的爱。这确实不是我本意，我从心底想让你多思考一下自己都往体内输送了什么物质。这么多年来，我见证了一个价值数十亿美元的行业将消费者玩弄于股掌之间，这让我很不安。因为出色的营销活动，消费者愿意花钱购买补充剂，但他们购买的药片中的成分往往不尽如人意。我敢打赌，你花在考虑晚餐点什么菜上的时间一定比决定吃什么牌子的补充剂要多。如果指望补充剂公司能够为你的健康考虑，并生产出一流的补充剂，那你一定会大失所望。有些人会真正关心你的将来，有些人则不会。

补充剂公司也有自己的生意要做。有很多公司可以提供货真价实的纯正、优质补充剂，同样也有许多公司不择手段，挖空心思将垃圾补充剂卖给你。你必须足够聪明，了解基本知识，坚持购买在你可接受价格范围内最好的补充剂。大多数公司都在利用天真的消费者——这些消费者对一切漂亮的标签、漂亮的网站或吸引人的广告毫无抵抗力。现在你知道该选购哪种补充剂了吧。

你要从值得信赖的渠道购买补充剂，并且要记住，有些高品质补充剂只在私人医生处出售。因为大型零售商不愿意支付更高的价格让优质补充剂进驻商店，因为消费者总是在寻找便宜货。这就迫使那些一流的补充剂生产商把产品卖给那些想销售更好产品的私人医生。虽然现实并非总是如此，但这是一条不错的经验。正如你了解的那样，漂亮的标签毫无意义。

你该怎么做？

用新学到的知识来阅读标签。寻找不含人工色素、甜味剂、填充剂、防腐剂和其他不必要成分的纯净补充剂。我希望你服用优质补充剂。有很多公司生产的补充剂都很正宗、纯正，且有信誉保障。我在这一行干了很多年，也总结一些经验。你可以阅读我其他的作品，了解更多的信息。请运用你的判断力和直觉，遵循自然疗法医生的建议。

第 26 章
每日剂量

有些人痴迷于遵循美国农业部规定的每种维生素和矿物质的 RDA，因为他们认为，100% 达到 RDA 标准就等于获得健康。我在第一章说过，RDA 这个词已经过时了。它已经被使用了很多年，现在几乎已经听不到这个名词了。科学家们开始用 RDI 或每日剂量（Daily Value, DV）代替。以下是关于这两个术语的更多信息。

RDI

这是美国农业部建议的人每日摄入的维生素或矿物质的最低量。他们认为这一剂量几乎可以满足所有美国公民的需求，并能预防因缺乏该营养素而导致的疾病。例如，维生素 C 的 RDI 大约为 100 毫克。你如果摄入该剂量的维生素 C，就不会患上维生素 C 缺乏病这种营养不良疾病。仅供参考：你还会看到 RDI 被称为"DRI"（Dietary Reference Intake），即膳食营养素参考摄入量。

DV

DV 是仅基于每天通过饮食获得 2000 焦耳的 RDI。这些各类营养素的 DV 最初由美国农业部的政府官员制定，其中有些人是营养学家。

历史回顾

RDA 最初在第二次世界大战期间制定，以军队需求为基础。该标准也适用于平民和海外人群。虽然战争听起来很吓人，但在战争期间，食物必须遵循配给原则，美国农业部在 20 世纪 40 年代初制定最初的指南时就考虑到了这一点。

20 世纪 50 年代，美国农业部制定了一套新的指南，其中包括确定了每种食物的每份的分量，以保证身体获得每种营养素的推荐剂量。

几十年来，这份指南发生了一些变化。20 世纪 90 年代末，RDA 成为一套更广泛的指南的一部分，它被称作"RDI"或"DV"。标签上的"100% 满足 DV"让人印象深刻，但许多研究表明，按照 DV 补充营养素远远不能满足某些需求。

体内的基因信息可以准确告知身体需要多少营养素。每个人都有基因蓝图，有些人比其他人需要补充更多的营养素。个人需求基于遗传密码，其中包含单核苷酸多态性或密码片段。可能我的基因片段告诉我，我每天需要摄入的叶酸比你需要的多 100 倍，而你的基因片段则表示你需要摄入的叶酸比其他人的少。这对本书来说太复杂了，我主要是想表达每个人都有独特的营养需求。

接下来我们看一下典型复合维生素补充剂标签上的 DV 值（见表 26-1）。标签上很可能写着，按照 DV 标准，该产品几乎含 100% 的营养素。所以它看起来是一种不错的补充剂。但事实未必如此。你再仔细看看。你可能发现该补充剂只提供了 30 IU 的维生素 E。因为该剂量 100% 达到了 DV 标准，所以你认为自己补充的剂量是正确的。但是，这一剂量并不能为大脑或心脏提供足够的保护。许多研究表明，身体每天至少需要 200 IU 维生素 E，某些情况下甚至需要 800 IU。

表 26-1　典型复合维生素补充剂的标签

服用说明 每次 1 片		
	每片所含剂量	每天营养量
维生素 A（视黄醇醋酸酯，50% 为 β- 胡萝卜素）	5000 IU	100%
维生素 C（以抗坏血酸计）	400 IU	100%
维生素 D（以胆钙化醇计）	400 IU	100%
维生素 E（以 D-α- 生育酚醋酸酯计）	30 IU	100%
维生素 B$_1$（以单硝酸维生素 B$_1$ 计）	1.5 mg	100%
维生素 B$_2$	1.7 mg	100%
烟酸（以烟酰胺计）	20 mg	100%
维生素 B$_6$（以盐酸吡哆醇计）	2.0 mg	100%
叶酸（以叶酸盐计）	400 μg	100%
维生素 B$_{12}$（以氢钴胺计）	6 μg	100%
生物素	30 μg	10%
泛酸（以泛酸钙计）	10 mg	100%
其他成分：明胶、乳糖、硬脂酸镁、微晶纤维素、日落黄、丙二醇、苯甲酸丙酯和苯甲酸钠。		

　　此外，如果这一剂量的维生素 E 为人工合成形式，那么它的效果只有天然维生素 E 的一半（如果"α- 生育酚"前面有"DL"前缀，而非"D"前缀，你就可以判断出其为人工合成形式维生素 E）。如果标签上写的是"D-α- 生育酚"，则表示补充剂含天然维生素 E。

　　我并非在鸡蛋里挑骨头，但典型复合维生素补充剂中的维生素 B$_{12}$ 很可能是氰基维生素 B$_{12}$。如果这种营养素是甲基维生素 B$_{12}$ 形式的就更好了（请阅读第 14 章了解更多关于维生素 B$_{12}$ 的信息）。补充 DV 剂量的氰基维生素 B$_{12}$ 对身体来说微不足道，也没有什么好处。你至少需要以正确的甲基形式摄入 100 微克的维生素 B$_{12}$。尽管如此，100% 的 DV 剂量看起来还是很惊人，不是吗？为什么你要关心这个问题？因为一项 2008 年 9 月发表于《神经学》（*Neurology*）的研究得出结论：维生素 B$_{12}$ 摄入不足最终会导致大脑萎缩。如果你是我的老读者，那么你应该 10 年前就知道了。

话题回到典型复合维生素补充剂。它里面很可能含不必要的添加剂成分。丙二醇就是其中之一。这种化学物质存在于防冻剂中！像这样的成分我还能说出很多。（我这么替你考虑，你不高兴吗？）接下来我来分享一下这种典型配方的另一个问题。那就是着色剂日落黄（FD&C Yellow No. 6）。这种黄色色素不像柠檬黄那样有害，柠檬黄会导致一些人患上皮炎、哮喘和荨麻疹，但它也有自己的问题。

这里的日落黄是产品标签上的名称。科学家们一直在对食品着色剂（包括这种）进行测试，确定它们的致癌性。截至目前，日落黄已获得 FDA 的批准，该物质似乎不会导致实验室小鼠患癌。但我想说的是，如果这些人工色素（关键词：人工）必须进行测试，甚至连它们的安全性都存疑，那么当你可以选择不摄入它们时，你还想把它们吃进肚子里吗？高品质的补充剂不含任何可能对身体有害的色素。

超大剂量是答案吗？

补充超大剂量（远远超过 DV 剂量）的维生素和矿物质不能解决问题，我当然不会推荐你这么做。而许多复合维生素补充剂公司所提倡的"1 天 1 粒"的概念我也不主张。我的立场是，RDI 作为维持生命的营养素摄入量的标准极低，低到不足以起到改善健康的作用。DV 可以作为一个起始剂量，但并不应该作为最佳摄入量。

人们对数字和百分比非常痴迷，但这些数字只是建议值。数字不代表一切。而在现实中，公司和组织为了方便推销补充剂会改变数字。毕竟，从业者需要客户。今天的正常值在 10 年前并不正常。代表正常值的阈值经常变化，正常的胆固醇水平阈值便是如此。高胆固醇的标准不是每隔几年就会下调吗？

与胆固醇水平略高相比，服用降低胆固醇水平的药物更容易致病。有朝一日在回顾为他汀类药物狂热的日子时，人们会无比悔恨。他汀类药物是辅酶 Q10、维生素 D 和矿物质的药物盗匪，他汀类药物消耗的营养素对身体的影响你已经很了解了。

为什么现在有这么多美国人服用他汀类药物？正如我所说，随着他汀类药物的上市，胆固醇正常值的门槛大大降低了，这很难让人不注意。试想一下现在的社会正将他汀类药物送到 8 岁孩子嘴边。服用这些药物会降低胆固醇水平，同时也会减少性激素的分泌。那么接下来会发生什么呢？ 18 岁的小帅哥们就得用西地那非搭配他汀类药物服用了。

回到我的观点：如果人们想要改善健康状况或逆转病情，那么他们需要补充的营养素的剂量就要比 RDI 高得多。这里还有一个问题。人们都被灌输了一种思想，即药物能治疗一切疾病。无论如何，人们总想从医生那里得到处方。如果医生让患者回家做冥想、每天烹饪绿色蔬菜、练普拉提，患者一定会大发雷霆，然后去找别的医生开降压药。

作为一名药剂师，这种趋势真的令我火大。有些人异想天开地想用一粒"神奇"的药丸来修补他们糟糕的生活方式。药店里没有这种药。服药只能掩盖问题，不能解决问题。如果你继续饮酒，一旦胰腺和肝脏开始衰竭，医生和药剂师也无能为力。虽然这是一个药品泛滥的社会，但是人们同样也有无数机会可以告诉孩子对药物说"不"。

土壤中的矿物质和养分几乎耗尽了。工业化污染了雨水和河流。你也许没听说过，许多海洋和河流除了放射性废物、汞和其他毒素，还被药物污染了。好吧，你不能生活在恐惧中，也不能生活在玻璃泡泡里，但你可以对自己的身体进行补偿和清理。正确饮食、锻炼身体、避免食用加工食品就是一个良好的开端。这就是为什么补充优质营养素如此重要。在你做出努力购买补充剂的时候，请选择纯净、活性高的维生素。

我为什么不关注数值？

由于 RDI 对促进健康的作用很小，所以我并没有把当前的 RDI 图表放在本书中。我觉得这样做简直就是在浪费篇幅。我已经在书中列出了我所推荐一般保健剂量，以及抵御药物盗取影响的剂量。我也列出了部分营养素针对缓解特定病症的剂量。这些都是指导原则。如果医生持有不同建议，请遵照医生的指示服用。接下来我要讲一下为什么我不重视 RDI 数值。

DV 值是一个粗略的标准。它以满足普通健康人的需求为基础。有没有搞错？很多人其实并不处于健康状态。他们的细胞、血管、腺体和器官都存在许多问题。通常情况下，这些问题甚至不会显现出来。例如，在一个人被诊断出患有癌症之前，癌细胞可能已经生长了好几年；在发现肺结核等感染之前，患者可能已经患病 2 年而不自知；在心脏病发作之前，你的动脉已经堵塞多年，身体早已臃肿不堪；在被诊断出患有阿尔茨海默病之前，你的智力是不是已经开始衰退了？在摔断髋骨之前，你的骨头和指甲早已变得脆弱不堪。我给 10 位朋友列了健康清单，没有一个人的健康状况是完美的。我们每个人看起来都是健康的普通人，直到化验结果出现异常，然后我们突然就生病了。DV 并没有考虑到这些问题。

DV 值没有考虑到特殊需求。DV 临界值并没有考虑到老人、儿童、孕妇、哺乳期妇女或病人的需求。这些人群的营养需求存在巨大的差异。政府怎么能认为住在养老院的 80 岁老人所需要的某种维生素只会比 18 岁的大学生多那么一点点呢？

DV 值以每天 2000 焦耳的热量为基础计算。我访问了麦当劳的网站，麦当劳是世界上最受欢迎的快餐连锁店之一。它的网站上有一个很酷的功能，可以查看配料信息（对那些对小麦、大豆或乳制品过敏的人来说是个好事）以及沙拉、三明治、早餐等的营养成分。我最近发现，一个巨无霸汉堡本身就含 540 焦耳热量。你如果点的是特级脆皮鸡肉俱乐部三明治，其热量则可高达 630 焦耳。这还不包括薯条和碳酸饮料的热量。这还只是一餐的热量！

DV 值背后的科学逻辑不完整。制定 DV 值的委员会承认，有关营养需求的科学知识还远远不够，许多营养素的需求量尚未确定，许多必需营养素并没有被列入其中。他们建议人们饮食多样化，不能依赖吃补充剂、药片或加工食品。这些我都同意。但即使考虑到所有这些因素，我仍然对这些数值保留疑问。

政府研究表明，美国人都存在长期缺镁的情况。所以我无法解释为什么 31 岁以上的男性和女性的镁 RDI 数值分别只有 420 和 320（请记住，DV 是基于 RDI 制定的）。

缺镁会导致高血压、糖尿病、抑郁症和心脏病发作。这听起来像不像许多美国人所患的病症？确实像。你要知道，一旦大米经过剥离和漂白，被制成通用的白面粉，它就不再含镁，而身体需要镁控制血糖水平，且镁还能帮助身体维持正常心律。更糟糕的是，许多降压药、抗心律失常药物和利尿剂都是这种矿物质的药物盗匪。

缺镁的早期症状包括疲劳、有麻木感 / 发麻、痉挛和易怒。身体需要镁来调节胰岛素的分泌，而缺镁会导致糖尿病（有关镁的更多信息，请参阅第 12 章）。尽管糖尿病和心脏病已成流行病，且其中一些病例可能是缺镁导致的，但政府仍然坚持建议人们按照那微不足道的 DV 数值摄入镁。此外，委员会并没有考虑到人们的需求，因为长出人们吃的食物的土壤几乎不含任何矿物质，尤其是像镁这样重要的矿物质。

DV 与个人营养需求不同。人们经常将两者混淆。**两者没有联系。**基因决定了身体需要多少维生素。营养需求却因人而异。例如，有些人的身体很难利用叶酸，因此他们的基因构成会导致他们出现叶酸缺乏病。如果身体缺乏叶酸，人就容易患抑郁症、心脏病和癌症。缺乏叶酸还可能导致婴儿出现先天缺陷。孕妇及备孕女性补充叶酸可以预防神经管畸形。

RDI 以生活在正常环境下的人群为基础。不幸的是，我们从出生之日起就暴露在大量的环境毒素中，这是现实。

现实生活中，你会接触大量的化学物质。你会接触塑料中致癌的邻苯二甲酸盐和双酚，从水中摄入氯，从面包中摄入溴化物，从面粉中摄入阿洛糖，接触化妆品和洗发水中的苯甲酸酯，接触农产品中的杀虫剂……这样的例子比比皆是。光是想想就令人窝火，但你只要还生活在工业化国家，就无法摆脱这些毒素。这就是为什么你必须尽可能照顾好自己的身体。

现在你来告诉我：最低含量的营养素是否足以应对这一切？在当今这种工业化社会中，按照 DV 标准摄入营养素真的足以让你保持健康吗？我认为不。好消息是，在本书中我为你提供了最好的防护——知识，知识就是力量。如果可以消化吸收本书中的信息，你就不会任凭自己暴露在众多伤害之中，成为药物盗匪的猎物。本书会帮助你更用心地呵护自己的身体。你的身体很神圣。要好好照顾！在未来的岁月里，你补充的营养素可以让你感到更好，看起来更美丽。

参考文献

Adams, P. W., et al. "Effect of Pyridoxine Hydrochloride (Vitamin B6) upon Depression Associated with Oral Contraception." *Lancet* 1973, 301: 897–904.

Aiba, Y., et al. "Lactic Acid-Mediated Suppression of Helicobacter pylori by the Oral Administration of *Lactobacillus salivarius* as a Probiotic in a Gnotobiotic Murine Model." *American Journal of Gastroenterology* 1998, 93 (11): 2097–101.

Albanes, D., et al. "Alpha-Tocopherol and Beta-Carotene Supplements and Lung Cancer Incidence in the Alpha-Tocopherol, Beta-Carotene Cancer Prevention Study: Effects of Base-Line Characteristics and Study Compliance." *Journal of the National Cancer Institute* 1996, 88: 1560–70.

Almeida, J. C. "Coma from the Health Food Store: Interaction Between Kava and Alprazolam." *Annals of Internal Medicine* 1996, 125:940–41.

Aymard, J. P., et al. "Haematological Adverse Effects of Histamine H2-Receptor Antagonists." *Medical Toxicology and Adverse Drug Experience* 1988, November–December, 3(6): 430–48.

Babaei-Jadidi, R., et al. "Prevention of Incipient Diabetic Neuropathy by High-Dose Thiamine and Benfotiamine." *Diabetes* 2003, 52: 2110–20.

Báez-Saldaña, A., et al. "Biotin Deficiency in Mice Is Associated with Decreased Serum Availability of Insulin-Like Growth Factor-I." *European Journal of Nutrition* 2009, April, 48(3): 137–44.

Baggott, J. E., et al. "Inhibition of Folate-Dependent Enzymes by Non-Steroidal Anti-Inflammatory Drugs." *Biochemical Journal* 1992; 282: 197–202.

Bartle, W. "Grapefruit Juice Might Still Be Factor in Warfarin Response" [letter]. *American Journal of Health-System Pharmacy* 1999, April, 56 (7): 676.

Bartsch, C., et al. "Prostate Cancer and Tumor Stage-Dependent Circadian Neuroendocrine Disturbances." *Aging Male* 1998, 1(3): 188–99.

Baum, M. K., et al. "Selenium and Interleukins in Persons Infected with Human Immunodeficiency Virus Type 1." *Journal of Infectious Diseases* 2000, September, 182 Suppl 1: S69–73.

Beall, D. P., Scofield, R. H. "Milk-Alkali Syndrome Associated with Calcium Carbonate Consumption. Report of 7 Patients with Parathyroid Hormone Levels and an Estimate of Prevalence among Patients Hospitalized with Hypercalcemia." *Medicine (Baltimore)* 1995, March, 74(2): 89–96.

Beard, J., Borel, M., Derr, J. "Impaired Thermoregulation and Thyroid Function in Iron Deficiency Anemia." *American Journal of Clinical Nutrition* 1990, 52: 813–19.

Beard, J., Borel, M., Peterson, F. J. "Changes in Iron Status During Weight Loss with Very-Low-Energy Diets." *American Journal of Clinical Nutrition* 1997, 66: 104–10.

Bec, M. A., Levander, O. A., and Handy, J. "Selenium Deficiency and Viral Infection." *Journal of Nutrition* 2003, May (5 Suppl 1): 1463–67.

Bernstein, A. L. "Vitamin B6 in Clinical Neurology." *Annals of the New York Academy of Sciences* 1990, 585: 250–60.

Bethke, L. "Functional Polymorphisms in Folate Metabolism Genes Influence the Risk of Meningioma and Glioma." *Cancer Epidemiology, Biomarkers and Prevention* 2008, 17(5): 1195–202.

Bhakta, M., et al. "Oral Calcium Supplements Do Not Affect the Progression of Aortic Valve Calcification or Coronary Artery Calcification." *Journal of the American Board of Family Medicine* 2009, 22(6): 610–16.

Blum, M., et al. "[Oral Contraceptive Lowers Serum Magnesium.]" *Harefuah* 1991, 121: 363–4 [in Hebrew].

Boehnke, C., et al. "High-Dose Riboflavin Treatment Is Efficacious in Migraine Prophylaxis: An Open Study in a Tertiary Care Centre." *European Journal of Neurology* 2004, July, 11(7): 475–77.

Boers, G. H. "Hyperhomocysteinaemia: A Newly Recognized Risk Factor for Vascular Disease." *Netherlands Journal of Medicine* 1994, 45: 34–41.

Bovell-Benjamin, A. C., et al. "Iron Absorption from Ferrous Bisglycinate and Ferric Trisglycinate in Whole Maize Is Regulated by Iron Status." *American Journal of Clinical Nutrition* 2000, June, 71(6): 1563–69.

Brady, J. A., Rock, C. L., Horneffer, M. R. "Thiamine Status, Diuretic Medications and the Management of Congestive Heart Failure." *Journal of the American Dietetic Association* 1995, 95: 541–44.

Brinker, F. *Herb Contraindications and Drug Interaction*s, 2nd ed. Sandy, OR: Eclectic Medical Publi- cations, 1998.

Broome, C. S., et al. "An Increase in Selenium Intake Improves Immune Function and Poliovirus Handling in Adults with Marginal Selenium Status." *American Journal of Clinical Nutrition* 2004,

July, 80(1): 154–62.

Burnham, B. E. "Garlic as a Possible Risk for Postoperative Bleeding." Plastic and Reconstructive Surgery 1995, 95: 213.

Campbell, N. R., Hasinoff, B. B. "Iron Supplements: A Common Cause of Drug Interactions." *British Journal of Clinical Pharmacology* 1991, 31: 251–55.

Cannell, J. J. "The Truth about Vitamin D Toxicity." *Vitamin D Council*, 2009.

Carlson, L. A., Hamsten, A., Asplund, A. "Pronounced Lowering of Serum Levels of Lipoprotein Lp(a) in Hyperlipidaemic Subjects Treated with Nicotinic Acid." *Journal of Internal Medicine* 1989, 226: 271–76.

Celec, P., Behuliak, M. "Behavioural and Endocrine Effects of Chronic Cola Intake." *Journal of Psychopharmacology* 2009, May 7[Epub ahead of print].

Chen, M. F., et al. "Effect of Glycyrrhizin on the Pharmacokinetics of Prednisolone Following Low Dosage of Prednisolone Hemisuccinate." *Endocrinologia Japonica* 1990, 37: 331–41.

Cina, S. J., Russell, R. A., Conradi, S. "Sudden Death Due to Metronidazole/Ethanol Interaction." *American Journal of Forensic Medicine and Pathology* 1996, 17 (4): 343–46.

Consumerlab.com/results/index.asp.

Crouse, J. R., 3rd. "New Developments in the Use of Niacin for Treatment of Hyperlipidemia: New Considerations in the Use of an Old Drug." *Coronary Artery Disease* 1996, April, 7(4): 321–26.

Danovaro, R., et al. "Sunscreens Cause Coral Bleaching by Promoting Viral Infections." *Environmental Health Perspectives* 2008, 116: 441–47.

Davis, R., Markham, A., Balfour, J. A. "Ciprofloxacin: An Updated Review of Its Pharmacology, Therapeutic Efficacy and Tolerability." *Drugs* 1996, 51: 1019–74.

De Lau, L. M., et al. "Dietary Folate, Vitamin B12 and Vitamin B6 and the Risk of Parkinson's Disease." *Neurology* 2006, 67(2): 315–18.

De Vrese, M., et al. "Effect of *Lactobacillus gasseri* PA 16/8, *Bifidobacterium longum* SP 07/3, *B. bifidum* MF 20/5 on Common Cold Episodes: A Double Blind, Randomized, Controlled Trial." *Clinical Nutrition* 2005 August, 24(4): 481–91.

Dickinson, D. A., et al. "Curcumin Alters EpRE and AP-1 Binding Complexes and Elevates Glutamate-Cysteine Ligase Gene Expression." *FASEB Journal* 2003, 17(3): 473–75.

Drown, D. J. "Vitamin D Deficiency in the United States: A Growing Epidemic with Serious Health Consequences." *Progress in Cardiovascular Nursing September* 2009, 24(3): 117–18.

Ebadi, M., et al. "Peroxynitrite in the Pathogenesis of Parkinson's Disease and the Neuroprotective Role of Metallothioneins." *Methods in Enzymology* 2005, 396: 276–98.

Elam, M. B., et al. "Effect of Niacin on Lipid and Lipoprotein Levels and Glycemic Control in Patients with Diabetes and Peripheral Arterial Disease. The ADMIT Study: A Randomized Trial."

JAMA 2000, 284(10): 1263–70.

El-Dermerdash, E., Mohamadin, A. M. "Does Oxidative Stress Contribute in Tricyclic Antidepressants- Induced Cardiotoxicity?" *Toxicology Letters* 2004, September 10, 152(2): 159–66.

Elisaf, M., Milionis, H., Siamopoulos, K. "Hypomagnesemic Hypokalemia and Hypocalcemia: Clinical and Laboratory Characteristics." *Mineral and Electrolyte Metabolism* 1997, 23:105–12.

"Facts and Comparisons." *Review of Natural Products*, CliniSphere 2.0. New York: Wolters Klu- wer Company, 2000.

Farmer, J. A. "Simvastatin With or Without Ezetimibe in Familial Hypercholesterolemia." *Current Atherosclerosis Reports* 2009, March, 11(2): 81–82.

Fenton, P. F., et al. "The Nutrition of the Mouse VIII. Studies on Pantothenic Acid, Biotin, Inositol and P-Aminobenzoic Acid." *American Journal of Clinical Nutrition* 1950, June, 42(2): 257–69.

Ferenci, P., et al. "Randomized Controlled Trial of Silymarin Treatment in Patients with Cirrhosis of the Liver." *Journal of Hepatology* 1989, July, 9(1): 105–13.

Flatley, J. E., et al. "Folate Status and Aberrant DNA Methylation Are Associated with HPV Infec- tion and Cervical Pathogenesis." *Cancer Epidemiology, Biomarkers and Prevention* 2009, October, 18(10): 2782–89.

Flynn, M. A., et al. "Atherogenesis and the Homocysteine-Folate-Cobalamin Triad: Do We Need Standardized Analyses?" *Journal of the American College of Nutrition* 1997, 16: 258–67.

Fohr, I. P., et al. "5,10-Methylenetetrahydrofolate Reductase Genotype Determines the Plasma Homocysteine-Lowering Effect of Supplementation with 5-Methyltetrahydrofolate or Folic Acid in Healthy Young Women." *American Journal of Clinical Nutrition* 2002, 75: 275–82.

Folkers, K., et al. "Activities of Vitamin Q10 in Animal Models and a Serious Deficiency in Patients with Cancer." *Biochemical and Biophysical Research Communications* 1997, May 19, 234(2): 296–99.

Folkers, K., Simonsen, R. "Two Successful Double-Blind Trials with Coenzyme Q10 (Vitamin Q10) on Muscular Dystrophies and Neurogenic Atrophies." *Biochimica et Biophysica Acta* 1995, May 24, 1271(1): 281–86.

Folkers, K., Yamamura, Y. "Italian Multi-Center Study on the Efficacy and Safety of Coenzyme Q10 as Adjuvant Therapy in Heart Failure." *Journal of Molecular Medicine* 1992, 4: 291–330.

Forsythe, P., Inman, M. D., and Bienenstock, J. "Oral Treatment with Live Lactobacillus reuteri Inhibits the Allergic Airway Response in Mice." *American Journal of Respiratory and Critical Care Medicine* 2007, 175: 561–69.

Fortin, L. J., Genest, J. "Measurement of Homocysteine in the Prediction of Arteriosclerosis." *Journal of Cellular Biochemistry* 1995, 28: 155–62.

Freeman, J. M., et al. "Does Carnitine Administration Improve the Symptoms Attributed to Anti-convulsant Medications? A Double-Blinded, Crossover Study." *Pediatrics* 1994, 93: 893–95.

Frye, P. E., Arnold, L. E. "Persistent Amphetamine-Induced Compulsive Rituals: Response to Pyridoxine (B6)." *Biological Psychiatry* 1981, 16: 583–87.

Furlanetto, T. W., et al. "Estradiol Decreases Iodide Uptake by Rat Thyroid Follicular FRTL-5 Cells." *Brazilian Journal of Medical and Biological Research* 2001, 34: 259–63.

Furlanetto, T. W., et al. "Estradiol Increases Proliferation and Down-Regulates the Codium/Iodide Symporter Gene in FRTL-5 Cells." *Endocrinology* 1999, 140(12): 5705–11.

Gadkari, J. V., Joshi, V. D. "Effect of Ingestion of Raw Garlic on Serum Cholesterol Level, Clotting Time and Fibrinolytic Activity in Normal Subjects." *Journal of Postgraduate Medicine* 1991, 37: 128–31.

Gannon, M. C., et al. "Effect of Added Fat on Plasma Glucose and Insulin Response to Ingested Potato in Individuals with NIDDM." *Diabetes Care* 1993, 16: 874–80.

Garfinkel, D., et al. "Facilitation of Benzodiazepine Discontinuation by Melatonin: A New Clinical Approach." *Archives of Internal Medicine* 1999, 159: 2456–60.

Garg, S. K., et al. "Effect of Grapefruit Juice on Carbamazepine Bio-Availability in Patients with Epilepsy." *Clinical Pharmacology and Therapeutics* 1998, 64: 286–88.

Gärtner, R., et al. "Selenium Supplementation in Patients with Autoimmune Thyroiditis Decreases Thyroid Peroxidase Antibodies Concentrations." *Journal of Clinical Endocrinology and Metabolism* 2002, April, 87(4): 1687–91.

Gennari, C. "Differential Effect of Glucocorticoids on Calcium Absorption and Bone Mass." *British Journal of Rheumatology* 1993, 32 (Suppl 2): 11–14.

Greb, A., Bitsch, R. "Comparative Bioavailability of Various Thiamine Derivatives after Oral Administration." *International Journal of Clinical Pharmacology and Therapeutics* 1998, 36: 216–21.

Grundy, S. M., et al. "Efficacy, Safety, and Tolerability of Once-Daily Niacin for the Treatment of Dyslipidemia Associated with Type 2 Diabetes: Results of the Assessment of Diabetes Control and Evaluation of the Efficacy of Niaspan Trial." *Archives of Internal Medicine* 2002, 162: 1568–76.

Haase, H., Rink, L. "The Immune System and the Impact of Zinc During Aging." *Immunity and Ageing* 2009, June 12, 6: 9.

Hamilton-Craig, I., et al. "At Sea with SEAS: The First Clinical Endpoint Trial for Ezetimibe, Treatment of Patients with Mild to Moderate Aortic Stenosis, Ends with Mixed Results and More Controversy." *Heart, Lung and Circulation* 2009, 18 (5): 343–46.

Hamilton-Craig, I., et al. "Simvastatin With Or Without Ezetimibe in Familial Hypercholesterol-emia." *New England Journal of Medicine* 2008, July 31, 359(5): 531.

Harris, J. E. "Interaction of Dietary Factors with Oral Anticoagulants: Review and Applications." *Journal of the American Dietetic Association* 1995, 95: 580–84.

Helmholtz Association of German Research Centers. "High Blood Levels of Vitamin D Protect Women from Breast Cancer, Study Suggests." *Science Daily* 2008, April 22.

Hernández-Lahoz, C., et al. "[Sustained Clinical Remission in a Patient with Remittent-Recurrent Multiple Sclerosis and Celiac Disease Gluten-Free Diet for 6 Years.]" *Neurologia* 2009, April, 24(3): 213–15[in Spanish].

Hokin, B. D., Butler, T. "Cyanocobalamin (Vitamin B12) Status in Seventh-Day Adventist Ministers in Australia." *American Journal of Clinical Nutrition* 1999, September, 70:576S–78S.

Holt, G. A. *Food and Drug Interactions*. Chicago: Precept Press, 1998. pp. 197–98.

Holti, G. "An Experimentally Controlled Evaluation of the Effect of Inositol Nicotinate Upon the Digital Blood Flow in Patients with Raynaud's Phenomenon." *Journal of International Medical Research* 1979, 473–83.

Hoorn, E. J., et al. "A Case Series of Proton Pump Inhibitor-Induced Hypomagnesemia." *American Journal of Kidney Diseases* 2010, July, 56(1): 112–16.

Houston, J. B., Levy, G. "Drug Biotransformation Interactions in Man: Acetaminophen and Ascorbic Acid." *Journal of Pharmaceutical Sciences* 1976, 65: 1218–21.

Huang, S. M., Lesko, L. J. "Drug-Drug, Drug-Dietary Supplement, and Drug-Citrus Fruit and Other Food Interactions: What Have We Learned?" *Journal of Clinical Pharmacology* 2004, 44: 559–69.

Illingworth, D. R., et al. "Comparative Effects of Lovastatin and Niacin in Primary Hypercholesterolemia." *Archives of Internal Medicine* 1994, 154: 1586–95.

Institute of Medicine, Food and Nutrition Board. *Dietary Reference Intakes: Calcium, Phosphorus, Magne sium, Vitamin D and Fluoride*. Washington, DC: National Academy Press, 1999.

Institute of Medicine, Food and Nutrition Board. *Dietary Reference Intakes: Thiamin, Riboflavin, Niacin, Vitamin B$_6$, Folate, Vitamin B$_{12}$, Pantothenic Acid, Biotin, and Choline*. Washington, DC: National Academy Press, 1998.

Institute of Medicine, Food and Nutrition Board. *Dietary Reference Intakes for Vitamin A, Vitamin K, Arsenic, Boron, Chromium, Copper, Iodine, Iron, Manganese, Molybdenum, Nickel, Silicon, Vanadium, and Zinc*. Washington, DC: National Academy Press, 2001.

Jabbar, M. A., Larrea, J., Shaw, R. A. "Abnormal Thyroid Function Tests in Infants with Congenital Hypothyroidism: The Influence of Soy-Based Formulas." *Journal of the American College of Nutrition* 1997, 16: 280–82.

Jacob, S. E., Stechschulte, S. "Formaldehyde, Aspartame, and Migraines: A Possible Connection." *Dermatitis* 2008, 19(3): E10–E11.

Jiang, R., et al. "Consumption of Cured Meats, Lung Function and Chronic Obstructive Pulmonary

Disease among US Adults." *American Journal of Respiratory and Critical Care Medicine* 2007, 175: 798–804.

Judy, W. V., et al. "Double Blind-Double Crossover Study of Coenzyme Q10 in Heart Failure." In: Folkers K., Yamamura Y., eds. *Biomedical and Clinical Aspects of Coenzyme Q.* Amsterdam: Elsevier, 1986. pp. 315–23.

Juurlink, D. N., et al. "Adverse Cardiovascular Events during Treatment with Pioglitazone and Rosiglitazone: Population Based Cohort Study." *British Medical Journal* 2009, 339:b2942.

Kabir, A. M., et al. "Prevention of *Helicobacter pylori* Infection by Lactobacilli in a Gnotobiotic Murine Model." *Gut* 1997, 41 (1): 49–55.

Kabuto, M., Namura, I., Saitoh, Y. "Nocturnal Enhancement of Plasma Melatonin Could Be Suppressed by Benzodiazepines in Humans." *Endocrinologia Japonica* 1986, June, 33(3): 405–14.

Kamikawa, T., et al. "Effects of Coenzyme Q10 on Exercise Tolerance in Chronic Stable Angina Pectoris." *American Journal of Cardiology* 1985, 56: 247–51.

Karmini, K., et al. "*Lactobacillus reuteri*–Induced Regulatory T Cells Protect Against an Allergic Airway Response in Mice." *American Journal of Respiratory and Critical Care Medicine* 2009, 179: 186–93.

Kaptan, K., et al. "*Helicobacter pylori*: Is It a Novel Causative Agent in Vitamin B12 Deficiency?" *Archives of Internal Medicine* 2000, May 8, 160: 1349–53.

Kiff, R. S., Wuick, C. R. G. "Does Inositol Nicotinate Influence Intermittent Claudication?" *British Journal of Clinical Practice* 1988, 42: 141–45.

Kleijnen, J., Knipschild, P. "*Ginkgo biloba.*" *Lancet* 1992, 340: 1136–39.

Kohaar, I., et al. "Homocysteine Levels Are Associated with Cervical Cancer Independent of Meth- ylene Tetrahydrofolate Reductase Gene (MTHFR) Polymorphisms in Indian Population." *Biomarkers* 2010, February, 15(1): 61–68.

Koutkia, P., Chen, T. C., Hollick, M. F. "Vitamin D Intoxication Associated with an Over-the- Counter Supplement." *New England Journal of Medicine* 2001, July 5, 345(1): 66–67.

Kozielec, T., Starobrat-Hermelin, B. "Assessment of Magnesium Levels in Children with Attention Deficit Hyperactivity Disorder (ADHD)." *Magnesium Research* 1997, June, 10(2): 143–48.

Kuwabara, S., et al. "Intravenous Methylcobalamin Treatment for Uremic and Diabetic Neuropa- thy in Chronic Hemodialysis Patients." *Internal Medicine* 1999, 38(6): 472–75.

Lacy, C. F., et al. *Lexi-Drugs.* Hudson, OH: Lexi-Comp, 2006.

Landbo, C., Almdal, T. P. "[Interaction between Warfarin and Coenzyme Q10.]" *Ugeskrift for Laeger* 1998, 160(22): 3226–27 [in Danish].

Langsjoen, P., Vadhanavikit, S., Folkers, K. "Response of Patients in Classes III and IV of Cardio- myopathy to Therapy in a Blind and Crossover Trial with Coenzyme Q10." *Proceedings of the*

National Academy of Sciences 1985, 82: 4240–44.

Lawrence, V. A., Loewenstein, J. E., and Eichner, E. R. "Aspirin and Folate Binding: In Vivo and In Vitro Studies of Serum Binding and Urinary Excretion of Endogenous Folate." *Journal of Laboratory and Clinical Medicine* 1984, 103: 944–48.

Lee, I. M., et al. "Beta-Carotene Supplementation and Incidence of Cancer and Cardiovascular Disease: The Women's Health Study." *Journal of the National Cancer Institute* 1999, 91: 2102–6.

Leibovich, E. R., Deamer, R. L., Sanserson, L. A. "Food-Drug Interactions: Careful Drug Selection and Patient Counseling Can Reduce the Risk in Older Patients." *Geriatrics* 2004, 59: 19–33.

Leklem, J. E. "Vitamin B6." In: Shils, M. E., et al., eds. *Modern Nutrition in Health and Disease*, 9th ed. Baltimore: Williams and Wilkins, 1999. pp. 413–21.

Lems, W. F., et al. "[Pharmacological Prevention of Osteoporosis in Patients on Corticosteroid Medication.]" *Nederlands Tijdschrift voor Geneeskunde* 1998, 142(34): 1905–8[in Dutch].

Liedholm, H., Wahlin-Boll, E., Melander, A. "Mechanisms and Variations in the Food Effect on Propranolol Bioavailability." *European Journal of Clinical Pharmacology* 1990, 38: 469–75.

Li, G. "Effect of Mecobalamin on Diabetic Neuropathies. Beijing Methycobal Clinical Trial Collaborative Group." *Zhonghua Nei Ke Za Zh*i 1999;38(1): 14–17[in Chinese].

Koyama, K., et al. "Efficacy of Methylcobalamin on Lowering Total Homocysteine Plasma Concentrations in Haemodialysis Patients Receiving High-Dose Folic Acid Supplementation." *Nephrology Dialysis Transplantation* 2002, 17(5): 916–22.

Lin, R., White, J. H. "The Pleiotropic Actions of Vitamin D." *BioEssays* 2004, 26: 21–8.

Lilja, J. J., Juntti-Patinen, L., Neuvonen, P. J. "Orange Juice Substantially Reduces the Bioavailability of the Beta-Adrenergic-Blocking Agent Celiprolol." *Clinical Pharmacology and Therapeutics* 2004, March, 75(3): 184–90.

Lilja, J. J., Raaska, K., Neuvonen, P. J. "Effects of Orange Juice on the Pharmacokinetics of Atenolol." *European Journal of Clinical Pharmacology* 2005, July, 61(5–6): 337–40.

Lockey, S. D., Sr. "Hypersensitivity to Tartrazine (FD&C Yellow 5) and Other Dyes and Additives Present in Foods and Pharmaceutical Products." *Annals of Allerg y, Asthma and Immunology* 1977, March, 38(3): 206–10.

Lusardi, P., Piazza, E., Fogari, R. "Cardiovascular Effects of Melatonin in Hypertensive Patients Well Controlled by Nifedipine: A 24-Hour Study." *British Journal of Clinical Pharmacology* 2000, 49(5): 423–27.

Mahmood, H., et al. "Health Effects of Soda Drinking in Adolescent Girls in the United Arab Emirates." *Journal of Critical Care* 2008, September, 23(3): 434–40.

Malinow, M. R. "Plasma Homocysteine and Arterial Occlusive Diseases: A Mini-Review." *Clinical Chemistry* 1995, 41: 173–76.

Manson, J. E., et al. For the Women's Health Initiative and Women's Health Initiative-Coronary Artery Calcium Study Investigators. "Calcium/Vitamin D Supplementation and Coronary Artery Calcification in the Women's Health Initiative." *Menopause* 2010, July, 17(4): 683–91.

Marchbanks, C. R. "Drug-Drug Interactions with Fluoroquinolones." *Pharmacotherapy* 1993, 13 (Pt 2): 23S–28S.

Martín, V., et al. "Melatonin Sensitizes Human Malignant Glioma Cells against TRAIL-Induced Cell Death." *Cancer Letters* 2010, 287: 216–23.

Mazokopakis, E. E., et al. "Effects of 12 Months Treatment with L-Selenomethionine on Serum Anti-TPO Levels in Patients with Hashimoto's Thyroiditis." *Thyroid* 2007, July, 17(7): 609–12.

McDonald's. "Nutrition." http://mcdonalds.com/us/en/food/food_quality/nutrition_choices.html.

McFarland, L. V. "Systematic Review and Meta-Analysis of Saccharomyces boulardii in Adult Patients." *World Journal of Gastroenterology* 2010, May 14, 16(18): 2202–22.

McIntyre, I. M., et al. "Alterations to Plasma Melatonin and Cortisol After Evening Alprazolam Administration in Humans." *Chronobiology International* 1993, June, 10(3): 205–13.

McRae, M. P. "Vitamin C Supplementation Lowers Serum Low-Density Lipoprotein Cholesterol and Triglycerides: A Meta-Analysis of 13 Randomized Controlled Trials." *Journal of Chiropractic Medicine* 2008, 7(2): 48–58.

Menon, I. S., et al. "Effect of Onions on Blood Fibrinolytic Activity." *British Medical Journal* 1968, 3:351.

Michaud, D. S., et al. "Meat Intake and Bladder Cancer Risk in 2 Prospective Cohort Studies." *American Journal of Clinical Nutrition* 2006, 84: 1177–83.

Mikhailov, V. V., Mikhailov, V. V., Avakumov, V. M. "[Mechanism of the Effect of Methylcobalamin on the Recovery of Neuromuscular Functions in Mechanical and Toxic Denervation.]" *Farmakologia i Toksikologiia* 1983 November, 46(6): 9–12[in Russian].

Mills, E., et al. "Melatonin in the Treatment of Cancer: A Systematic Review of Randomized Controlled Trials and Meta-Analysis." *Journal of Pineal Research* 2005, November, 39(4): 360–66.

Mitka, M., "Vitamin D Deficits May Affect Heart Health." *JAMA* 2008, 299: 753–54.

Mock, D. M., Dyken, M. E. "Biotin Catabolism Is Accelerated in Adults Receiving Long-Term Therapy with Anticonvulsants." *Neurology* 1997, 49: 1444–47.

Mock, D. M., et al. "Disturbances in Biotin Metabolism in Children Undergoing Long-Term Anticonvulsant Therapy." *Journal of Pediatric Gastroenterology and Nutrition* 1998, 26: 245–50.

Morisco, C., Trimarco, B., Condorelli, M. "Effect of Coenzyme Q10 Therapy in Patients with Congestive Heart Failure: A Long-Term Multicenter Randomized Study. *Clinical Investigator* 1993, 71(8 Suppl): S134–36.

Nau, G., et al. "Antiepileptic Drugs Alter Endogenous Retinoid Concentrations: A Possible Mechanism of Teratogenesis of Anticonvulsant Therapy." *Life Sciences* 1995, May, 57(1): 53–60.

Neuman, I., et al. "The Danger Of 'Yellow Dyes' (Tartrazine) to Allergic Subjects." *Clinical Allergy.* 1978, January, 8(1): 65–68.

Newall, C. A., Anderson, L. A., Phillipson, J. D. *Herbal Medicines: A Guide for Health-Care Professionals*. London: Pharmaceutical Press, 1996.

Newman, L. C., Lipton, R. B. "Migraine MLT-Down: An Unusual Presentation of Migraine in Patients with Aspartame-Triggered Headaches." *Headache* 2001, October, 41(9): 899–901.

Office of Dietary Supplements, National Institutes of Health. "Dietary Supplement Fact Sheet: Selenium."

Office of Dietary Supplements, National Institutes of Health. "Dietary Supplement Fact Sheet: Zinc."

Olatunbosum, D. A., Adeniyi, F. A., Adadevoh, B. K. "Effect of Oral Contraceptives on Serum Magnesium Levels." *International Journal of Fertility* 1974, 19: 224–26.

Olivares, M., Pizarro, F. "Bioavailability of Iron Bis-Glycinate Chelate in Water." *Archivos Latino-americanos de Nutrición* 2001, March, 51(1 Suppl 1): 22–25.

Omenn, G. S., et al. "Effects of a Combination of Beta Carotene and Vitamin A on Lung Cancer and Cardiovascular Disease." *New England Journal of Medicine* 1996, 334: 1150–55.

Pan, J., et al. "Niacin Treatment of the Atherogenic Lipid Profile and Lp(a) in Diabetes." *Diabetes, Obesity and Metabolism* 2002, 4: 255–61.

Parham, M., et al. "Effect of Zinc Supplementation on Microalbuminuria in Patients with Type 2 Diabetes: A Double Blind, Randomized, Placebo-Controlled, Cross-Over Trial." *Review of Diabetic Studies* 2008, 5(2): 102–09.

Partin, J. F., Pushkin, Y. R. "Tachyarrhythmia and Hypomania with Horny Goat Weed." *Psychosomatics* 2004, November–December, 45(6): 536–37.

PDR for Herbal Medicines, 2nd edition. Oradell, NJ: Medical Economics Company, 2000.

Pelton, R., et al. *Drug-Induced Nutrient Depletion Handbook*. Hudson, OH: Lexi-Comp, 2001.

Prasad, A. S. "Zinc in Human Health: Effect of Zinc on Immune Cells." *Molecular Medicine* 2008, May–June, 14(5–6): 353–57.

Prinz-Langenohl, R., et al. "[6S]-5-Methyltetrahydrofolate Increases Plasma Folate More Effec- tively Than Folic Acid in Women with the Homozygous or Wild-Type 677C→T Polymor- phism of Methylenetetrahydrofolate Reductase." *British Journal of Pharmacology* 2009, December, 158(8): 2014–21.

Pronsky, Z. *Powers and Moore's Food Medication Interactions*, 11th edition. Pottstown, PA: Food-Medication Interactions, 1999.

Reasner, C. A., et al. "Acute Changes in Calcium Homeostasis During Treatment of Primary Hyperparathyroidism with Risedronate." *Journal of Clinical Endocrinology and Metabolism* 1993,

77: 1067–71.

Refsum, H., et al. "Homocysteine and Cardiovascular Disease." *Annual Review of Medicine* 1998, 49: 31–62.

Reinken, L. "The Influence of Antiepileptic Drugs on Vitamin B6 Metabolism." *Acta Vitaminologica et Enzymologica* 1975, 291: 252–54.

Rimm, E. B., et al. "Folate and Vitamin B6 from Diet and Supplements in Relation to Risk of Coronary Heart Disease among Women." *JAMA* 1998, 279: 359–64.

Rink, L., Gabriel, P. "Zinc and the Immune System." *Proceedings of the Nutrition Society* 2000, November, 59(4): 541–52.

Rivey, M. P., Schottelius, D. D., Berg, M. J. "Phenytoin-Folic Acid: A Review." *Drug Intelligence and Clinical Pharmacy* 1984, 18(4): 292–301.

Roe, D. A. "Drug and Nutrient Interactions in the Elderly Diabetic." *Drug-Nutrient Interactions* 1988, 5(4): 195–203.

Rojdmark, S., et al. "Inhibition of Melatonin Secretion by Ethanol in Man." *Metabolism* 1993, 42: 1047–51.

Rossi, E., et al. "Coenzyme Q10 in Ischaemic Cardiopathy." In: Folkers, K., et al., eds. *Biomedical and Clinical Aspects of Coenzyme Q* , Volume 6. Amsterdam: Elsevier, 1991. pp. 321–26.

Rude, R. K. "Magnesium Deficiency: A Cause of Heterogeneous Disease in Humans." *Journal of Bone and Mineral Research* 1998, 13: 749–58.

Saris, N. E., et al. "Magnesium: An Update on Physiological, Clinical, and Analytical Aspects." *Clinica Chimica Acta* 2000, 294: 1–26.

Scalabrino, G. "Cobalamin (Vitamin B$_{12}$) in Subacute Combined Degeneration and Beyond: Traditional Interpretations and Novel Theories." *Experimental Neurology* 2005, April, 192(2): 463–79.

Scalabrino, G. "The Multi-Faceted Basis of Vitamin B$_{12}$ (Cobalamin) Neurotrophism in Adult Central Nervous System: Lessons Learned from Its Deficiency." *Progress in Neurobiology* 2009, July, 88(3): 203–20.

Scalabrino, G., Veber, D., Mutti, E. "New Pathogenesis of the Cobalamin-Deficient Neuropathy." *Medicina nei Secoli* 2007, 19(1): 9–18.

Schardt, F., et al. "Effect of Coenzyme Q10 on Ischaemia-Induced ST-Segment Depression: A Double Blind, Placebo-Controlled Crossover Study." In: Folkers, K., et al., eds. *Biomedical and Clinical Aspects of Coenzyme Q* , Volume 6. Amsterdam: Elsevier, 1991. pp. 385–403.

Schneeberger, W., et al. "Clinical Double Blind and Crossover Trial with Coenzyme Q10 on Patients with Cardiac Disease." In: Folkers, K., et al., eds. *Biomedical and Clinical Aspects of Coenzyme Q,* Volume 5. Amsterdam: Elsevier, 1991. pp. 325–33.

Schneyer, C. R. "Calcium Carbonate and Reduction of Levothyroxine Efficacy." *JAMA* 1998, 279:

750.

Schoenen, J., Jacquy, J., Lenaerts, M. "Effectiveness of High-Dose Riboflavin in Migraine Prophylaxis. A Randomized Controlled Trial." *Neurology* 1998, 50(2): 466–70.

Schulze, M. B., et al. "Processed Meat Intake and Incidence of Type 2 Diabetes in Younger and Middle-Aged Women." *Diabetologia* 2003, 46: 1465–73.

Schwartz, M. L. "Severe Reversible Hyperglycemia as a Consequence of Niacin Therapy." *Archives of Internal Medicine* 1993, September 13, 153(17): 2050–52.

Seitz, H. K. "Alcohol and Retinoid Metabolism." *Gut* 2000, 47: 748–50.

Selhub, J., et al. "Vitamin Status and Intake as Primary Determinants of Homocysteinemia in an Elderly Population." *JAMA* 1993, 270: 2693–98.

Seligmann, H., et al. "Thiamine Deficiency in Patients with Congestive Heart Failure Receiving Long-Term Furosemide Therapy: A Pilot Study." *American Journal of Medicine* 1991, 91: 151–55.

Shamir, E., et al. "Melatonin Treatment for Tardive Dyskinesia: A Double-Blind, Placebo- Controlled, Crossover Study." *Archives of General Psychiatry* 2001, 58 (11): 1049–52.

Shils, M. E. "Magnesium." In Shils, M.E., et al., eds. *Modern Nutrition in Health and Disease*, 9th edition. Baltimore: Williams and Wilkins, 1999. pp. 169–92.

Shimizu, T., et al. "Theophylline Attenuates Circulating Vitamin B_6 Levels in Children with Asthma." *Pharmacology* 1994, December, 49(6): 392–97.

Siegel, I. J. "Israel Bans Import of Sildenafil Citrate after Six Deaths in the US." *British Medical Journal* 1998, May, 316(7145): 1625.

Sifton, D. W., ed. *Physicians Desk Reference*. Montvale, NJ: Medical Economics Company, 2000. pp. 2953–54; 2504–06.

Simon, J. A., Hudes, E. S. "Relationship of Ascorbic Acid to Blood Lead Levels." *JAMA* 1999, June 23–30, 281(24): 2289–93.

Singh, N., Singh, P. N., Hershman, J. M. "Effect of Calcium Carbonate on the Absorption of Levothyroxine." *JAMA* 2000, 283: 2822–25.

Siri, P. W., Verhoef, P., Kok, F. J. "Vitamins B_6, B_{12}, and Folate: Association with Plasma Total Homocysteine and Risk of Coronary Atherosclerosis." *Journal of the American College of Nutrition* 1998, 17: 435–41.

Slade, B. A., et al. "Postlicensure Safety Surveillance for Quadrivalent Human Papillomavirus Recombinant Vaccine." *JAMA* 2009, August 19, 302(7): 795–96.

Smith, H. F., et al. "Comparative Anatomy and Phylogenetic Distribution of the Mammalian Cecal Appendix." *Journal of Evolutionary Biology* 2009, October, 22(10): 1984–99.

Speroni, E., et al. "Sedative Effects of Crude Extract of Passiflora incarnata after Oral Administration." *Phytotherapy Research* 1996, 10: S92–94.

Spigset, O. "Reduced Effect of Warfarin Caused by Ubidecarenone." *Lancet* 1994, 344: 1372–73.

Sprince, H., et al. "Protection against Acetaldehyde Toxicity in the Rat by L-Cysteine, Thiamin and L-2-Methylthiazolidine-4-Carboxylic Acid." *Agents and Actions*, 1974, April, 4 (2): 125–30.

Sreeramulu, G., Zhu, Y., Knol, W. "Kombucha Fermentation and Its Antimicrobial Activity." *Journal of Agricultural and Food Chemistry* 2000, 48(6): 2589–94.

Stevens, R. G., et al. "Alcohol Consumption and Urinary Concentration of 6-Sulfatoxymelatonin in Healthy Women." *Epidemiology* 2000, 11: 660–65.

Stopeck, A. "Links between *Helicobacter pylori* Infection, Cobalamin Deficiency, and Pernicious Anemia." *Archives of Internal Medicine* 2000, May 8, 160: 1229–30.

Stracke, H., et al. "Efficacy of Benfotiamine Versus Thiamine on Function and Glycation Products of Peripheral Nerves in Diabetic Rats." *Experimental and Clinical Endocrinology and Diabetes* 2001, 109: 330–36.

Stratobrat-Hermelin, B. "The Effects of Magnesium Physiological Supplementation on Hyperactivity in Children with Attention Deficit Hyperactivity Disorder (ADHD). Positive Reponse to Magnesium Oral Loading Test." *Magnesium Research* 1997, 10(2): 149–56.

Sturniolo, G. C., et al. "Inhibition of Gastric Acid Secretion Reduces Zinc Absorption in Man." *Journal of the American College of Nutrition* 1991, August, 10(4): 372–75.

Sullivan, D., et al. "Grapefruit Juice and the Response to Warfarin." *American Journal of Health-System Pharmacy* 1998, 55: 1581–83.

Sunderland, G. T., et al. "A Double-Blind Randomised Placebo Controlled Trial of Hexopal in Primary Raynaud's Disease." *Clinical Rheumatology* 1988, 7: 46–49.

Sun-Edelstein, C., Mauskop, A. "Foods and Supplements in the Management of Migraine Headaches." *Clinical Journal of Pain* 2009, 25(5): 446–52.

Swedberg, K., et al. "Coenzyme Q10 as an Adjunctive in Treatment of Congestive Heart Failure." In: *64th Scientific Sessions,* American Heart Association, 1991. Abstract 774–76.

Szarfarc, S. C., et al. "Relative Effectiveness of Iron Bis-Glycinate Chelate (Ferrochel) and Ferrous Sulfate in the Control of Iron Deficiency in Pregnant Women." *Archivos Latinoamericanos de Nutrición* 2001, March, 51(1 Suppl 1): 42–47.

Tebbey, P. W., Buttke, T. M. "Molecular Basis for the Immunosuppressive Action of Stearic Acid on T Cells." *Immunology* 1990, July, 70(3): 379–84. Erratum in *Immunology* 1990, October, 71(2): 306.

Tucker, K. L., et al. "Intake of Cola, but Not of Other Carbonated Soft Drinks, Is Associated with Low BMD in Women." *American Journal of Clinical Nutrition* 2006, October, 84(4): 936–42.

Ubbink, J. B., et al. "The Effect of a Subnormal Vitamin B_6 Status on Homocysteine Metabolism." *Journal of Clinical Investigation* 1996, 98: 177–84.

Umesawa, M., et al. "Dietary Intake of Calcium in Relation to Mortality from Cardiovascular

Disease." *Stroke* 2006, 37: 20–26.

Upritchard, J. E., Sutherland, W. H., Mann, J. I. "Effect of Supplementation with Tomato Juice, Vitamin E, and Vitamin C on LDL Oxidation and Products of Inflammatory Activity in Type 2 Diabetes." *Diabetes Care* 2000, 23: 733–38.

Ursing, C., et al. "Influence of Cigarette Smoking on Melatonin Levels in Man." *European Journal of Clinical Pharmacology* 2005, May, 61(3): 197–201.

Vantieghem, K., et al. "UVB-Induced 1,25(OH)2D3 Production and Vitamin D Activity in Intestinal CaCo-2 Cells and in THP-1 Macrophages Pretreated with a Sterol Δ7-Reductase Inhibitor." *Journal of Cellular Biochemistry* 2006, 99(1): 229–40.

Vogiatzoglou, A., et al. "Vitamin B12 Status and Rate of Brain Volume Loss in Community-Dwelling Elderly." *Neurology* September 9, 2008, 71(11): 826–32.

Walters, M. T., et al. "A Double-Blind, Cross-Over, Study of Oral N-Acetylcysteine In Sjogren's Syndrome." *Scandinavian Journal of Rheumatology Supplement* 1986, 61: 253–58.

Wang, M., et al. "Polymorphisms of Methylenetetrahydrofolate Reductase and Methionine Synthase Genes and Bladder Cancer Risk: A Case-Control Study with Meta-Analysis." *Clinical and Experimental Medicine* 2009, 9: 9–19.

Weaver, C. M., et al. "Human Calcium Absorption from Whole-Wheat Products." *Journal of Nutrition* 1991, November, 121(11): 1769–75.

Welihinda, J., et al. "Effect of *Momordica charantia* on the Glucose Tolerance in Maturity Onset Diabetes." *Journal of Ethnopharmacology* 1986, 17: 277–82.

Wells, P. S., et al. "Interactions of Warfarin with Drugs and Food." *Annals of Internal Medicine* 1994, 121: 676–83.

Werbach, M. R. *Foundations of Nutritional Medicine*. Tarzana, CA: Third Line Press, 1997. pp. 210–11.

Wester, P. "Magnesium." *American Journal of Clinical Nutrition* 1987, 45: 1305–10.

Whitcomb, D. C., Block, G. D. "Association of Acetaminophen Hepatotoxicity with Fasting and Ethanol Use." *JAMA* 1994, December 21, 272(23): 1845–50.

Widmer, P., et al. "Diuretic-Related Hypokalaemia—The Role of Diuretics, Potassium Supple- ments, Glucocorticoids, and Beta-2-Adrenoceptor Agonists. Results from the Comprehensive Hospital Drug Monitoring Program, Berne (CHDM)." *European Journal of Clinical Pharmacology* 1995, 49(1–2): 31–36.

Willems, F. F., et al. "Pharmacokinetic Study on the Utilisation of 5-Methyltetrahydrofolate and Folic Acid in Patients with Coronary Artery Disease." *British Journal of Pharmacology* 2004, March, 145 (5): 825–30.

Witte, K. K., Clark, A. L., Cleland, J. G. "Chronic Heart Failure and Micronutrients." *Journal of the*

American College of Cardiology 2001, 37: 1765–74.

Wynn, V. "Vitamins and Oral Contraceptive Use." *Lancet* 1975, 305(7906): 561–64.

Yamatsu, K., et al. "Pharmacological Studies on Degeneration and Regeneration of Peripheral Nerves. (1) Effects of Methylcobalamin and Cobamide on EMG Patterns and Loss of Muscle Weight in Rats with Crushed Sciatic Nerve." *Nippon Yakurigaku Zasshi* 1976, 72(2): 259–68.

Yamatsu, K., et al. "Pharmacological Studies on Degeneration and Regeneration of the Peripheral Nerves. (2)" *Nippon Yakurigaku Zasshi* 1976, 72(2): 269–78.

Yin, J., et al. "Melatonin Arrests Peroxynitrite-Induced Tau Hyperphosphorylation and the Over-activation of Protein Kinases in Rat Brain." *Journal of Pineal Research* 2006, September, 41(2): 124–29.

Zenuk, C., et al. "Thiamine Deficiency in Congestive Heart Failure Patients Receiving Long Term Furosemide Therapy." *Canadian Journal of Clinical Pharmacology* 2003, 10: 184–88.

Zhang, S. M., et al. "Plasma Folate, Vitamin B6, Vitamin B12, Homocysteine, and Risk of Breast Cancer." *Journal of the National Cancer Institute* 2003, 95(5): 373–80.

Zheng, S., Yumei, F., Chen, A. "De Novo Synthesis of Glutathione Is a Prerequisite for Curcumin to Inhibit Hepatic Stellate Cell (HSC) Activation." *Free Radical Biology and Medicine* 2007, 43(3): 444–53.

Zhu, B. T. "Medical Hypothesis: Hyperhomocysteinemia Is a Risk Factor for Estrogen-Induced Hormonal Cancer." *International Journal of Oncology* 2003, March, 22(3): 499–508.